Rosalies Meier

Elementare Pflege

von kranken, alten und behinderten Menschen

2., stark erweiterte Auflage

Stam 8136

Stam Verlag
Bardtenschlager-Verlag

Autorin:

Rosalies Meier, geb. 1938.
Krankenpflegeausbildung am Albert-Schweitzer-Krankenhaus in Northeim, Examen 1960, anschließend mehrere Jahre Berufstätigkeit in der Chirurgischen-, Kinder- und HNO-Abteilung der Klinik.

Ausbildung zur Unterrichtsschwester in Frankfurt am Main (1963/1964), danach bis 1976 Lehrtätigkeit an verschiedenen Krankenpflegeschulen. Seit 1977 als Lehrkraft an der Fachschule Heilerziehungspflege der Evangelischen Stiftung Neuerkerode tätig. Zwischenzeitlich (1981–1984) berufsbegleitendes Studium für Lehrpersonen an Schulen des Gesundheitswesens (LGW) an der Universität Osnabrück.

Vorwort

Ziel dieses Buches ist es, allen, die in der Ausbildung oder im Beruf in der Heilerziehungs-, Alten- oder Hauskrankenpflege tätig sind, eine übersichtliche und gut verständliche Anleitung zur verantwortungsvollen Pflege und Betreuung von Menschen zu geben, die von dieser Hilfe in hohem Maße abhängig sind.

Die einzelnen Kapitel orientieren sich an den Grundbedürfnissen, die jeder Mensch hat. Da es bei sehr hilfsbedürftigen Menschen Aufgabe der Betreuer ist, die jeweiligen Bedürfnisse zu erkennen, wurde die Beobachtung den entsprechenden Kapiteln zugeordnet. Wo es notwendig erschien, wurden einfache physiologische Grundlagen vorangestellt.

Dieses Buch soll deutlich machen, daß Hilfe und Unterstützung immer so einzusetzen sind, daß mit den körperlichen Bedürfnissen auch die sozialen (Kommunikation) und die seelischen (Geborgenheit, Anerkennung) erfüllt werden.

Dabei muß versucht werden, dem Pflegebedürftigen zu größtmöglicher Selbständigkeit zu verhelfen. Pflege muß daher immer auch Förderung beinhalten und darf auf keinen Fall Menschen stärker binden oder abhängiger machen.

Verlag H. Stam GmbH
Fuggerstraße 7 · 51149 Köln
Fernruf (0 22 03) 30 29-0

ISBN 3-8237-**8136**-7

Inhaltsverzeichnis

Teil I: Pflege

Teil II: Heilpflanzen und Hausmittel

Teil I Pflege

Gut ist: Leben erhalten, Leben fördern
entwickelbares Leben
auf seinen höchsten Wert bringen

ALBERT SCHWEITZER

1 Bedeutung von Pflege

1.1 Abhängigkeit

In diesem Buch geht es um Pflege und Betreuung von Menschen, die in einem hohen Grade abhängig von den Hilfeleistungen anderer sind.

Bekanntlich ist jeder Mensch nach seiner Geburt zunächst von anderen Menschen abhängig. Mit zunehmendem Alter ändert sich das jedoch: die Abhängigkeit nimmt ab zugunsten der sich entwickelnden Selbständigkeit.

Aber auch in Zeiten großer Selbständigkeit kann es Phasen geben, in denen wir wieder abhängig werden, z. B. durch Krankheit, nur ist das meist ein vorübergehendes Geschehen. Im höheren Alter, zum Ende des Lebens hin, nimmt der Grad an Abhängigkeit wieder zu; er kann soweit ansteigen, daß der alte Mensch „pflegebedürftig" wird.

Behinderte Menschen gelangen in der Regel nicht zu dem Maß an Unabhängigkeit wie Nichtbehinderte; sie bleiben, entsprechend ihrer Behinderung, auf Hilfe angewiesen. Sowohl Krankheit als auch Behinderung sind eine Minderung unserer Unversehrtheit, wobei Krankheiten meist als vorübergehendes Abweichen von der Norm angesehen werden, während Behinderungen als etwas Dauerhaftes, Bleibendes gelten.[1]

Die durch Lebensalter oder akute Krankheiten bedingten Abhängigkeiten können wir akzeptieren. Hierfür hat unsere Gesellschaft Institutionen der fachlichen Hilfe und Betreuung geschaffen, z. B. Kindergärten, Krankenhäuser, Altenheime. Für Menschen mit Krankheiten von unabsehbarer Dauer und ausgeprägter Pflegebedürftigkeit oder mit schweren Behinderungen fehlen jedoch oft Einrichtungen mit angemessenen Konzeptionen und einer entsprechenden qualitativen und quantitativen Personalbesetzung, die eine adäquate Betreuung ermöglichen. Die Betroffenen werden mit dem Stigma „Pflegefall" versehen und irgendwohin abgeschoben. Sie sind „austherapiert", wie es im Fachjargon heißt. Das für sie medizinisch Mögliche ist ausgeschöpft worden.

Von diesem Zeitpunkt an gehören sie zu jener Randgruppe, von der unsere Gesellschaft, die immer noch der Ideologie von der Überwindbarkeit aller Krankheiten nachhängt, sich distanziert, weil sie – allein durch ihr Dasein – diesen utopischen Vorstellungen und Wünschen entgegensteht.

1.2 Ganzheitliche Pflege

In einer Leistungsgesellschaft wie der unseren, in der alles auf Funktionstüchtigkeit ankommt, wundert es nicht, daß Krankheit als „Störung der normalen Funktionen des Körpers bzw. seiner Organe und Organsysteme"[2] angesehen wird. Unter diesem Aspekt orientiert sich auch die medizinische Diagnostik an den Symptomen, dem Nichtfunktionieren. Die Krankenpflege folgte bisher diesem Denkansatz. In der Ausbildung richtete sich die Vermittlung der „pflegerischen" Fertigkeiten nach den Anforderungen der diagnostischen und therapeutischen Aufgaben einer organkonzentrierten Medizin.

Neue Ausbildungskozepte betonen die „ganzheitliche Pflege".

Ganzheitliche Pflege meint verantwortungsvollen Umgang mit den uns anvertrauten hilfsbedürftigen Menschen. Um ihre Bedürfnisse erkennen und befriedigen zu können, bedarf es der aufmerksamen Beobachtung und Sensibilität für eine ganzheitliche Wahrnehmung des Menschen.

Es obliegt also den Pflegenden, die Bedeutung eines medizinischen Befundes für die Pflege und Betreuung zu erkennen und die entsprechenden Konsequenzen daraus zu ziehen. Eine gute Pflegeplanung berücksichtigt stets die physischen und psychischen Ressourcen des Menschen und orientiert sich an seinen Grundbedürfnissen.

Der Begriff „Grundbedürfnisse" stammt von dem amerikanischen Psychologen A. Maslow. Er unterscheidet

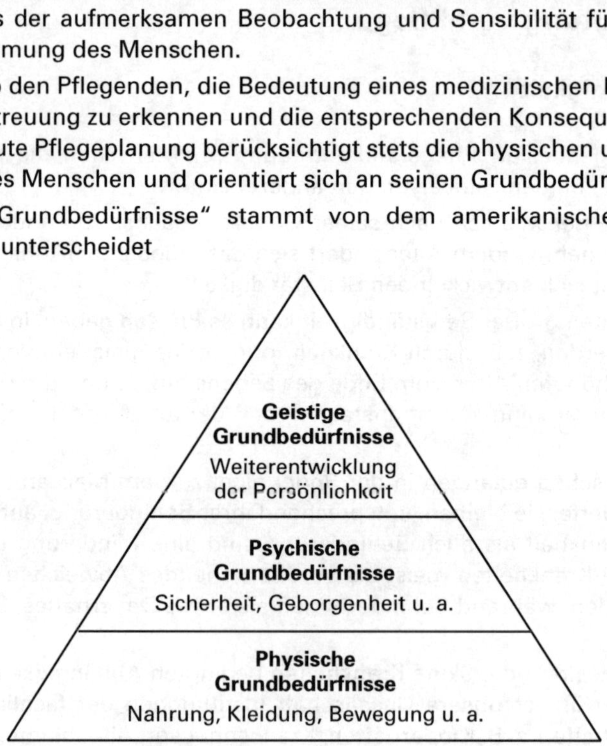

Erst wenn die Grundbedürfnisse der niederen Stufe erfüllt sind, werden die der nächst höheren Stufe wirksam.

1.3 Pflegeprozeß

Zunächst einmal geht es bei der Pflege also um die Existenzsicherung, d.h. um die Abdeckung der fundamentalen Grundbedürfnisse eines jeden Menschen. Durch Vernachlässigung der Pflege entsteht weniger Wohlbefinden, weniger Kontakt und Zuwendung, weniger Geborgenheit. Auch alle pädagogischen Bemühungen bleiben dann umsonst.

Die Krankenschwester Virginia Henderson (USA) hat diese Grundbedürfnisse in ihren „Grundregeln der Krankenpflege" aufgegriffen, Liliane Juchli (Schweiz) geht von den „Aktivitäten des täglichen Lebens" aus[3], Nancy Roper spricht von „Lebensaktivitäten"[4]. Sie beschreibt ein Denkmodell, das von der WHO (World Health Organization = Weltgesundheitsorganisationen) unter dem Begriff „Pflegeprozeß" übernommen wurde.

Es besteht im wesentlichen aus vier Elementen, die aufeinander aufbauen:

1. *Informationssammlung*
2. *Planung von Pflegemaßnahmen*
3. *Durchführung*
4. *Auswertung*

Werden pflegerische Tätigkeiten nach diesem Muster durchgeführt, so wird ihre Effektivität deutlich und notwendige Veränderungen werden erkannt.

1.3.1 Informationssammlung (= Pflegeanamnese)

Zum Sammeln von Informationen gehört die **Beobachtung** als wesentlicher Bestandteil dazu. Beobachten bedeutet gezielt wahrnehmen. Wahrnehmung geschieht über alle Sinnesorgane. Wir **sehen** eine Hautrötung, **hören** Atemgeräusche, **fühlen** den Puls, **riechen** Körperausdünstungen.

Beim Beobachten lenken wir unsere Wahrnehmung auf das für uns Wichtige (= selektive Wahrnehmung). Wir konzentrieren uns auf ein bestimmtes Beobachtungsfeld und versuchen, durch planmäßiges, zielgerichtetes Wahrnehmen einen Sachverhalt festzustellen.

Wir sprechen zwar von einer Beobachtungsgabe, jedoch kann man gutes Beobachten auch üben. Wichtig ist zunächst einmal, systematisch zu beobachten. Für die professionelle Beobachtung lassen sich Checklisten erstellen, z. B. das **„PAPA"**-Schema bei Unfallverletzten: P = Pupille, A = Aussehen, P = Puls, A = Atmung. Anhand solcher Listen können wir unsere Wahrnehmung lenken und die Ergebnisse festhalten.

Handelt es sich um Verlaufsbeobachtungen, muß die Beobachtung kontinuierlich geschehen. Nur so können Veränderungen rasch erkannt werden.

Alle Beobachtungen sind zu protokollieren. Dann folgt die **Auswertung** des festgestellten Sachverhaltes. Wir vergleichen das Beobachtete mit unserem Wissen und bewerten es.

Beispiel:

Beobachtung:	Körpertemperatur 38 °C
Bewertung:	leichtes Fieber

Nachdem wir der Beobachtung eine Bedeutung gegeben haben (z. B. Fieber), handeln wir (z. B. entscheiden wir, ob Wadenwickel zur Fiebersenkung nötig sind).

Unsere objektiven Beobachtungen können wir, wenn möglich, durch subjektive Angaben des Patienten (Befragung) ergänzen.

1.3.2 Planung pflegerischer Maßnahmen

Jede Planung pflegerischer Maßnahmen setzt das Erkennen von Pflegeproblemen voraus.

Aus der vorangegangenen Informationssammlung können die Pflegeprobleme (und eventuelle Ressourcen) bestimmt und nach ihrer Dringlichkeit geordnet werden (= Hierarchisierung der Probleme).

Daraus lassen sich Pflegeziele ableiten und Pflegemaßnahmen festlegen.

Beispiel:

Problem:	Obstipationsgefahr
Ziel:	regelmäßiger Stuhlgang
Maßnahmen:	● ballaststoffreiche Kost: morgens Müsli
	● reichlich Flüssigkeit: 1,5 l Trinkmenge täglich (kontrollieren)
	● Bauchmassage morgens beim Duschen

Bei der Planung ist stets zu überlegen, wie (= Methode) und womit (= Medien) die Ziele erreicht werden sollen.

1.3.3 Durchführung

Die zielgerichtet geplanten pflegerischen Maßnahmen werden nun konkret durchgeführt.

1.3.4 Auswertung

Bei der Auswertung ist zu fragen, ob die angestrebten Ziele erreicht worden sind und wie sich die pflegerischen Maßnahmen ausgewirkt haben.

Beispiel:

Hatten die Maßnahmen zur Obstipationsprophylaxe
den gewünschten Erfolg?

Erst danach können neue Pflegemaßnahmen geplant werden.

Hatte eine Maßnahme keinen Erfolg, so ist nach Zusammenhängen und Hintergründen zu fragen, um daraus andere/weitere Schritte zu entwickeln.

1.4 Bewertung von Pflege

Auch das an sich gute Konzept der ganzheitlichen Pflege müßte jedoch an einem Punkt überdacht werden: Es bemißt die Wirksamkeit der Pflege am Erfolg, an den Auswirkungen der pflegerischen Maßnahmen. Gilt dementsprechend alles Tun nichts, bei dem kaum Erfolge zu sehen und Fortschritte nur über einen sehr langen Zeitraum und in sehr begrenztem Umfang zu erzielen sind?

Solange die Bemühungen am Ergebnis gemessen werden, wird bei den Betreuern von schwerbehinderten und dauernd pflegebedürftigen Meschen immer wieder der Gedanke aufkommen, sie vergeudeten ihre Kräfte in aussichts- und nutzloser Arbeit.

Die anfangs oft hohe Motivation kann dann einer zunehmenden Resignation weichen (= „Burn-out-Syndrom"), denn die Menschen, die als „Pflegefälle" gelten, werden immer abhängig bleiben von pflegerischen Hilfen und werden immer unterstützt werden müssen in den Aktivitäten des täglichen Lebens: Sie werden weitgehende Hilfen brauchen beim Waschen und Anziehen, bei der Nahrungsaufnahme und der Ausscheidung ihrer Exkrete, beim Bewegen und Fortbewegen, bei der Kontaktaufnahme und Auseinandersetzung mit ihrer Umwelt.

Vielleicht ist hier eine Rückbesinnung auf die ursprüngliche Bedeutung des Wortes „Pflege" angebracht: Es hat einen doppelten Wortsinn, nämlich einmal die Erhaltung und Verbesserung eines Zustandes, z. B. der Gesundheit, zum anderen die Stellvertretung (Pflegschaft). Pflege meint also, verantwortlich für jemanden sorgen. Deshalb darf sie sich weder nur an der Erfüllung der vitalen Bedürfnisse ausrichten, noch vorwiegend an ärztlichen Verordnungen orientieren, sondern muß im genauen Wortsinn umfassend sein, indem sie den Menschen in seiner körperlich-seelisch-geistigen Einheit begreift, ihn annimmt in seiner Hilflosigkeit, seine Einzigartigkeit und Würde auch in seiner Abhängigkeit akzeptiert und ihn in seiner persönlichen Lebenssituation unterstützt.

Literatur:

1 Hahn, Martin: Zur Problematik der Definition des Begriffes „schwerstbehindert" in: Zur Fortbildung 1976, Heft 1/2, S. 13–15

2 Zetkin und Schaldach: Wörterbuch der Medizin, 5. Aufl., Band 2, S. 758, Thieme-Verlag, Stuttgart 1974

3 Juchli, Liliane: Allgemeine und spezielle Krankenpflege, 3. Aufl., Thieme-Verlag, Stuttgart 1979

4 Roper, N./Logan, W./Thierney, A.: Die Elemente der Krankenpflege, 3 Aufl., Recom-Verlag, Basel 1991

– Juchli, Liliane: Krankenpflege, 6. Aufl., Thieme-Verlag, Stuttgart 1991

2 Kommunikation

Ziele:

Der Leser soll
- die besondere Bedeutung der Kommunikation für die helfenden Berufe verstehen
- verschiedene Formen der Kommunikation unterscheiden lernen
- die Auswirkungen der jeweiligen Form verstehen
- für Störungen der Kommunikation sensibel werden
- Hinweise auf Möglichkeiten einer Kommunikation auch unter extrem erschwerten Bedingungen bekommen.

Menschen, die auf Pflege und Betreuung angewiesen und ohne diese vollkommen hilflos sind, stellen besonders hohe Anforderungen an die Kontaktaufnahme. Aufgrund ihres Zustandes ist Pflege für sie oft die einzige Möglichkeit zur Kommunikation.

2.1 Formen der Kommunikation

Pflegen und Betreuen vollzieht sich stets in einer zwischenmenschlichen Beziehung, ist also Kommunikation. Der Begriff Kommunikation weist eine große inhaltliche Spannweite auf:

- einmal geht es um Informationsaustausch auf rationaler, intellektueller Ebene,
- zum anderen um soziale Interaktion, d. h. um wechselseitige Beeinflussung;
- sozialtechnisch gesehen handelt es sich um die Übermittlung einer Botschaft von einem Sender zum Empfänger über einen bestimmten Kanal.

Kommunikation setzt immer ein gemeinsames „Signalsystem" (Wort- oder Begriffsschatz) voraus.[1]

Das zweifelsohne wichtigste Mittel der Kommunikation ist die Sprache. Jedoch spielt bei jeder sprachlichen Äußerung (= verbale Kommunikation) auch die nichtsprachliche (= nonverbale Kommunikation) durch Mimik, Gestik, Körperhaltung, Sprechmelodie eine Rolle. So kann man „Nicht nicht-kommunizieren" (Watzlawick).[2] Nonverbale Äußerungen begleiten jede verbale Mitteilung und sind, obwohl meist intuitiv, von großer Bedeutung. Sie können den Gesprächsinhalt betonen (z. B. Kopfnicken als Bestätigung), ihn abschwächen (z. B. Zustimmung mit gequältem Gesichtsausdruck).

Die Kommunikation kann einseitig (= asymmetrisch) oder zweiseitig (= symmetrisch) verlaufen. Bei pflegerischen Handlungen dominiert meist die einseitige Kommunikation: der Betreuer bestimmt! Reagiert der Pflegebedürftige dann ängstlich und abwehrend, so gilt er schnell als starrköpfig, bockig oder gar aggressiv. Sein Verhalten ist in vielen Fällen jedoch durch mangelndes Verständnis und mangelnde Einsicht bestimmt. Damit ist nicht mangelnde Verständnisfähigkeit und mangelnde Einsichtsfähigkeit gemeint. Dem Pflegebedürftigen wird oft kaum die Chance eingeräumt, zu verstehen und einzusehen, was mit ihm geschehen soll. Die Pflegenden klagen immer wieder über zu wenig Zeit für Gespräche, andererseits werden die Pflegebedürftigen als Gesprächspartner nicht wirklich ernst genommen – besonders wenn das Hören, Sprechen oder auch Sehen beeinträchtigt ist. So kommt es zur einseitigen Kommunikation, meist in Form von bestimmenden An- oder Aufforderungen von seiten des Pflegenden. Da jedoch Verständnis Voraussetzung für jedes adäquate Handeln ist, sollte sich der Pflegende zunächst um Verständigung bemühen und dem anderen ermöglichen, sich in die zwischenmenschliche Beziehung einzubringen. Auf diese Weise bleibt der Pflegebedürftige nicht in der passiven Rolle, sondern rückt als ganze Person ins Blickfeld, wird zum Partner.

Obwohl heute die meisten im Pflegeberuf Tätigen eine ganzheitliche Pflege bejahen und als wünschens- und erstrebenswert betrachten, sehen sie sich nach wie vor in einer aktiven Rolle. Dies hat auch soweit Berechtigung, als der Betreuer die Verantwortung trägt und damit der Steuernde sein muß; das schließt aber nicht aus, daß er den Pflegebedürtigen als Partner akzeptiert und teilhaben läßt. Nur so entsteht eine helfende Beziehung.

2.2 Störungen der Kommunikation

Eine solche Beziehung kann nicht entstehen, wenn nicht immer wieder nach Verständigung und Verständigungsmöglichkeiten gesucht wird. Der Teufelskreis beginnt, denn: je weniger Verständigung, desto geringer die Interaktionen; je geringer die Interaktionen (sozialen Kontakte), desto geringer die Chance, sich gegenseitig mitzuteilen, zu verstehen, zu verständigen.

Da jede Kommunikation eine Sach- oder Inhaltsebene und eine Beziehungsebene hat, können sich Störungen auf einer der beiden Ebenen abspielen, es kann aber auch zu Verflechtungen kommen, so daß die Kommunikation schließlich ganz abbricht.[2] Auf der Sachebene vermitteln wir Informationen, auf der Beziehungsebene Einstellungen.

Beispiel:

„Du hast gekleckert."	– sachliche Feststellung
„Mußte das sein?"	– Mitteilung auf der Beziehungsebene: Mir paßt das nicht, ich billige dein Verhalten nicht.

2.2.1 Störungen auf der Sachebene

Beeinträchtigungen der Kommunikation auf der Sachebene entstehen, wenn der Informationsfluß auf dem Wege der Übermittlung gestört ist.

Störungen der verbalen Kommunikation

Es besteht keine Möglichkeit zur Produktion und/oder zum Verständnis verbaler Äußerungen. Dies ist z. B. der Fall bei Gehörlosen, Taubblinden, Aphasikern (= Verlust der Sprache, oft auch des Sprachverständnisses), bei schwer Geistigbehinderten. Manche Menschen, die nicht sprechen und auch keine oder kaum Sprache verstehen, können sich nonverbal gut verständlich machen. Andere verfügen darüber hinaus über einen für die einfachsten Bedürfnisse und Verrichtungen des täglichen Lebens ausreichenden passiven Wortschatz. Bei solchen Menschen ließe sich eventuell eine einfache Gebärdensprache anbahnen.

Störung der nonverbalen Kommunikation

Nonverbale Äußerungen (Mimik, Gestik) können nicht gedeutet werden oder es erfolgt keine Reaktion.

Auswirkungen dieser Störungen

Wenn Kommunikation nicht auf den üblicherweise von uns benutzten Kanälen verläuft, haben wir Schwierigkeiten, den anderen zu verstehen, weil seine und unsere Form der Kommunikation nicht zueinander passen. Wenn keine Verständigung zustande kommt, entsteht soziale Isolierung.

2.2.2 Störungen auf der Beziehungsebene

Beziehungen verbinden uns mit anderen Menschen. Ist die Beziehung harmonisch, so kann ich mich gut in den anderen einfühlen und ihn auch ohne Worte verstehen (Empathie). Jede Art von Kommunikation stellt eine Beziehung dar, die für das Verständnis der vermittelten Inhalte von ausschlaggebender Bedeutung ist. Für die Beziehung ist nicht das, *was* jemand sagt, wichtig, sondern *wie* er es sagt. In den alltäglichen Situationen dient Kommunikation oft gar nicht vorrangig dem Informationsaustausch, sondern der Bestätigung und Anerkennung durch den anderen. Diese Bestätigung ist die wichtigste Voraussetzung für die Entwicklung und Erhaltung des Ichbewußtseins und der psychischen Stabilität.

Enthält eine verbale Mitteilung das Gegenteil von dem, was durch die nonverbale (Mimik, Gestik, Tonfall) ausgedrückt wird, so kommt es zu einer paradoxen Situation. Bei dieser Form der Kommunikation befindet sich der „Empfänger" in einer widersprüchlichen Lage und weiß nicht, wie er sich verhalten soll, denn was auch immer er macht, ist falsch. Eine solche Kommunikationsform ist gekennzeichnet durch „double-bind" (= Doppelbindung).

Beispiel:

Ein Patient, der nach einem Schlaganfall eine Halbseitenlähmung hat, bittet um seine Jacke, weil er friert. Der Pfleger zieht sie ihm an mit der Bemerkung: „Wenn ich Ihnen immer die Jacke anziehe, lernen Sie es nie selbst!"

Der Pflegebedürtige ist verunsichert und weiß nicht, wie er sich verhalten soll. Mögliche Reaktionen sind Unsicherheit und Schuldgefühl (Was habe ich falsch gemacht?), Mißtrauen den Äußerungen des Betreuers gegenüber (Was will er von mir?), Ängstlichkeit (Das kann ich doch nicht!), Aggressivität (Der Pfleger ist ja dafür da, mir zu helfen!). Die Kommunikation wird dadurch empfindlich gestört, daß es dem Betroffenen nicht möglich ist, zu entdecken, was der andere will. Das kann zu einem Rückzug führen, sowohl psychisch als auch physisch. Der Betroffene wird die Kommunikation vermeiden, evtl. auf Aufforderungen gar nicht mehr reagieren, und wird inaktiv werden. Der Betreuer in dem obengenannten Beispiel hat das Gegenteil erreicht von dem, was er eigentlich wollte, nämlich den Hilfsbedürftigen zu mehr Selbständigkeit führen.

Noch schwieriger ist die Situation, wenn wir es mit Menschen zu tun haben, die sich verbal nicht äußern können und zu denen wir auch nonverbal keinen Zugang finden.

Alle Bemühungen um Förderung und soziale Integration sind abhängig von den Möglichkeiten der Kommunikation. Jeder Mensch ist ständig darauf angewiesen Informationen aufzunehmen, zu verarbeiten und seinerseits Mitteilungen abzugeben. Wenn wir davon ausgehen, daß der Mensch ohne Kommunikation nicht existieren kann (nach Watzlawick), dann heißt das umgekehrt auch, daß jeder Mensch grundsätzlich kommunikationsfähig ist. Es kommt nun darauf an, die vorhandenen Fähigkeiten zu erkennen und zu entwickeln.

Bei Menschen, die schwerstmehrfachbehindert sind, ist es meist sehr schwierig, Zeichen, die von ihnen als Kommunikationsangebote ausgesandt werden, zu erkennen, geschweige denn zu deuten und zu verstehen.

Wenn „nichts ankommt", weder beim „Empfänger" noch beim „Sender", so liegt das teilweise an uns, den Betreuern, selber:

- Wir sind so sehr mit uns selbst beschäftigt, daß wir nicht sensibel genug auf den anderen reagieren können.
- Wir fühlen uns so sehr in der Helferrolle, daß wir zu stark steuern und damit die Signale des anderen unterdrücken.
- Wir haben nur die üblichen Kommunikationswege im Blick (Sprache, Mimik, Gestik) und erkennen keine anderen Signale (z. B. Erbrechen, Kratzen).

2.3 Zugang zum anderen finden

Ohne persönliche Kontaktaufnahme degeneriert pflegerisches Handeln zur technisch-sachlichen Bearbeitung, da der zwischenmenschliche Bezug fehlt. Deshalb ist der Pflegende darauf angewiesen, in irgendeiner Form eine Kommunikation aufzubauen, wenn die Pflege nicht als unpersönliches Handeln empfunden und erlitten werden soll. Technisch und fachlich einwandfreie Arbeit ist nicht gleichbedeutend mit guter Pflege!

Eine Kontaktaufnahme gelingt am ehesten über die Beziehungsebene. So wie jede Mutter mit ihrem Säugling von Geburt an kommuniziert, die Äußerungen des Kindes zu verstehen versucht und Vermutungen darüber anstellt, welche Bedürfnisse es jeweils anmeldet, muß auch der Betreuer alle Äußerungen eines Schwerbehinderten oder -kranken zu erkennen und zu deuten lernen. Nach dem Prinzip von Versuch und Irrtum wird er zunächst verschiedene Angebote machen müssen, um herauszufinden, was gemeint ist (z. B. zu trinken geben, umlagern o. ä.). Mit der Zeit wird der sensible Betreuer merken, was der andere als angenehm bzw. unangenehm empfindet und wie er sich zu verständigen versucht. Da jeder Mensch irgend etwas tut (sich bewegt, Laute von sich gibt usw.), gibt er durch dieses Tun auch Auskunft über sich. Wenn wir den Ausdrucks- und Mitteilungscharakter seiner Äußerungen erkennen, können wir auch Kontakt zum anderen aufnehmen und versuchen, eine Beziehung zu ihm herzustellen.

Die „basale Kommunikation" (nach W. Mall) stellt keine Vorbedingungen, setzt nichts voraus, meint eine Kontaktaufnahme in der Art, wie es die Mutter mit ihrem Neugeborenen macht. Auch der „somatische Dialog" (nach A. Fröhlich) meint solche einfachen, körpernahen Interaktionsweisen.[3]

Vorschläge für „basale Kommunikation":

- Auf den Atemrhythmus des anderen achten. Versuchen, hörbar (evtl. auch fühlbar) im gleichen Rhythmus zu atmen;
- Sich zusammen bewegen, z. B. hin- und herwiegen, evtl. auch den Rhythmus des anderen aufnehmen und ihn dann in einen anderen verwandeln;
- Ausdruckselemente des anderen aufnehmen (z. B. Töne) und dann widerspiegeln.[3]

Über eine solche einfühlsame, vorsichtige Kontaktaufnahme kann ich dem anderen das Gefühl der Zuwendung und des Angenommenseins vermitteln. Es läßt sich eine hilfreiche Beziehung aufbauen, so daß Ängste und Spannungen langsam abgebaut werden können.

Wenn wir uns auf den anderen zunächst immer erst als Person konzentrieren und nicht nur seine Einzelprobleme im Auge haben, wird Pflegen nicht zur einseitigen Aktion, sondern zu einem wechselseitigen Prozeß. Pflegerische Maßnahmen werden dann nicht einfach am anderen, sondern mit ihm vorgenommen. Täglich wiederkehrende Verrichtungen, z. B. bei der Körperpflege, können dabei als kommunikative Situationen genutzt werden.

Da Menschen mit schweren Behinderungen immer auch Störungen in ihrer Wahrnehmungsfähigkeit haben, ist es unser Ziel, die vorhandenen Rezeptions- (= Aufnahme-) und Verarbeitungsorgane zu aktivieren. So kann z. B. bei der Körperpflege die Temperatur-, Tast- und Druckempfindung der Haut stimuliert werden, beim Bewegen und Lagern das Gleichgewichtsorgan, bei der Essenssituation Geruchs- und Geschmacksorgan sowie die sensible Mundregion.

Damit soll eine Differenzierung im Bereich der Wahrnehmung, der Motorik und auch der kommunikativen Möglichkeiten erreicht werden, denn kommunikative Äußerungen eines Menschen erstrecken sich auf alle Bereiche, die für seine Lebensbedürfnisse wichtig sind.

Für Mitarbeiter in der Behindertenhilfe werden Selbsterfahrungskurse zur Verbesserung nonverbaler Kommunikation angeboten. Sie sollen zu angemessenen Verhaltensänderungen im Umgang miteinander führen. Angemerkt sei hier, daß basale Kommunikation nicht nur ein gutes Mittel für den Umgang mit behinderten Menschen ist.

Zusammenfassung:

Kommunikation stellt für alle helfenden Berufe eine grundlegende Notwendigkeit dar. Kommunikation vollzieht sich auf verschiedenen Ebenen, die sich jedoch miteinander verflechten können. Bei Beeinträchtigungen der Interaktion und Kommunikation tragen nonverbale Zeichen und körpernahe Interaktionsmöglichkeiten zur Verständigung bei. Sie helfen, eine Beziehung herzustellen und geben dem Betreuer die Möglichkeit, angemessen auf den pflegebedürftigen Menschen einzugehen.

Literatur:

1 Wohlfarth, Rainer: Nonverbale Kommunikation – ihre Bedeutung für die Erziehung geistig schwerbehinderter Menschen in: Geistige Behinderung 4/1985, Einhefter

2 Wawrinowski, Uwe: Grundkurs Psychologie, S. 234-237, Bardtenschlager-Verlag, München 1985

3 Mall, Winfried: Basale Kommunikation – einen Weg zum anderen finden, in: Geistige Behinderung, 1/1984, Einhefter

- Dank, Susanne: Individuelle Förderung Schwerstbehinderter, 2. Aufl., Verlag modernes Lernen, Dortmund 1988
- Fröhlich, Andreas D.: Der somatische Dialog, zur psychischen Situation schwerst mehrfachbehinderter Kinder, in: Behinderte, 5/1982, S. 15-20
- Fröhlich, A. D.: Ansätze zur ganzheitlichen Förderung schwer geistig Behinderter unter sensomotorischem Aspekt, in: Bundesvereinigung Lebenshilfe e. V. (Hrsg.): Hilfen für schwer geistig Behinderte, Selbstverlag, Marburg 1978
- Ihssen, Wolf B.: Mit den Händen reden, Förderung einer manuellen Kommunikation bei geistig Schwer- und Schwerstbehinderten, in: Geistige Behinderung, 1/1985, S. 49-53
- Mall, Winfried: Kommunikation mit schwer geistig behinderten Menschen, Heidelberg, HVA Edition Schindele
- Schumacher, Johannes: Schwerstbehinderte Menschen verstehen können, in: Geistige Behinderung 1/1985, Einhefter
- Schulz von Thun, Friedemann: Miteinander reden: Störungen und Klärungen, Psychologie der zwischenmenschlichen Kommunikation, Rowohlt-Taschenbuchverlag, Reinbek 1981
- Sprachunterstützende Gebären zur Förderung der Kommunikation mit nichtsprechenden Menschen mit geistiger Behinderung, Geschäftsstelle des Verbandes evangelischer Einrichtungen für geistig und seelisch Behinderte, Stuttgart (Hrsg.)
- Watzlawick, Paul/ Beavin, Janet H./Jackson, Don D.: Menschliche Kommunikation, Huber-Verlag, Bern 1984

3 Atmung

Ziele:

Der Leser soll
- über den normalen Atemvorgang Bescheid wissen und Abweichungen von der normalen Atemfrequenz, der Atemtiefe und dem Atemrhythmus erkennen können
- Zustände der Atemnot erkennen und einordnen können
- pflegerische Maßnahmen zur Atemunterstützung und pflegerische Hilfen beim Abhusten und bei der Sekretentleerung kennen und anwenden können
- Symptome einer beginnenden Pneumie erkennen und Maßnahmen der Pneumonieprophylaxe richtig einsetzen können.

Atmung bedeutet Leben. Mit dem ersten Atemzug beginnt das Leben. Ohne Atmung stirbt der Mensch nach etwa 3 Minuten.

3.1 Kurze Physiologie der Atmung

Aufgabe der Atmung ist es, den Körper mit Sauerstoff zu versorgen und das bei den Verbrennungsvorgängen im Körper anfallende Kohlendioxid wieder auszuscheiden.

Durch Heben der Rippen (infolge der Zusammenziehung der Zwischenrippenmuskulatur) und Senken des Zwerchfells (durch Anspannung der Muskulatur) wird der Brustraum vergrößert und die Lunge geweitet, so daß Luft einströmen kann.

Der Sauerstoff aus der Atemluft gelangt durch die dünnwandigen Lungenbläschen ins Blut. Er wird an den roten Blutfarbstoff (= Hämoglobin) der Blutkörperchen gebunden und so durch den ganzen Körper transportiert. Die Zellen benötigen Sauerstoff für die Energieproduktion. Als Abfallprodukt der Verbrennung wird Kohlendioxid zurücktransportiert und ausgeatmet. Bei der Ausatmung senken sich die Rippen und das Zwerchfell wölbt sich hoch (Entspannung), so daß der Brustraum verkleinert und die Lunge zusammengedrückt wird. Infolgedessen strömt die Luft aus. Diesen Vorgang bezeichnet man als **äußere Atmung.**

Die innere Atmung ist der Gasaustausch zwischen Blut und Körperzellen. Er kommt durch die unterschiedliche Konzentration der Gase in Blut und Zellen zustande.

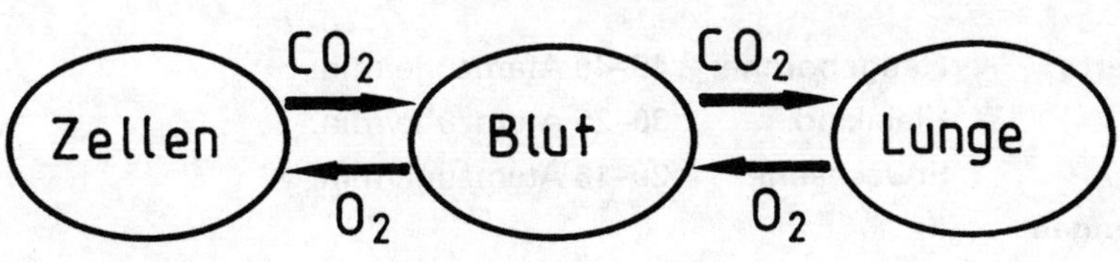

Die Steuerung der Atmung geschieht durch das Atemzentrum im verlängerten Mark (Hirnstamm), das bei Anstieg der Kohlendioxidkonzentration im Blut Impulse für die Atembewegung gibt.

Merke:
Reiner Sauerstoff wirkt tödlich.

3.2 Beobachtung der Atmung

Alle Lebensfunktionen hängen eng miteineinander zusammen. So ist z. B. bei der Beobachtung der Atmung immer auch auf die Hautfarbe, den Gesichtsausdruck und den Allgemeinzustand zu achten.

3.2.1 Atemtypen

Je nachdem, welche Muskulatur hauptsächlich beteiligt ist, unterscheiden wir

Bauchatmung: Zwerchfell übernimmt die Hauptarbeit (hauptsächlich bei Männern)

Brustatmung: Zwischenrippenmuskeln stärker beteiligt (hauptsächlich bei Frauen)

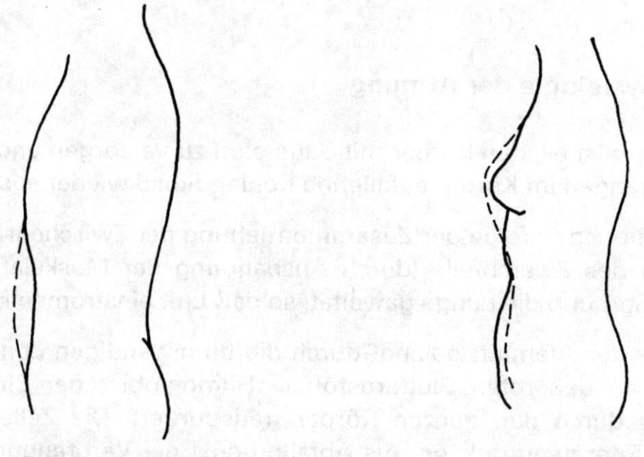

Bauchatmung *Brustatmung*

3.2.2 Atemfrequenz

Die Atemfrequenz ist die Häufigkeit der Atemzüge pro Minute. Sie wird beeinflußt durch Alter, Aktivität, psychische Faktoren, Puls, Temperatur, Zusammensetzung der Atemluft.

Normalwerte	Neugeborene:	45–40 Atemzüge/min.
	Kleinkind:	30–25 Atemzüge/min.
	Erwachsene:	20–16 Atemzüge/min.

Abweichungen

- *Beschleunigte Atmung* (= Tachypnoe)

  Eine beschleunigte Atmung tritt immer dann auf, wenn der Körper mehr Sauerstoff benötigt:

  - bei Einschränkung der Atemfläche durch Lungenerkrankungen
  - bei verringertem Sauerstofftransport infolge Herz- oder Bluterkrankungen oder mechanischer Behinderung

– bei Steigerung des Stoffwechsels durch Fieber oder Stoffwechselstörungen (z. B. Schilddrüsenüberfunktion)

- *Verlangsamte Atmung* (= Bradypnoe)

  Sie wird meist durch Störungen des Atemzentrums verursacht:

  – bei Hirndrucksteigerungen (Schädel-Hirntrauma, Hirnhautentzündung, Hirntumor)

3.2.3 Atemtiefe

Atemtiefe und Atemfrequenz hängen immer zusammen: Ist die Atmung tief, so ist sie langsam, ist sie oberflächlich, so ist sie schnell.

Als **Schonatmung** bezeichnet man eine oberflächliche Atmung bei Schmerzen im Brust- und Bauchraum. Eventuell tritt sie auch asymmetrisch auf, d. h. die erkrankte Seite wird geschont und „schleppt nach".

3.2.4 Atemrhythmus

Der Atemrhythmus (= Regelmäßigkeit der Atmung) hängt ebenfalls mit der Atemfrequenz und der Atemtiefe und mit der körperlichen Leistung, z. B. Heben, Tragen, Laufen, Treppensteigen, zusammen. Eine unregelmäßige Atmung im Ruhezustand weist auf massive Störungen hin.

Verlangsamte und vertiefte Atmung (Kußmaulsche Atmung) tritt bei Übersäuerung des Blutes auf, z. B. beim diabetischen Koma.

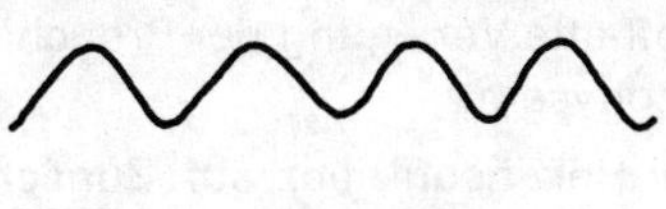

normale Atmung

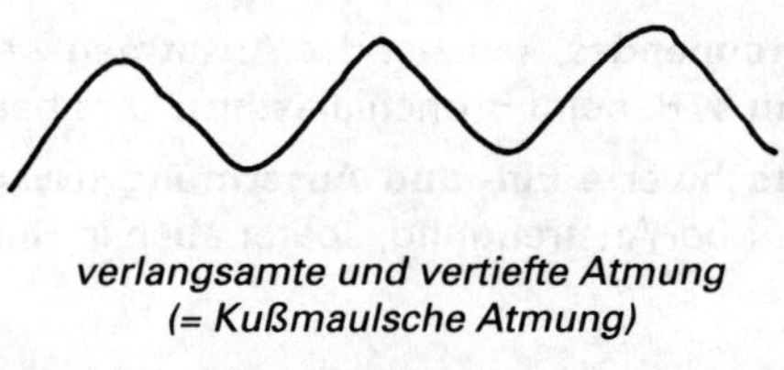

verlangsamte und vertiefte Atmung (= Kußmaulsche Atmung)

An- und abschwellende Atmung (Cheyne-Stokessche Atmung) weist auf eine schwere Schädigung des Atemzentrums hin, z. B. bei Vergiftungen, oder bei Sterbenden (Keuch- und Schnappatmung).

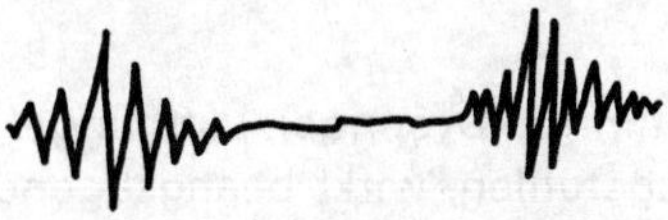

an- und abschwellende Atmung mit Pausen (= Cheyne-Stokessche Atmung)

Periodische Atmung mit Pausen (Biotsche Atmung) tritt bei Hirnverletzungen und Hirnerkrankungen auf.

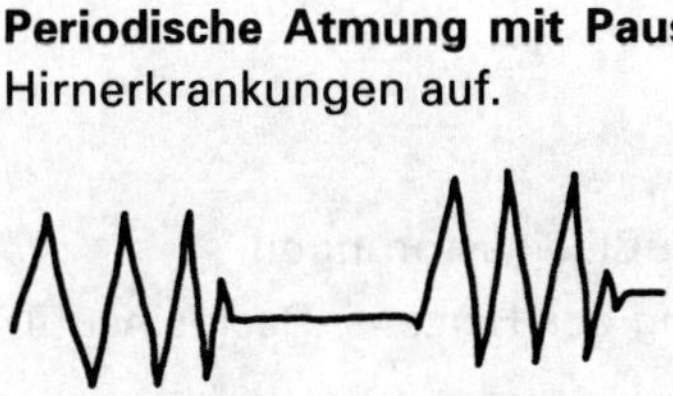

periodische Atmung mit Pausen (= Biotsche Atmung)

Gesteigerte Einatmung und verminderte Ausatmung (Hyperventilation) kann psychisch bedingt sein (Angst) oder durch Hirnschädigung zustande kommen. Es entsteht eine Verschiebung des Säure-Basen-Gleichgewichts im Blut, die zu starker Unruhe und typischer „Pfötchenstellung" der Hände (Verkrampfung der Muskulatur) führt.

Schluckauf (Singultus) entsteht durch Zwerchfellreizung, z. B. infolge von Lachen oder Husten, aber auch bei Erkrankungen im Bauchraum.

3.2.5 Atemgeruch

Die Ausatmungsluft ist normalerweise geruchlos. Es gibt jedoch Gerüche, die auf bestimmte Krankheiten hinweisen, z. B. Azetongeruch oder obstartiger Geruch beim diabetischen Koma, Uringeruch bei Harnstoffvergiftung (Urämie).

3.2.6 Atemgeräusche

Sie entstehen durch Verlegung der Atemwege, entweder durch Schwellungen infolge von Entzündungen oder durch Schleim- und Flüssigkeitsansammlungen in den Atemwegen (rasselnd, brodelnd).

Eine Verlegung der Atemwege führt immer zur Atemnot.

Ziehendes Einatmen weist auf Verlegung oder Verengung der oberen Luftwege hin, z. B. beim Bronchialasthma.

Stöhnendes, keuchendes Ausatmen weist auf krampfhafte Verlegung der Bronchien hin, z. B. beim Bronchialasthma und beim Lungenemphysem.

Erschwerte Ein- und Ausatmung (Dyspnoe) tritt bei Herzinsuffizienz auf. Zunächst nur bei Anstrengung, später auch in Ruhe.

3.3 Atemnot

Jede Art der Atemstörung wird vom Betroffenen als Atemnot (Dyspnoe), Lufthunger, Kurzatmigkeit empfunden. Sie führt zu Beklemmungsgefühlen, wirkt beängstigend und bedrohlich. Je größer jedoch die Angst wird, desto mehr verstärkt sich die Atemnot. Deshalb ist ein beruhigendes, freundliches Eingehen auf den Menschen äußerst wichtig.

Folgen der Atemnot:

- Sauerstoffmangel im Blut → Zyanose (Blaufärbung)
- Kohlendioxidüberladung des Blutes → Unruhe, Bewußtseinsstörungen
- ständige Beschleunigung der Atmung → Überlastung des Herzens (Rechtsinsuffizienz).

3.4 Atemunterstützende Maßnahmen

Ziele solcher Maßnahmen sind:

- die Angst zu nehmen,
- eine möglichst freie und ungehinderte Atmung zu erreichen,
- sowie – wenn nötig – das Abhusten von Sekreten zu fördern.

3.4.1 Atemübungen

Atemgymnastik wird vom Arzt verordnet und von Krankengymnasten oder Physiotherapeuten durchgeführt.

Einfache Atemübungen können jedoch auch von Pflegern und Erziehern durchgeführt werden.

Folgende Grundregeln sind zu beachten:

- Atemübungen am offenen Fenster oder im gut gelüfteten Raum durchführen,
- beengende Kleidung vorher öffnen,
- die Aufmerksamkeit auf die Ausatmung richten,
- durch die Nase ein- und durch den Mund ausatmen,
- jede Verkrampfung vermeiden.

Atemübungen im Liegen

Dabei möglichst flache Lagerung, jedoch mit kleinem Kissen (oder Rolle) zur Unterstützung des Nackens, damit die Halsmuskulatur entspannt ist.

- **Bei schwachen oder nicht kooperationsfähigen Menschen:**

  Beine anbeugen → Atemluft strömt aus

  Beine strecken → Atemluft strömt ein

- **Ausatmen gegen Widerstand**
  - **am Brustkorb:** Der Helfer legt seine Hände beidseitig auf den Brustkorb (später auf die Flanken), der Betreute soll die Hände „wegatmen".
  - **am Bauch:** Einen Sandsack oder ein dickes Buch (ca. 1,5 kg) auf den Bauch legen. Beim Ausatmen kann man durch Drücken auf das Gewicht nachhelfen, die Lungen ganz auszupressen. Bei der Einatmung wird gegen das Gewicht angeatmet.

    Diese Übung ist geeignet für Menschen mit chronischer Bronchitis, Bronchialasthma und Lungenemphysem.

    Außerdem fördert die Bauchatmung die Durchblutung der Bauchorgane; oft kann dadurch Stuhlverstopfung beseitigt werden.

- **Ausatmen mit „Lippenbremse"**

  Wichtig ist dabei, die Luft nach dem Einatmen ganz langsam und gleichmäßig durch die Lippen herauszublasen (wie beim Kerzenausblasen), bis die Lungen leer sind. Erst dann wird erneut eingeatmet.

  Um die Übung spielerisch zu gestalten, kann man beim Blasen einen Ton erzeugen oder Watte über den Tisch blasen lassen.

  Diese Übung ist besonders geeignet für Menschen mit Asthma und Lungenemphysem.

- **„Lufteinschnüffeln"**

  Dies ist eine gute Übung für das Zwerchfell.

  Zunächst wird ausgeatmet, dann „schnüffelnd" eingeatmet, so daß sich das Zwerchfell kräftig bewegt (Bauch schnellt nach vorn).

3.4.2 Atemunterstützende Lagerung

Die **Oberkörperhochlagerung** (halbsitzend) mit Hochlagerung der Arme dient zur Entlastung der Atemmuskulatur.

Wichtig ist dabei eine gute Abstützung des Rückens und der Arme sowie der Knie (Knierolle).

Die **Dehnlagerung** vergrößert den Brustraum.

Man bringt den Kranken in die rechte Seitenlage. Dabei sollte das Kopfteil des Bettes flachgestellt und nur ein kleines Kissen unter den Kopf gelegt werden. Unter die rechte Flankengegend wird ein zusammengerolltes kleines Kissen geschoben und der linke Arm nach oben über den Kopf gelegt.

Aus der Rückenlage heraus läßt sich eine Dehnlagerung erreichen, indem man einen Arm nach oben über den Kopf legt, so daß die Hand zum gegenüberliegenden Ohr greift. Durch Wechsel der Arme wird einmal die rechte, einmal die linke Brustraumseite erweitert.

Die **Schiffchenlagerung** dient der besseren Belüftung der oberen oder unteren Lungenpartien, je nachdem, wie herum die zu „Schiffchen" gefalteten Kissen gelegt werden.

V-förmig angeordnete Kissen bei der Schiffchenlagerung:

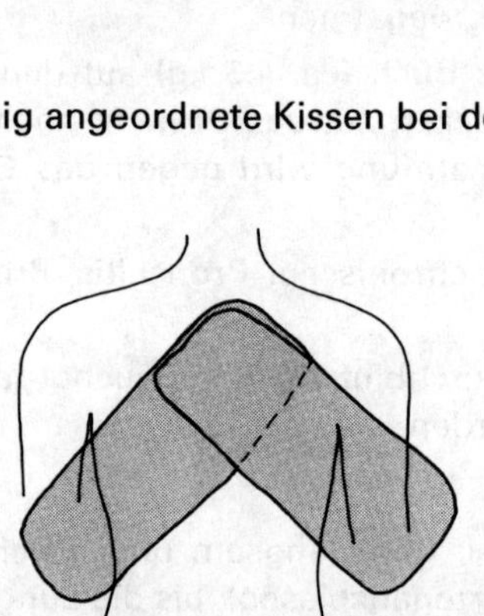

*Dehnung im **oberen** Lungenbereich, dadurch gute Belüftung der **oberen** Lungenanteile*

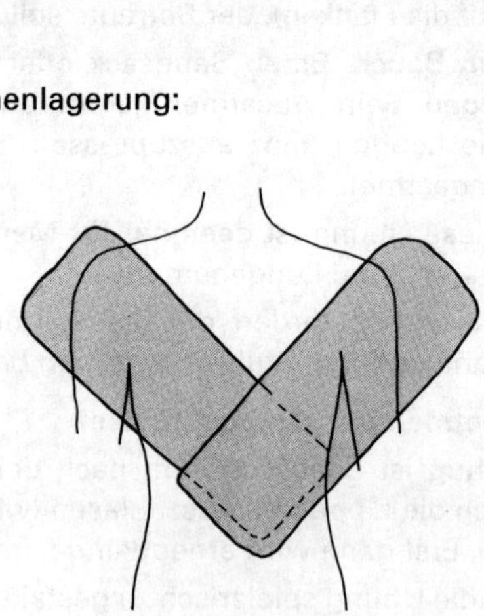

*Dehnung im **unteren** Lungenbereich, dadurch gute Belüftung der **unteren** Lungenanteile*

3.4.3 Luftbefeuchtung und Inhalationen

Eine ausreichende Luftfeuchtigkeit ist wichtig. Sinkt sie zu sehr ab, z. B. im Winter in zentralgeheizten Räumen, so wird die Atmung erschwert. Durch das Aufstellen von flachen, mit Wasser gefüllten Schalen oder das Aufhängen von feuchten Tüchern läßt sich die Luftfeuchtigkeit erhöhen.

Die üblichen Luftbefeuchter oder Kaltwasservernebler können eine Infektionsquelle sein, wenn sie nicht täglich gereinigt werden.

Inhalation bedeutet das Einatmen von Dämpfen oder zerstäubten Flüssigkeiten. Man wendet sie an zum Anfeuchten der Atemwege (Wasserdampf) und zur Prophylaxe oder Therapie von Erkrankungen der Atmungsorgane.

Der **Bronchitiskessel** (Warmwasserverdampfer) wird zur Behandlung der oberen Luftwege eingesetzt, stellt aber meist für den hier angesprochenen Personenkreis eine zu große Gefahrenquelle dar. Ein **Kamillendampfbad** wäre vorzuziehen (s. S. 213).

Aerosolgeräte vernebeln mit Hilfe von Druckluft Medikamente zu kleinsten Schwebeteilchen (= Aerosole), so daß diese bis in die kleinsten Lungenbläschen gelangen und dort ihre Wirkung entfalten können: Entspannung der Bronchialmuskulatur Verflüssigung des Sekrets.

Merke:

Aerosolbehandlungen bedürfen der ärztlichen Verordnung!

Beim Umgang mit Inhalationsgeräten ist es wichtig

- den Umgang mit dem Gerät (Aufbau, Anwendung) genau zu kennen,
- die entsprechende Reinigung zu kennen und vorzunehmen, um Infektionen zu vermeiden,
- darauf zu achten, daß der Kranke richtig atmet (nicht zu tief), nicht gleich nach dem Essen inhaliert und vorher die Nase geputzt hat.

3.5 Husten und Auswurf

Husten ist ein Reflexvorgang, durch den Schleim (Auswurf) oder Fremdkörperchen aus den Atemwegen entfernt werden sollen.

Reizhusten entsteht durch Gase oder Stäube (Rauchen). Er ist trocken, manchmal „bellend".

Feuchter Husten weist auf Entzündungen der Schleimhäute hin. Diese produzieren vermehrt Sekret, das zu Rasselgeräuschen führt und durch Hustenstöße herausbefördert wird (Auswurf oder Sputum).

Häufig wiederkehrende Hustenanfälle sind sehr anstrengend, daher versucht man zur Nacht den Husten zu dämpfen (s. S. 218 ff.). Am Tage muß aber abgehustet werden, um den Auswurf zu entfernen.

Auswurf (Sputum) ist ein Sekret, das in den Atemwegen gebildet wird. Es behindert die Atmung und begünstigt Bakterienwachstum.

Daher müssen Kranke zum Aushusten des Sekrets angehalten werden. Auswurf sollte auch nicht hinuntergeschluckt werden, da auf diese Weise Krankheitserreger in den Magen-Darm-Kanal gelangen und bei geschwächter Abwehrlage sich dort vermehren können.

Zum Auffangen des Auswurfs gibt es spezielle Sputumbecher. Sehr hilfsbedürftige, alte und geistig behinderte Menschen werden damit jedoch nicht umgehen können. Sie sollten, soweit möglich, in ein Zellstofftuch ausspucken, das dann verbrannt wird.

Farbe, Beschaffenheit und Geruch des Auswurfs können auf bestimmte Krankheiten hinweisen:

schleimig	bei Erkältungskrankheiten
glasig-zäh	bei Asthma bronchiale
schleimig-eitrig-zäh	bei Bronchitis, Lungenentzündung
schaumig-rosa	bei Herzinsuffizienz und Lungenödem

Unterstützung der Sekretentleerung

Die Sekretentleerung beginnt mit der Sekretlösung. Durch **Inhalation** mit Kamillendämpfen oder entsprechenden Medikamenten wird festsitzendes Sekret angefeuchtet und verflüssigt und kann so leichter hinausbefördert werden (s. S. 213).

Abreibungen mit alkoholischen Lösungen (z. B. Franzbranntwein) fördern infolge des Kältereizes die tiefere Durchatmung und bessere Durchblutung. Sie führen allerdings, häufiger angewandt, zur Austrocknung der Haut. Abreibungen mit Obstessig (2–3 Eßlöffel auf 1 Liter Wasser) wirken durch die Säure erfrischend und anregend auf Kreislauf und Atmung. Die Haut wird gestrafft, bleibt glatt und geschmeidig.

Einreibungen mit ätherischen Ölen oder Balsamen, z. B. Menthol, Eukalyptus, Anis, Thymian, Kampfer, Pinien, erleichtern das Durchatmen, wirken hautreizend und fördern die Lungendurchblutung. Sie führen somit zur Sekretlösung und zum besseren Abhusten (s. S. 218).

Abklopfen des Rückens mit der Kleinfingerkante oder der Hohlhand lockert durch Vibration das Sekret.

Merke:
Immer von unten nach oben klopfen.
Nie in der Nierengegend oder auf der Wirbelsäule.

Brustwickel mit hautreizenden Zusätzen, z. B. Terpentinöl, fördern die Durchblutung der Lunge und Sekretlösung in den Bronchien (s. S. 216).

Kataplasmen (= Breiumschläge) mit entzündungshemmenden Pasten, die auch verschiedene ätherische Öle enthalten (z. B. Enelbin-Paste®), haben eine durchblutungsfördernde, krampflösende, sekretverflüssigende Wirkung.

3.6 Lungenentzündung

Die Lungenentzündung (= Pneumonie) ist eine gefürchtete Komplikation bei Bettlägerigen, besonders bei alten und sehr hilfsbedürftigen Menschen. Durch die Bettruhe kommt es zu einer oberflächlichen Atmung und somit zu einer ungenügenden Belüftung der tieferliegenden Lungenpartien. Dies führt zu einer Ansammlung von Sekreten in den Atemwegen und begünstigt eine Infektion.

Vorbeugende Maßnahmen:

- Atemübungen und atemunterstützende Lagerung
- Luftbefeuchtung und Inhalation
- Unterstützung der Sekretentleerung
- Verhinderung der Aspiration

Anzeichen einer möglichen Lungenentzündung

Bei stark pflegebedürftigen, bettlägerigen Menschen ist es wichtig, die Anzeichen einer beginnenden Lungenentzündung möglichst frühzeitig zu erkennen.

Treten mehrere der nachstehend aufgeführten Symptome auf, so ist der Arzt sofort zu verständigen

- oberflächliche, beschleunigte Atmung
- auffallende Mattigkeit, Kurzatmigkeit
- Schmerzen in der Brust
- Blaufärbung der Lippen (= Zyanose)
- Husten und Auswurf
- Anstieg von Temperatur und Puls

Beim Abhören des Brustkorbs mit dem Stethoskop kann der Arzt eine typische Veränderung der normalen Atemgeräusche feststellem, welche ihm, zusammen mit den genannten Symptomen, die Diagnose einer Lungenentzündung ermöglichen. Oft wird zur Sicherung der Diagnose noch eine Röntgenaufnahme der Lunge gemacht, auf der sich dann in dem betroffenen Abschnitt eine dichte Verschattung zeigt.

Pflege bei Lungenentzündung

Die Kranken benötigen eine sorgfältige und gute Pflege. Es muß alles berücksichtigt werden, was bei den vorbeugenden Maßnahmen gesagt wurde.

Eine laufende Beobachtung ist wichtig, um Veränderungen im Befinden schnell zu erkennen und den Arzt zu informieren.

In den meisten Fällen wird eine Antibiotica-Therapie eingesetzt. Die Medikamente müssen in den angegebenen Zeitabständen verabreicht werden.

Zur Vorbeugung von Erkrankungen der Atemwege und zu deren Behandlung gehört die gute Belüftung des Zimmers; es darf jedoch keine Zugluft entstehen.

Zusammenfassung:

Atmung ist ein lebenswichtiger Vorgang. Atemstörungen sind deswegen für jeden Menschen sehr belastend und beängstigend.

Um einen Menschen bei der Atmung unterstützen zu können, ist es notwendig, über die normale Atmung Bescheid zu wissen und die wichtigsten Atemstörungen zu kennen. Da Menschen, die sich nur wenig bewegen, auch ungenügend durchatmen und schlecht abhusten können, sind atemunterstützende und hustenerleichternde Maßnahmen sehr wichtig. Eine Sekretstauung und die Gefahr einer Lungenentzündung als zusätzliche Komplikation muß mit vorbeugenden Maßnahmen nach Möglichkeit verhindert werden.

Literatur:

- Breidenbach, Friedel: Grundlagen der allgemeinen Krankenpflege, Stam-Verlag, Köln 1992
- Das neue Lehrbuch der Krankenpflege (Autorenkollektiv), 3. Aufl., Kohlhammer-Verlag, Stuttgart 1983
- Gillmann, H.: Physikalische Therapie, 5. Auf., Thieme-Verlag, Stuttagrt 1981
- Jecklin, Erica: Arbeitsbuch Krankenbeobachtung, G. Fischer-Verlag, Stuttgart 1988
- Juchli, Liliane: Allgemeine und spezielle Krankenpflege, 3. Aufl., Thieme-Velag, Stuttgart 1979
- Juchli, Liliane: Krankenpflege, 6. Aufl., Thieme-Velag, Stuttgart 1991
- Kappelmüller, Irmgard: Allgemeine Krankenpflege, 2. Aufl., Urban und Schwarzenberg-Verlag, München 1984
- Leibold, Gerhard: Das große Hausbuch der Naturheilkunde, Ullstein-Verlag, Wien 1981
- Leibold, Gerhard: Besser leben durch Fasten, Falken-Verlag, Niedernhausen/Ts. 1986/1988
- Porschen, Margret: Allgemeine Krankenpflege in Frage und Antwort, Kohlhammer-Verlag, Stuttgart 1982

4 Kreislauffunktionen

Ziele:

Der Leser soll
- die Technik des Pulsfühlens beherrschen und über Pulsfrequenz, Pulsrhythmus und Pulsqualität Bescheid wissen
- Abweichungen von der Norm und mögliche Ursachen kennen
- die Blutdruckmessung durchführen können und die normalen Blutdruckwerte kennen
- Abweichungen von den normalen Blutdruckwerten und die daraus resultierenden Gefahren kennen
- die Symptome der arteriellen Durchblutungsstörungen kennen
- Maßnahmen zur Verbesserung der arteriellen Durchblutung und zur Ausschaltung möglicher Risikofaktoren kennen
- über die Enstehung von Krampfadern und die Folgen venöser Durchblutungsstörungen Bescheid wissen
  und Maßnahmen der aktiven Venenpflege durchführen können
- über die Ursachen einer Thrombose Bescheid wissen und die notwendigen pflegerischen Maßnahmen bei einer Thrombose kennen und anwenden können.

Die Kreislauffunktionen können mittels Puls- und Blutdruckmessung überprüft werden.
Durch die Zusammenziehung (= Kontraktion) des Herzens werden regelmäßig etwa 70–90 ml Blut (= Schlagvolumen) in die Aorta (= Hauptschlagader) ausgeworfen. Da die Aorta ein gefülltes Blutgefäß ist, wird durch die hinzukommende Blutmenge ein Druck auf die elastischen Wände ausgeübt (= Blutdruck). Die Gefäßwände geben nach und erweitern sich, federn aber wieder zurück und drücken das Blut weiter. Der so entstandene Blutdruck pflanzt sich als Pulswelle in den Arterien fort.

4.1 Puls

Der Pulsschlag ist der Anschlag der Blutwelle an den Wänden der Arterien. Er kann überall dort getastet werden, wo oberflächlich verlaufende Arterien gegen einen Widerstand, Knochen oder Muskulatur, gedrückt werden können.

Taststellen des Pulses sind z. B.

- Speichenschlagader
- Schläfenschlagader
- Halsschlagader

4.1.1 Technik des Pulsfühlens

Meist wird der Puls an der Speichenschlagader, kurz über dem Handgelenk an der Daumenseite des Unterarms, gezählt.

Mit den Kuppen der ersten drei Finger einer Hand ertastet man mit leichtem Druck die Pulswelle.

Die Pulsschläge werden eine Viertelminute lang gezählt und das Ergebnis mit 4 multipliziert.

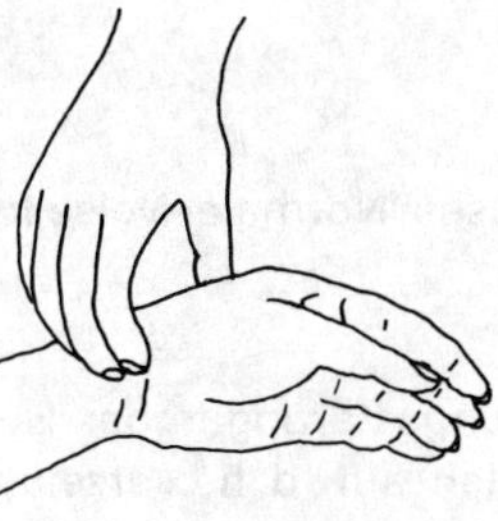

Pulszählen am Handgelenk

Beispiel:

18 Pulsschläge pro Viertelminute,

18 x 4 = 72 Pulsschläge pro Minute.

Bei unregelmäßigem oder sehr langsamem Puls wird eine Minute lang ausgezählt, da das Ergebnis dann genauer ist.

Der Puls gibt Auskunft über die Tätigkeit des Herzens. Häufigkeit, Regelmäßigkeit und Stärke des Anschlags sind dabei von Bedeutung.

4.1.2 Pulsbeobachtung

Pulsfrequenz

Die Pulsfrequenz ist die Anzahl der Pulsschläge pro Minute. Sie entspricht normalerweise der Anzahl der Herzschläge in einer Minute.

Normalwerte

Erwachsene	60 – 80 Schläge/min
Schulkinder	80 – 90 Schläge/min
Kleinkinder	100 – 120 Schläge/min
Neugeborene	ca. 140 Schläge/min

Pulsbeschleunigung (= Tachycardie): mehr als 100 Schläge/Minute
normal bei Abstrengung und Erregung
krankhaft (= pathologisch) bei:

- Fieber
- Herzschwäche (= Herzinsuffizienz)
- Verringerung des Blutvolumens (Blutverlust, Schock)
- Schilddrüsenüberfunktion

Pulsverlangsamung (= Bradycardie): weniger als 60 Schläge/Minute

normal im Schlaf, bei Sportlern, bei alten Menschen
krankhaft bei:

- Hirndruckerhöhung (z. B. infolge von Hirnhautentzündung, Schlaganfall, Schädel-Hirn-Verletzung, Tumor)
- Reizleitungsstörungen des Herzens
- Vergiftungen (z. B. durch Digitalis)
- Schilddrüsenunterfunktion

Merke:
Bei weniger als 40 Pulsschlägen pro Minute besteht Lebensgefahr!

Pulsrhythmus

Unter Pulsrhythmus versteht man die Regelmäßigkeit des Pulses. Normalerweise folgen die Pulsschläge in regelmäßigen Abständen aufeinander.

Unregelmäßiger Puls (= Arrhythmie) entsteht durch Reizleitungsstörungen des Herzens, Herzmuskelschäden (hierbei treten häufig Extrasystolen auf, d. h. vorzeitige Schläge außer der Reihe), Digitalisüberdosierung (typisch dafür ist der Zwillingspuls).
Bei schweren Herzmuskelerkrankungen kommt es zur absoluten Arrhythmie, d. h. zur völligen Unregelmäßigkeit.

Normaler Puls	• • • • • • • • • •
Extrasystolen	• • •• • • •• • • •
Zwillingspuls	•• •• •• •• ••
Absolute Arrhythmie	• •• • ••• •• • • •••

Pulsqualität

Härte und Füllung des Pulses ergeben die Pulsqualität. Die Härte oder Spannung ist abhängig vom Blutdruck, die Füllung von der Blutmenge im Gefäß.

Harter Puls ensteht bei Bluthochdruck (= Hypertonie) und erhöhtem Hirndruck (z. B. infolge von Hirnblutung nach Schlaganfall oder Schädelverletzung → Druckpuls.

Merke:
Der **Druckpuls** bei erhöhtem Hirndruck ist langsam und hart. Sinkt er unter 50 Schläge/Minute, so besteht Lebensgefahr!

Weicher Puls tritt auf bei niedrigem Blutdruck (= Hypotonie), Herzmuskelschwäche, Kreislaufversagen, Schock und inneren Blutungen.

Merke:
Ein sehr schneller Puls (über 100 Schläge/Minute), der sehr weich, manchmal kaum fühlbar („fadenförmig") ist, weist auf Schock oder innere Blutung hin. Es besteht also Lebensgefahr!

Pulsveränderungen sind vitale Veränderungen. Handelt es sich um größere Abweichungen, insbesondere um Arrhythmien, Druckpuls oder fadenförmigen Puls, so ist unverzüglich der Arzt zu benachrichtigen.

4.2 Blutdruck

Als Blutdruck bezeichnen wir den Druck des strömenden Blutes auf die Wände der Arterien.
Die von der linken Herzkammer ausgeworfene Blutmenge wird in die Aorta gedrückt und weitet die Gefäßwände aus: systolischer Druck. In der Erschlaffungsphase des Herzens federn die elastischen Gefäßwände wieder zurück: diastolischer Druck. Aufgrund dieser Gefäßelastizität kann das Blut gleichmäßig weiterströmen.

4.2.1 Blutdruckmessung

Mit Hilfe von **Blutdruckmeßgeräten** wird der systolische und der diastolische Druck ermittelt:

- Blutdruckapparat nach Riva Rocci (RR) mit Quecksilbersäule
- Blutdruckapparat nach Recklinghausen mit Uhrmanometer
- automatischer Blutdruckmesser mit Digitalanzeige

Durchführung

1. Luftleere Manschette handbreit oberhalb der Ellenbeuge anlegen.
2. Stethoskop-Membran in die Ellenbeuge legen, Stethoskop-Oliven in die eigenen Ohren stecken.
3. Ventil schließen und Manschette aufpumpen (bis zum Verschwinden des Puls schlags).
4. Ventil langsam öffnen und Druck ablassen, bis der erste Ton zu hören ist: systolischer Druck.
5. Weiter Druck ablassen bis der letzte Ton zu hören ist: diastolischer Druck.
6. Manschette und Stethoskop abnehmen.

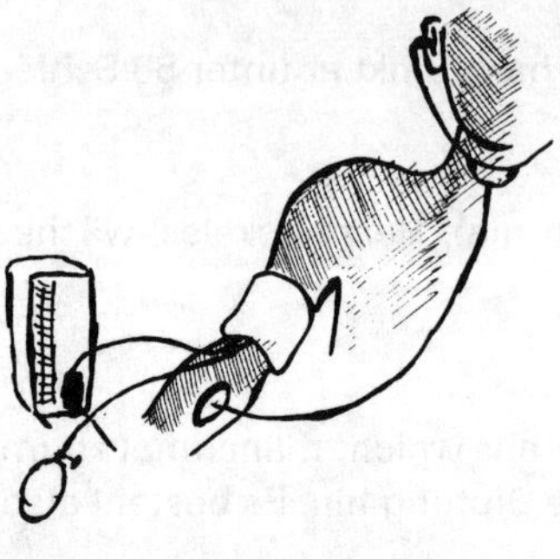

Blutdruckmessung

Meßergebnisse (RR) werden in mmHg (= Millimeter Quecksilbersäule) oder in kPa (= Kilopascal; 7,5 mmHg = 1 kPa) angegeben.

Beispiel:
RR 120/75 = 120/75 mmHg (= 16/1 kPa)

Normalwerte sind abhängig von Alter, Geschlecht und Konstitution. Als Faustregel gilt: Lebensjahre + 100 = Systole in mmHg.

Beispiel:
Lebensalter: 20 Jahre; systolischer Wert: 120 mmHg.

Jedoch gilt diese Regel nur bis zum 50. Lebensjahr, danach darf der systolische Druck dann nicht mehr steigen.
Der diastolische Wert sollte nicht über 90 mmHg liegen.

Der Blutdruck ist abhängig von

- der Herzleistung
- dem Widerstand in den Blutgefäßen
- der Blutmenge im Gefäßsystem

Nicht krankhafte (physiologische) Abweichungen enstehen durch Anstrengung und Erregung.

Pathologische Abweichungen, d. h. krankhafte Abweichungen, sind:

- Hypertonie (= erhöhter Blutdruck)
- Hypotonie (= erniedrigter Blutdruck)

Merke:
Hypertonie: diastolischer Wert liegt **über** 100 mmHg
Hypotonie: systolischer Wert liegt **unter** 100 mmHg

4.2.2 Hypertonie

Von einer Hypertonie (= Bluthochdruck) spricht man bei Blutdruckwerten über 160/90 mmHg. Am häufigsten ist die primäre oder essentielle Hypertonie (80–90%), deren Ursache unbekannt ist. Die sekundäre Hypertonie entsteht durch Erkrankungen der Nieren, der hormonbildenden Drüsen oder des Herzens und der Gefäße.

Merke:
Hypertonie ist einer der Risikofaktoren, die Herzinsuffiziens, Herzinfarkt und Apoplexie (= Schlaganfall) begünstigen!

Symptome der Hypertonie

- Kopfschmerzen, Schwindel, Ohrensausen
- Herzklopfen
- häufiges Nasenbluten
- Reizbarkeit, Verstimmung

Merke:
Der Bluthochdruck bedarf einer ständigen ärztlichen Überwachung und Behandlung!

Behandlung

- Medikamente zur Blutdrucksenkung und Entwässerung.

unterstützende Maßnahmen:

- kalorien- und salzarme Kost → Gewichtsreduzierung
- Verbot von Kaffee und Nikotin
- Vermeidung physischer und psychischer Überlastung
- ausreichend Bewegung an frischer Luft
- ausreichend Schlaf

4.2.3 Hypotonie

Von einer Hypotonie (= erniedrigter Blutdruck) sprechen wir, wenn der systolische Wert unter 100 mmHg sinkt.
Häufig besteht eine konstitutionelle Hypotonie, besonders bei schlankwüchsigen Menschen. Ebenso spielt eine vegetative Labilität eine Rolle.
Als symptomatische (oder sekundäre) Hypotonie bezeichnet man einen niedrigen Blutdruck als Symptom einer Grundkrankheit, z. B. nach großem Blutverlust, nach Herzinfarkt, bei Viruserkrankungen.

Symptome der Hypotonie

- rasche Ermüdbarkeit (körperlich und geistig)
- Neigung zu Schwindel und Ohnmacht
- Kopfschmerzen
- gelegentlich Herzklopfen, Lufthunger
- Kältegefühl (kalte Hände und Füße)

Merke:
Die Grundlage der Behandlung der Hypotonie ist das Kreislauftraining!

Behandlung

- richtige Ernährung: ausgewogene, gut gewürzte Kost mit vielen Vitaminen und Mineralstoffen
- viel körperliche Bewegung (ohne Langzeitbelastung)
- viel frische Luft

- ausreichend Schlaf
- kurzdauernde Kaltwasseranwendung
- morgens Rosmarintee zur Kreislaufanregung

Medikamente zur Blutdrucksteigerung sollten nur im Notfall eingesetzt werden.

4.2.4 Kreislaufkollaps

Bei einem Kreislaufkollaps (= Ohnmacht) kommt es zu einem kurzen Bewußtseinsverlust infolge einer Minderdurchblutung des Gehirns.
Die Ohnmacht führt zum schlaffen Umfallen. Nun kann das Blut wieder besser zum Gehirn fließen und das Bewußtsein setzt wieder ein (nach 1–2 Minuten).

4.2.5 Schock

Unter Schock verstehen wir ein plötzliches Versagen der peripheren Blutzirkulation. Die Hauptblutmenge versackt in den weitgestellten Gefäßen des Bauchraums. Dadurch entsteht ein Mißverhältnis zwischen kreisender Blutmenge und erforderlicher Gewebedurchblutung und infolgedessen ein Sauerstoffmangel im Gewebe.

Ursachen

- Blutvolumenmangel durch plötzlichen Blut- oder Flüssigkeitsverlust
- Herzversagen
- Versagen der Gefäßregulation

Bereits einer dieser Faktoren kann einen Schock auslösen.

Schocksymptome

P – Puls: beschleunigt, weich bis fadenförmig
A – Aussehen der Haut: blaß, naß, kalt
P – Pupillen: erweitert
A – Atmung: beschleunigt, flach
später: Bewußtsein getrübt

Merke:
Beobachtungsraster **PAPA**!

Ein Schock ist immer lebensbedrohlich. Infolge des verminderten Schlagvolumens des Herzens sinkt der Blutdruck. Damit die wichtigsten Organe – besonders Herz und Gehirn – ausreichend mit Blut versorgt werden, steuert das vegetative Nervensystem die Blutverteilung anders: Die Gefäße werden überall dort verengt, wo die Durchblutung im Augenblick nicht lebensnotwendig ist: Haut, Magen-Darm-Kanal, Nieren. Hält dieser Zustand länger an, so kommt es in diesen Organen zum Sauerstoffmangel und zur Übersäuerung des Blutes (= Azidose). Das Blut neigt zur Verklumpung. So können schwere Organschäden entstehen, besonders an den Nieren → **Schockniere.**
Ein Schockzustand muß rasch erkannt und behandelt werden!

Merke:
Sinkt der systolische Blutdruck unter 100 mmHg und steigt zugleich der Puls über 100 Schläge/Minute, so ist dies ein Zeichen für einen Schock!

Sofortmaßnahmen

- Schocklagerung: Klappmesserposition, d. h. Oberkörper flach, Beine hoch. Außerdem die Beinmuskulatur herzwärts ausstreichen (zur Erhöhung des Blutangebots für das Herz)
- absolute Ruhe: alle Manipulationen verschlimmern den Schock!
- Schutz vor Auskühlung
- Blutstillung, wenn erforderlich
- für rasche ärztliche Hilfe sorgen

4.3 Durchblutung

Die Kreislauforgane haben die Aufgabe, das Blut zu den Zellen des Körpers zu transportieren. Das mit Sauerstoff beladene Blut wird vom Herzen über die Arterien in die Peripherie befördert und verteilt. Der Gasaustausch erfolgt in den Kapillaren. Den Rücktransport des mit Schlackenstoffen beladenen Blutes übernehmen die Venen. Zellen und Gewebe, die vom Blutstrom abgeschnitten sind, gehen zugrunde.

4.3.1 Durchblutungsstörungen der Arterien

Infolge einer Arteriosklerose (= Arterienverkalkung) kommt es zur Minderdurchblutung des Gewebes. Diese Störung tritt besonders häufig an den unteren Gliedmaßen auf. Bei älteren Menschen wird sie oft verstärkt durch einen Diabetes mellitus.

Je nach Schweregrad sind vier Stadien zu unterscheiden:

1. **Arterienpulse schlecht tastbar, Kältegefühl** in den Beinen, sonst noch keine auffälligen Symptome.
2. **Krampfartige Schmerzen in der Wade,** besonders **beim schnellen Gehen** (aufgrund des Sauerstoffmangels im Gewebe). Nach kurzem Stehenbleiben (bessere Sauerstoffversorgung) verschwinden die Schmerzen wieder. Man spricht vom intermittierenden Hinken (= zeitweiliges Hinken).
3. **Nächtliche Ruheschmerzen** (durch zunehmende Einengung der Gefäße und dadurch bedingten Sauerstoffmangel), die beim Heraushängen der Beine aus dem Bett oder beim Aufstehen nachlassen (bessere Sauerstoffversorgung).
4. **Hautveränderungen mit Nekrose** (= Gewebstod), besonders an den Zehen oder an Druckstellen.

Risikofaktoren, die zu arteriellen Durchblutungsstörungen beitragen:

- Rauchen
- Übergewicht
- Bewegungsmangel
- Stoffwechselerkrankungen (z. B. Diabetes mellitus)
- Streß

Maßnahmen zur Verbesserung der Durchblutung

- Risikofaktoren ausschalten
- Nachts Tieflagerung der Beine (Kopfende des Bettes um 20 cm erhöhen), damit das Blut besser in die Beine strömen kann.
- Wattepackung zum Warmhalten der Füße und Beine
- Wenn möglich, aktives Gehtraining, Wandern, Radfahren zur Verbesserung der Durchblutung
- Warmhalten der Füße und Beine
- Schutz vor Druck (keine engen Strümpfe und Schuhe, keine Kniestrümpfe)
- Durchblutungsfördernde Maßnahmen nach Absprache mit dem Arzt, z. B. Kneipp-Anwendungen, vorsichtige Bürstenmassagen
- Tägliche gründliche Fußpflege (nicht zu warmes Fußbad)

Bei fortgeschrittenen Durchblutungsstörungen mit beginnender Nekrose sind Fußbäder mit lauwarmem Kamillen- oder Kamillen-Salbei-Tee zu empfehlen.
Die Füße müssen hinterher gut getrocknet und locker und luftig verbunden werden. Es dürfen keine Salben aufgebracht und beim Verbinden keine Pflasterstreifen gebraucht werden.
Die nekrotischen Stellen müssen trocken und infektionsfrei gehalten werden. Bei Fortschreiten des Gewebszerfalls ist eventuell eine chirurgische Ausschneidung des betroffenen Gebietes erforderlich.

Akuter Gefäßverschluß

Kommt es aufgrund der Arteriosklerose zu einer arteriellen Embolie (= Steckenbleiben eines Pfropfens in einem Gefäß), so treten folgende **Symptome** auf:

- plötzlicher, sehr heftiger Schmerz im betroffenen Bein
- Blässe und Kälte der Haut
- Sensibilitätsstörungen (Taubheitsgefühl, Kribbeln)
- Pulse am Bein nicht mehr tastbar
- Bewegungsunfähigkeit des Beins

Eine sofortige Krankenhauseinweisung ist erforderlich.

4.3.2 Durchblutungsstörungen der Venen

Bei Venenleiden liegt meist eine ererbte Veranlagung zur Bindegewebsschwäche vor. Nach der Statistik ist jede zweite Frau und jeder vierte Mann davon betroffen.

Krampfadern

Infolge der Bindegewebsschwäche wird die Venenwand besonders bei langem Stehen und Sitzen überlastet. An den oberflächlichen Beinvenen ist dies an den sackförmig ausgeweiteten, geschlängelten Gefäßen deutlich sichtbar. Es kommt zu Stauungen und übermäßiger Blutfülle in den stark erweiterten Venen.

Gesunde Vene:

- *straffe Gefäßwand*
- *Venenklappen schließen dicht*
- *Blutrückstrom nicht möglich*

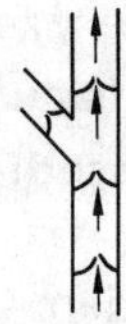

Krampfader (= Varize):

- *stark ausgebuchtete Gefäßwand*
- *schlußunfähige Venenklappen*
- *Wirbelbildung und Rückfluß infolge verlangsamter Blutströmung*
- *Gefahr der Gerinnselbildung*

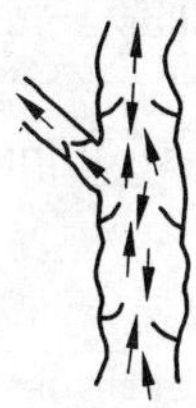

Da die oberflächlichen Venen nur etwa 10% des Blutes vom Herzen zurückbringen, kann ein Ausfall einzelner Venen in der Regel verkraftet werden. Anders ist es, wenn die tiefen Beinvenen betroffen sind:

Bei längerem Stehen oder Sitzen (verstärkt bei übergeschlagenen Beinen) kommt es zu Stauungen und übermäßiger Blutfülle in den stark erweiterten Venen

→ schwere Beine,

→ Spannungsgefühl.

Es folgt eine deutliche Verlangsamung des Blutrückflusses

→ Schwellung der Unterschenkel,

→ abendliche Ödeme,

→ nächtliche Wadenkrämpfe,

Der Stoffaustausch in den umliegenden Geweben (Haut und Unterhaut) wird beeinträchtigt

→ Juckreiz,

→ Hautveränderungen (braune Flecken),

→ Entzündung der Venenwand (= Phlebitis),

→ Hautatrophie (= Dünnerwerden der Haut),

→ Ekzeme,

→ Unterschenkelgeschwüre (= Ulcus cruris).

Prophylaktische Maßnahmen

Das aus den Beinen zum Herzen zurückfließende Blut muß die natürliche Schwerkraft überwinden. Dabei helfen die „Muskelpumpe" und die Venenklappen. Sind die Venen erweitert und die Venenklappen schlußunfähig geworden, so kommt es zu Blutstauungen und paradoxer Blutströmung (= Blutströmung in umgekehrter Richtung). Deshalb muß der Blutrückfluß zum Herzen unterstützt werden.

- Längeres Stehen und Sitzen vermeiden. Beine nicht übereinanderschlagen beim Sitzen
- Beinmuskulatur regelmäßig und kräftig bewegen: Radfahren, Schwimmen, Wandern...

- Bequeme, flache Schuhe tragen, keine Kniestrümpfe (engen zu sehr ein)
- Beine öfter hochlegen (zur Entstauung), Bett am Fußende erhöhen (ca. 20 cm)
- Bein- und Fußgymnastik, Wassertreten, Bürsten und Kneten der Beine (zur Durchblutungsförderung)
- übermäßige Wärme vermeiden: keine zu warmen Bäder, keine Sonnenbäder (kalte Güsse sind günstig)
- Einschreibungen mit Roßkastanientinktur oder -salbe (zur Durchblutungsförderung)
- Anlegen von Kompressionsstrümpfen (Gummistrümpfen) oder Wickeln der Beine auf ärztliche Anordnung.

Merke:
Vor dem Anlegen der Kompressionsstrümpfe (oder Wickeln der Beine) müssen die Beine 10–15 Min. hochgelagert werden, um die Venen zu entleeren!

4.3.3 Thrombose und Embolie

Thrombose bedeutet Blutpfropfbildung. Es kommt dabei zur Blutgerinnung innerhalb der Blutgefäße, ein Vorgang der normalerweise nicht stattfindet.

Ursachen einer solchen Gerinnselbildung:

- Gefäßwandschäden (z. B. durch Entzündung, Krampfadern)
- Verlangsamung des Blutstroms (z. B. durch Immobilität)
- erhöhte Blutgerinnungsneigung (z. B. durch Flüssigkeitsmangel, nach Operationen)

Häufigster Sitz der Thrombosen sind die Venen im Becken- und Beinbereich.

Das Gerinnsel (= Thrombus) haftet zunächst an der Gefäßwand und wird später von Bindegewebe durchwachsen.

Bei jeder Thrombose besteht jedoch die Gefahr, daß der Thrombus sich losreißt und als Embolus mit dem Blutstrom fortgeschwemmt wird. Ein aus den Becken- oder Beinvenen stammender Thrombus gelangt als Embolus über die untere Hohlvene zum Herzen, von dort in die Lunge und bleibt in den hier wieder enger werdenden Gefäßen stecken. So entsteht eine Lungenembolie. Es kommt zu einem akuten Sauerstoffmangel in dem betroffenen Lungenabschnit, der zum Gewebeuntergang führt.

Gefährdet sind alle Menschen, die immobil sind, an Venenschwäche, Herz-, Kreislauf- und Gefäßerkrankungen leiden.

Symptome der Lungenembolie

Kleinere Lungenembolien verursachen

- starke Schmerzen in der Brust
- Atemnot
- Bluthusten

Größere Embolien führen zu einem lebensbedrohlichen Zustand oder sofort zum Tod.

Thromboseprophylaxe

Ziel der Thromboseprophylaxe ist es, den Blutrückfluß in den Venen zu unterstützen und so einer Thrombusbildung entgegenzuwirken.

Maßnahmen zur Erhöhung der Strömungsgeschwindigkeit des Blutes in Bein- und Beckenvenen schützen vor Thrombose und Lungenembolie:

- Hochlagerung beider Beine (ohne Druck gegen die Kniekehle)
- Anregung der „Muskelpumpe" (Bewegungsübungen)
- Kompression der Venen durch Stützstrümpfe
- eventuell Antikoagulantiengabe (= blutgerinnungshemmende Mittel) auf ärztliche Anordnung.

Symptome der Venenentzündung

Ein erstes Anzeichen für Thrombosegefahr ist die Entzündung der Venenwand (= Thrombophlebitis). Sie äußert sich in Anschwellung und blauroter Verfärbung im Wadenbereich, sowie Schmerzen.

Bei den oberflächlichen Beinvenen finden wir einen geröteten, derben, schmerzhaften Venenstrang. Bei den tiefen Beinvenen treten Schmerzen beim Druck auf die Wade und die Fußsohle auf.

Merke:
Bei der Entzündung der tiefen Beinvenen besteht erhebliche Gefahr einer Thrombose und Embolie!

Frühzeichen einer beginnenden Thrombose

- Schweregefühl in den Beinen
- Schmerzen im Bereich der Wade und der Fußsohle
- Rötung, Überwärmung und Schwellung des Beins
- Puls- und Temperaturanstieg (Entzündungszeichen)

Merke:
Bei einer Thrombophlebitis ist viel Bewegung wichtig, bei einer Thrombose gilt absolutes Bewegungsverbot (Ärztliche Verordnung beachten)!

Zusammenfassung:

Die durch die Zusammenziehung (= Systole) vom Herzen erzeugte Blutwelle kann als Anschlag an allen oberflächlich verlaufenden Arterien mit den Fingern ertastet werden (= Puls). Der von dem strömenden Blut auf die Arterienwände ausgeübte Druck (= Blutdruck) wird am Oberarm gemessen. Puls und Blutdruck ergeben wichtige Anhaltspunkte für die Beurteilung der Herzleistung, der ausgeworfenen Blutmenge und für den Zustand der Arterien. Abweichungen von den Normalwerten zeigen Veränderungen im Allgemeinbefinden an oder weisen auf Krankheiten hin.

Im Zusammenwirken von Herz und Gefäßsystem gelangt das Blut zu allen Körperzellen. Deshalb betreffen Veränderungen der Blutgefäße immer den gesamten Organismus. Arterielle Durchblutungsstörungen führen zur Gefäßverengung und zur Minderdurchblutung des Gewebes. Venöse Durchblutungsstörungen entstehen durch Erschlaffung und Erweiterung der Gefäße und führen zu Entzündungen und Thrombenbildung. Die Ausschaltung von Risikofaktoren und die Durchführung prophylaktischer Maßnahmen stehen im Vordergrund der pflegerischen Bemühungen.

Literatur

- Breidenbach, Friedel: Grundlagen der allgemeinen Krankenpflege, Stam-Verlag, Köln 1992
- Das neue Lehrbuch der Krankenpflege (Autorenkollektiv), 3. Aufl., Kohlhammer-Verlag, Stuttgart 1983
- Gillmann, H.: Physikalische Therapie, 5. Aufl., Thieme-Verlag, Stuttgart 1981
- Jecklin, Erica: Arbeitsbuch Krankenbeobachtung, G. Fischer-Verlag, Stuttgart 1988
- Juchli, Liliane: Allgemeine und spezielle Krankenpflege, 3. Aufl., Thieme-Verlag, Stuttgart 1979
- Juchli, Liliane: Krankenpflege, 6. Aufl., Thieme-Verlag, Stuttgart 1991
- Kappelmüller, Irmgard: Allgemeine Krankenpflege, 2. Aufl., Urban und Schwarzenberg-Verlag, München 1984
- Leibold, Gerhard: Das große Hausbuch der Naturheilkunde, Ullstein-Verlag, Wien 1981
- Leibold, Gerhard: Besser leben durch Fasten, Falken-Verlag, Niedernhausen/Ts. 1986/1988
- Porschen, Margret: Allgemeine Krankenpflege in Frage und Antwort, Kohlhammer-Verlag, Stuttgart 1982

5 Körpertemperatur

Ziele:

Der Leser soll
- über die physiologischen Grundlagen der Regulierung der Körpertemperatur informiert werden
- die Möglichkeiten zur Kontrolle der Körpertemperatur kennen und Normalabweichungen zuordnen können
- Ursachen, Begleiterscheinungen und Verlauf des Fiebers kennen
- über die Pflege von Fieberkranken Bescheid wissen und pflegerische Maßnahmen zur Fiebersenkung anwenden können
- Hitze- und Kälteschäden erkennen und die notwendigen Sofortmaßnahmen durchführen können.

Im menschlichen Organismus entsteht Wärme als Nebenprodukt aller Stoffwechselvorgänge. Die Körpertemperatur wird durch Wärmeproduktion und Wärmeabgabe konstant auf einer Höhe von 36–37 °C gehalten.

Die Regulation der Körpertemperatur geschieht im Wesentlichen über die Körperoberfläche. Die Oberflächentemperatur und die Temperatur im Körperinneren (Kerntemperatur) entsprechen sich nicht. Die Oberflächentemperatur ist größeren Schwankungen unterworfen, die Kerntemperatur bleibt weitgehend konstant.

Die Anpassung der Körpertemperatur funktioniert beim Säugling noch nicht, beim alten Menschen nicht mehr so gut. Auch infolge frühkindlicher Hirnschäden können die Regulationsmechanismen gestört sein.

5.1 Regulation der Körpertemperatur

Die Regulation der Körpertemperatur wird zentral gesteuert. Das *Wärmezentrum im verlängerten Mark* (= im Hirnstamm) reagiert auf Temperaturschwankungen des zirkulierenden Blutes und auf Impulse der „Temperaturfühler" (Sinnesrezeptoren) der Haut ähnlich wie ein Thermostat:

bei Abkühlung

→ *Verringerung der Wärmeabgabe* durch Engstellung der Hautgefäße, Aufrichten der Körperhaare („Gänsehaut"), Verminderung der Schweißabgabe.

→ *Vermehrte Wärmeproduktion* durch Muskelbewegung (Zittern).

bei Überwärmung

→ *Steigerung der Wärmeabgabe* durch Weitstellung der Hautgefäße, vermehrte Schweißabsonderung (= Verdunstungskälte).

→ *Verminderte Wärmeproduktion* durch wenig Muskelbewegung.

Weitere Faktoren, die die Körpertemperatur beeinflussen:

- Zusammensetzung der Nahrung: kalorienreiche Nahrung führt zu mehr Wärmebildung als kalorienarme.
- Psychisches Befinden: Gefühle von Schutz und Geborgenheit erzeugen Wärme, Gefühle von Angst und Isolation Kälte.

Unterstützung der Temperaturregulation

Durch jahreszeitlich angepaßte Kleidung und Ernährung sowie entsprechende Temperatur der Wohn- und Arbeitsräume versuchen wir, die Regulationsmechanismen des Körpers zu unterstützen. Auch lassen sich die Anpassungsvorgänge des Körpers trainieren:

- *Kalte Abwaschungen und Güsse* aktivieren den Kreislauf und die Anpassung an Kälte.
- *Sauna* aktiviert die Schweißabgabe und damit die Anpassung an Wärme.

5.2 Temperaturmessung

Die Körpertemperatur wird in der Achselhöhle (= axillar) oder im Enddarm (= rektal) gemessen. Die Messung unter der Zunge kommt für den hier angesprochenen Personenkreis nicht in Frage.
Zum Temperaturmessen wird üblicherweise das Maximalthermometer verwendet, in dem das Quecksilber im Steigrohr auf dem höchsten Stand stehenbleibt. Nach dem Ablesen muß es hinuntergeschlagen werden.

Meßzeiten:

Morgens nach dem Aufwachen = Ruheausgangswert
Nachmittags zwischen 14 und 16 Uhr = höchster Temperaturwert.

Axillare Messung

- Thermometer in die vorher ausgetrocknete Achselhöhle (Verdunstungskälte) so einlegen, daß die Spitze allseitig von Haut umschlossen ist.
- Oberarm fest an den Körper pressen (hilfreich ist es, beide Oberarme an den Körper zu legen und mit der Hand des jeweils anderen Arms im Ellenbogenbereich festhalten zu lassen).
- Meßdauer 10 Minuten.

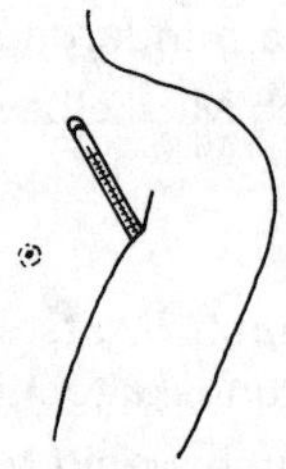

Fiebermessen in der Achselhöhle

Rektale Messung

- Wenn vorhanden, Schutzhülle über das Thermometer ziehen, sonst Spitze leicht einfetten.
- Den Kranken in Rücken- oder Seitenlage bringen, Beine leicht anwinkeln.
- Das Thermometer mit vorsichtigen Drehbewegungen etwa 2 cm tief in den Darm einführen.
- Thermometer so halten, daß die Skala einsehbar ist und so lange festhalten, bis die Quecksilbersäule nicht mehr steigt, etwa 2–3 Minuten.
- Thermometer herausziehen, Hülle abstreifen oder Thermometer mit Zellstoff abwischen (später in Desinfektionslösung legen).

Merke:
Die rektale Messung ist die genauere, daher sollte sie bevorzugt werden!
Der rektale Meßwert liegt stets um 0,5 °C höher als der axillare.

Hautmessung
Die Hauttemperatur kann bei Durchblutungsstörungen mit einem speziellen Hautthermometer gemessen werden.
Sie beträgt normalerweise an den Armen 30–32 °C, an den Beinen 27–29 °C.

Aufzeichnung der Temperaturwerte

Temperaturwerte werden (mit Blaustift) in ein vorgedrucktes Blatt eingetragen. Diese grafische Darstellung ergibt die „Fieberkurve" und läßt Rückschlüsse auf die Fieberart zu.

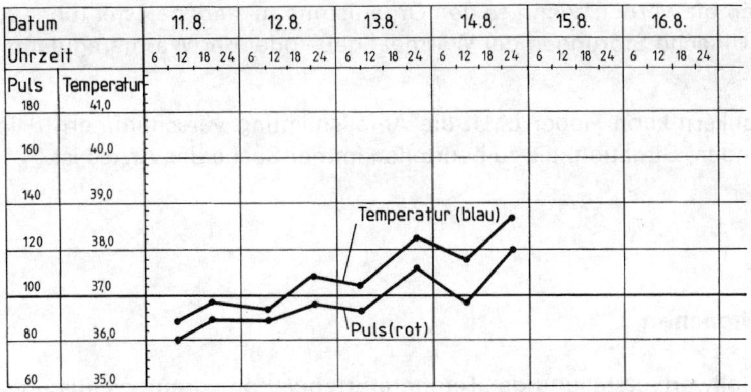

Eintragung von Puls (rot) und Temperatur (blau) in die Fieberkurve

Temperatur als diagnostisches Hilfsmittel

Besteht Grund zu der Annahme, daß eine Erkrankung im unteren Bauchraum vorliegen könnte, so sollte gleichzeitig axillar und rektal gemessen werden. Beträgt die Temperaturdifferenz mehr als 0,5 °C, so ist der Arzt zu informieren, denn es könnte sich um eine entzündliche Erkrankung im Unterbauch, z. B. Appendizitis („Blinddarmentzündung"), handeln.

5.3 Fieber

Fieber ist eine Störung des Allgemeinbefindens mit dem Hauptsymptom der Temperaturerhöhung.

Es handelt sich um eine Veränderung im Stoffwechsel, bei der vermehrt Wärme abgegeben wird.

Durch die erhöhte Körpertemperatur und den erhöhten Stoffwechsel wird das gesamte Abwehrsystem aktiviert. Gleichzeitig schädigt die erhöhte Temperatur die eingedrungenen Erreger und macht sie anfälliger für die körpereigene Abwehr.

Fieber geht stets einher mit beschleunigtem Herzschlag (Pulsschlag) und beschleunigter Atmung.

Nach der Temperaturhöhe wird unterschieden:

37,5–37,9 °C	subfebrile Temperatur (= unter dem Fieber liegende Temperatur)
38,0–38,4 °C	leichtes Fieber
38,5–38,9 °C	mäßiges Fieber
39,0–39,9 °C	hohes Fieber
über 40,0 °C	sehr hohes Fieber

Merke:

Bei sehr hohem Fieber, stärkerer Beeinträchtigung des Allgemeinbefindens und Fieber mit unklarer Begleitsymptomatik sollte immer der Arzt hinzugezogen werden!

Im allgemeinen ist Fieber jedoch eine sinnvolle Selbsthilfemaßnahme des Körpers und trägt zur Bildung von körpereigenen Abwehrstoffen bei. Deshalb sollte es nur dann bekämpft werden, wenn es den Organismus zu stark belastet (über 39 °C) oder wenn als Ursache Störungen der Wärmeabgabe oder der Wärmeregulation in Frage kommen.

Bei Epileptikern kann Fieber u. U. die Anfallsneigung verschlimmern! Hier besteht eine besondere Situation, die zu beurteilen immer Sache des Arztes ist.

5.3.1. Ursachen

Zu einer Sollwertverstellung der Temperaturregulation kommt es aus unterschiedlichen Ursachen:

- eingedrungene Krankheitserreger
- körpereigene Abbauprodukte zerstörter Zellen, z. B. Verletzungen, Verbrennungen
- körperfremde Eiweiße, z. B. durch Transfusionen, Allergien
- Störungen der Wärmeabgabe, z. B. infolge von Flüssigkeitsmangel (= Durstfieber) oder bei hoher Luftfeuchtigkeit (= Hitzschlag)
- Störungen der Wärmeregulation im Wärmezentrum, z. B. infolge von Schädel-Hirn-Verletzung oder Hirnerkrankung

5.3.2 Fieberverlauf

Bei Fieberkranken wird die Temperatur immer zur gleichen Tageszeit gemessen. Die Aufzeichnung der gemessenen Werte ergibt eine Fieberkurve und läßt den Fieberverlauf erkennen. Dieser kann Hinweise auf bestimmte Krankheiten geben.
Gleichbleibendes (= kontinuierliches) Fieber schwankt innerhalb eines Tages um nicht mehr als 1 °C. Es tritt z. B. bei Lungenentzündung auf.

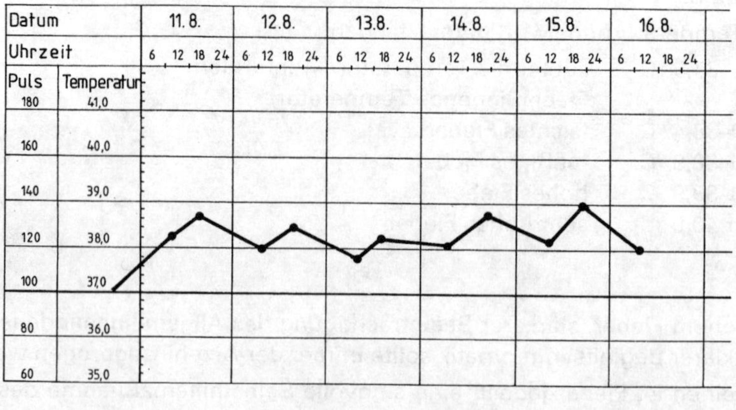

Kontinuierliches Fieber

Nachlassendes (= remittierendes) Fieber weist Tagesschwankungen von 1,0–1,5 °C auf. Die Temperatur geht aber allmählich zurück. Wie können das z. B. bei Mandelentzündungen beobachten.

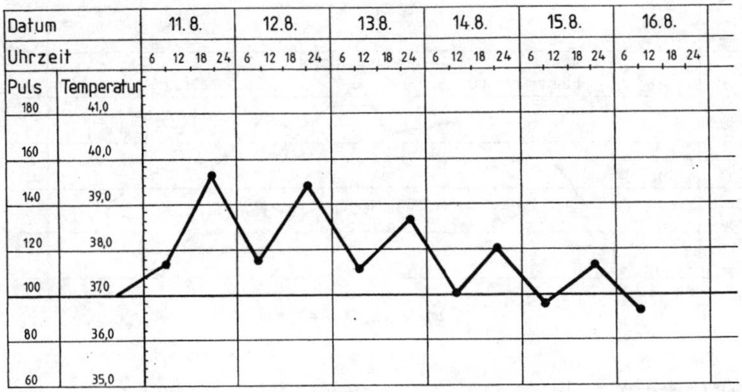

Remittierendes Fieber

Aussetzendes (= intermittierendes) Fieber wechselt zwischen hohen Temperaturen und fieberfreien Intervallen. Es ist typisch für Sepsis (= Blutvergiftung).

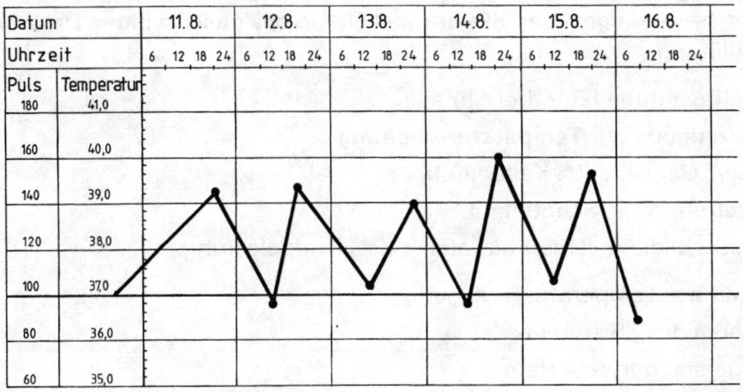

Intermittierendes Fieber

Heute wird der typische Fieberverlauf oft durch eine medikamentöse Behandlung verwischt.

Fieberabfall

Der Fieberabfall kann langsam und stufenartig erfolgen (= lytischer Abfall), dann belastet er den Organismus nicht sehr.

Ein plötzlicher Abfall ist ein kritischer Abfall. Er stellt eine starke Belastung dar und bringt die Gefahr des Kreislaufversagens (= Kollaps) mit sich.

Merke:

Alle Maßnahmen der Fiebersenkung sollen den Organismus entlasten. Sie müssen daher so eingesetzt werden, daß die Temperatur möglichst langsam gesenkt wird!

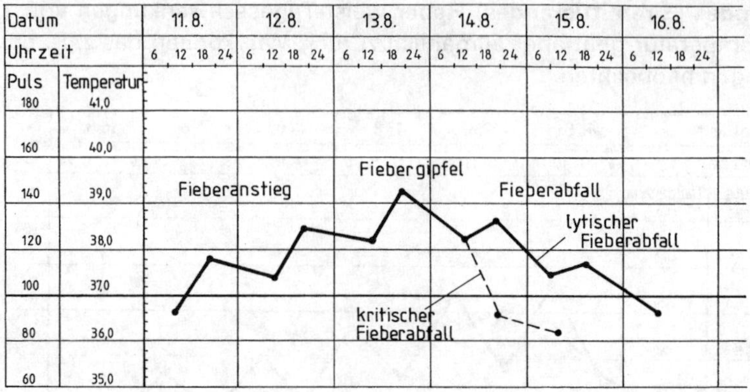

Fieberverlauf

5.3.3 Schüttelfrost

Schüttelfrost entsteht, wenn aufgrund krankhafter Ursachen das Wärmezentrum gereizt wird und den Temperatursollwert heraufsetzt. Da die derzeitige Körpertemperatur diesem Wert nicht entspricht, muß die Differenz durch Steigerung der Wärmeproduktion möglichst schnell erzeugt werden. Das geschieht durch unwillkürliche rasche Zitterbewegungen der Skelettmuskulatur bei gleichzeitiger Drosselung der Hautdurchblutung.

Der Schüttelfrost durchläuft drei Stufen:

1. **Wärmeerzeugung zur Temperaturerhöhung**
   → Blässe, „Gänsehaut", Kältegefühl
   → Muskelzittern (= „Schütteln")
   → sehr schneller, weicher Puls: starke Kreislaufbelastung.
2. **Höhepunkt der Temperaturerzeugung**
   → Aufhören des „Schüttelns"
   → Hitzegefühl, gerötete Haut
3. **Absinken der Temperatur**
   → Schweißausbruch
   → Puls und Atmung langsamer: **Kollapsgefahr** bei raschem Absinken.

Bei bestimmten Krankheiten, z. B. Lungenentzündung und Nierenbeckenentzündung, ist das Auftreten von Schüttelfrost typisch.

5.3.4 Pflege von Fieberkranken

Grundsätzlich sollten pflegerische Maßnahmen immer situationsangemessen sein. Daher geht es zuerst um eine Situationseinschätzung aufgrund möglichst genauer Beobachtungen:

- Temperatur- und Pulskontrolle
- Beobachtung des Allgemeinzustandes (Begleitsymptome)

Beobachtung	Ziel	Maßnahme
allgemeines Krankheitsgefühl Kopf- und Gliederschmerzen	Entlastung Schonung	Bettruhe Temperatur messen
Blässe, Frieren	Wärmezufuhr (Unterstützung des Körpers bei der Wärme-erzeugung)	Wärmflasche Decken warme Getränke Temperatur messen
gerötete Haut Hitzegefühl Schwitzen	für Wohlbefinden sorgen Fiebersenkung ab 39 °C	kühl abwaschen Wäsche wechseln feuchtkühle Wadenwickel (s. S. 209)
fieberglänzende Augen und Lichtempfindlichkeit	Schonung	Raum abdunkeln
Mund und Lippen trocken	für Wohlbefinden sorgen	Mund- und Lippenpflege
wenig Appetit	Stoffwechsel entlasten	nicht zum Essen zwingen, Fieberdiät
großer Durst	Flüssigkeitsmenge anpassen	reichlich Flüssigkeit (3 l tägl.) und Salzstangen geben
geringe Urinausscheidung	Urinmenge steigern	viel Flüssigkeit geben, Ausscheidung überwachen
Stuhlverstopfung	Verstopfung verhindern	viel Flüssigkeit, evtl. Kamilleneinlauf geben
schneller Puls schnelle Atmung	Kreislaufversagen verhindern	Kreislaufkontrolle, evtl. Arzt benachrichtigen

Fieberdiät

Fieberkranke haben meist wenig Appetit, dafür aber viel Durst. In den ersten Tagen sollte man sie nicht zum Essen zwingen, denn die reduzierte Nahrungszufuhr führt zur Entlastung des Stoffwechsels und damit zur Fiebersenkung.
Jedoch müssen Flüssigkeit und Salze, die dem Körper durch die stark vermehrte Schweißabsonderung verlorengehen, in ausreichendem Maße ersetzt werden.
Eine Fieberdiät sollte deshalb folgendermaßen zusammengestellt werden:

viel Flüssigkeit (mindestens 3 Liter pro Tag)

Kräuter- und *Fruchttee.* Lindenblüten- und Holunderblütentee wirken fiebersenkend.

Mineralwasser, enthält Salze. Ohne Kohlensäure, damit keine Blähungen entstehen.

viele Vitamine

Fruchtsäfte, möglichst frisch gepreßt. Sie wirken gleichzeitig appetitanregend, besonders Orangensaft, und z. T. auch mild abführend, besonders Pflaumensaft.

Rohkost, z. B. Möhren, Tomaten, geriebener Apfel (wirkt abführend).

Salz

Gemüsesäfte, Mineralwasser, Brühsuppen

leicht verdauliche Kohlehydrate

Traubenzucker und *Honig* zum Süßen

Haferflocken, Reis, Nudeln in Brühsuppen

Kartoffelbrei, Zwieback, Knäckebrot

wenig Fett

entfettete Brühsuppen

wenig Eiweiß (Eiweiß belastet den Stoffwechsel)

Sauermilchprodukte, sie wirken leicht abführend.

Fastentage

Bei Fieberkranken können auch zur Anregung der Selbstheilungskräfte Tee- und Saftfastentage eingelegt werden. Dafür bieten sich besonders die ersten drei Tage der Erkrankung an.

Fastentage entlasten das Verdauungssystem, befreien den Organismus von Schlacken- und Giftstoffen und stärken ihn, da der Parasympathicus (Nerv des vegetativen Nervensystems) die Oberhand gewinnt, der auf Ruhe und Erholung schaltet.

Je nachdem, mit welchen sonstigen Beschwerden das Fieber auftritt, können die Kräutertee-Zubereitungen variiert werden: bei Erkältungskrankheiten entsprechende Hustentee-Mischungen, bei Magen-Darm-Verstimmung Magentee.

Zusammenstellung für einen Tee- und Safttag bei Fieber

Zeitpunkt	Menge und Getränk
nach dem Aufwachen	1–2 Gläser Mineralwasser **ohne** Kohlensäure (zimmerwarm)
morgens	1 Tasse Lindenblütentee 1–2 Tassen Rosmarintee
vormittags	1 Tasse Holundersaft 1 Glas Mineralwasser
mittags	1 Tasse Fencheltee 1 Tasse Gemüsebrühe
nachmittags	1 Tasse Holundersaft 1 Glas Mineralwasser
abends	1 Tasse Lindenblütentee 1 Glas Mineralwasser
vor dem Schlafen	1 Tasse Baldrian-Hopfen-Tee

Es ist stets darauf zu achten, daß Mineralwasser oder fettarme Gemüsebrühe verabreicht wird, um genügend Salz zuzuführen. Morgens kann man zur Kreislaufanregung Rosmarintee geben, abends zur Schlafförderung Baldrian-Hopfen-Tee.

5.4 Störungen der Temperaturregulation

Bei starker **Erwärmung** wird auch die Haut stärker durchblutet. Unsere Haut kann 1/5 der gesamten Blutmenge aufnehmen, wenn die Hautgefäße sich erweitern. So kann mehr Wärme durch die Hautoberfläche abgegeben werden (Abstrahlung). Außerdem tritt Schweiß aus, der auf der Haut verdunstet und so zur Abkühlung beiträgt (Verdunstungskälte).

Bei stärkerer **Abkühlung** wird die Hautdurchblutung gedrosselt. Die Hautporen und Hautgefäße verengen sich. Der Körper versucht so, sich nach außen abzuschotten, um nicht noch mehr Wärme zu verlieren. Es wird vermieden, daß das Blut zu sehr an die Körperoberfläche gelangt und zu stark abkühlt.

Informationen über die Körperwärme und die Temperaturen der Umgebung erhält das Wärmezentrum über das Blut und die Temperatursinneszellen der Haut. Mit Hilfe der beschriebenen Mechanismen hat der Organismus die Möglichkeit, die Körpertemperatur auf annähernd gleicher Höhe zu halten.

Bei Menschen, die an Epilepsie leiden, kann sowohl eine zu starke Überwärmung, wie beim Hitzschlag, als auch eine zu starke Sonneneinstrahlung auf den Kopf, wie beim Sonnenstich, anfallsauslösend wirken. Epileptiker sollten daher nie ohne Kopfbedeckung in die pralle Sonne gehen.

Außerdem benötigen sie einen besonderen Hautschutz, denn die medikamentöse Behandlung mit Antiepileptika führt zu einer Fotosensibilität der Haut, die einen Sonnenbrand begünstigt.

5.4.1 Hitzeschäden

Ist die Wärmeabgabe des Körpers gestört, so kommt es zu Hitzeschäden.

Hitzschlag entsteht bei hohen Außentemperaturen mit gleichzeitig starker Luftfeuchtigkeit, so daß der Körper weder durch Abstrahlung noch durch Verdunstung Wärme abgeben kann. Die Temperatur kann dabei über 40 °C ansteigen. Die Haut ist trocken, rot und heiß. Gleichzeitig treten Kopfschmerzen, Überkeit, Pulsbeschleunigung und Blutdruckabfall auf.

Sofortmaßnahmen: Betroffenen in den Schatten bringen und durch kalte Umschläge und kühle Getränke abkühlen.
Sofort den Arzt benachrichtigen!

Hitzekollaps. Bei starkem Schwitzen ohne ausreichende Flüssigkeitszufuhr kommt es zu Schocksymptomen. Die Körpertemperatur ist – im Gegensatz zum Hitzschlag – nicht erhöht.

Sofortmaßnahmen: Wasser und Salz zuführen! (1 Teelöffel Salz auf 1 Liter Wasser.)
Sofort den Arzt benachrichtigen!

Hitzekrämpfe. Große körperliche Anstrengung bei hohen Außentemperaturen kann zu Wärmestauungen im Körper führen, die sich in Gehirnreizung mit Erbrechen und Krämpfen äußert.

Sofortmaßnahmen: Abkühlen durch kalte Umschläge, bei erhaltenem Bewußtsein Wasser und Salz zuführen.
Sofort den Arzt benachrichtigen!

Sonnenstich entsteht durch unmittelbare Sonnenbestrahlung auf Kopf und Nacken. Es kommt zur Gehirnreizung mit heftigen Kopfschmerzen, Übelkeit und Kreislaufkollaps.

Sofortmaßnahmen: Kopf leicht erhöht lagern, um den Blutabfluß zu ermöglichen; Kopf und Nacken kühlen.
Sofort den Arzt holen!

Merke:

Besonders gefährdet sind Kleinkinder und Menschen mit wenig Haaren!
Stets für ausreichende Kopfbedeckung (Sonnenhut) sorgen.

5.4.2 Kälteschäden

Kann der Wärmeverlust weder durch vermehrte Bewegung, noch durch Aktivierung des Stoffwechsels ausgeglichen werden, so kommt es zur Untertemperatur (unter 36 °C). Die Herzleistung und der Blutdruck sinken, das Blut fließt langsamer und die Sauerstoffaufnahme nimmt ab, es entsteht eine Übersäuerung des Blutes.

Unterkühlung. Die Unterkühlung ist hauptsächlich von der Wärmeisolation durch die Körperbekleidung abhängig. So kann sie bei längerem Aufenthalt im Freien mit unangemessener Bekleidung und wenig Bewegung entstehen.
Zur Unterkühlung kann es aber auch im Haus kommen, z. B. wenn jemand aus dem Bett fällt und lange auf dem Fußboden liegt.

Anzeichen einer Unterkühlung sind bläulich-weiße Hautfarbe, verlangsamter Puls und verlangsamte Atmung, Teilnahmslosigkeit.

Sofortmaßnahmen: Zuführung von warmen, süßen Flüssigkeiten (kein Alkohol!) und Einhüllen in warme Decken.

Merke:

Menschen, die sich nur wenig bewegen können, z. B. Rollstuhlfahrer, unterkühlen schon bei Temperaturen unter + 7 °C.

Erfrierungen. Bei Erfrierungen kommt es zu örtlichen Schädigungen des Gewebes, die durch kältebedingte Mangeldurchblutung eintreten. Besonders die körperfernen Stellen sind betroffen: Zehen, Finger, Ohren, Nase, Kinn.

Lokale Erfrierungen treten in 3 Graden auf:

1. Grad mit zunächst weißer, dann rötlich angeschwollener Haut
2. Grad mit Blasenbildung
3. Grad mit Absterben und Zerfallen des Gewebes, oft erst Stunden bis Tage nach der Kälteeinwirkung.

Sofortmaßnahmen: Warme Getränke zuführen, in warme Decken einhüllen.
Sofort in ärztliche Behandlung!

Bei stärkeren Erfrierungen mit Absinken der Körpertemperatur unter 32 °C rektal ist eine Krankenhausbehandlung erforderlich.

Zusammenfassung:

Der gesunde Organismus kann Wärmeerzeugung und -abgabe so regulieren, daß die Körpertemperatur stets konstant bleibt.

Aus der Beobachtung des Fieberverlaufs und der Begleitsymptome lassen sich pflegerische Maßnahmen ableiten, die darauf abzielen, die Selbstheilungskräfte des Körpers zu unterstützen.

Hitze- und Kälteschäden können zu akut bedrohlichen Zuständen führen, bei denen durch Sofortmaßnahmen geholfen werden muß, bis der Betroffene in ärztliche Behandlung gebracht werden kann.

Literatur:

- Breidenbach, Friedel: Grundlagen der allgemeinen Krankenpflege, Stam Verlag, Köln 1992
- Das neue Lehrbuch der Krankenpflege (Autorenkollektiv), 3. Aufl., Kohlhammer-Verlag, Stuttgart 1983
- Gillmann, H.: Physikalische Therapie, 5. Aufl., Thieme-Verlag, Stuttgart 1981
- Jecklin, Erica: Arbeitsbuch Krankenbeobachtung, G. Fischer-Verlag, Stuttgart 1988
- Juchli, Liliane: Allgemeine und spezielle Krankenpflege, 3. Aufl., Thieme-Verlag, Stuttgart 1979
- Juchli, Liliane: Krankenpflege, 6. Aufl., Thieme-Verlag, Stuttgart 1991
- Kappelmüller, Irmgard: Allgemeine Krankenpflege, 2. Aufl., Urban und Schwarzenberg-Verlag, München 1984
- Leibold, Gerhard: Das große Hausbuch der Naturheilkunde, Ullstein-Verlag, Wien 1981
- Leibold, Gerhard: Besser leben durch Fasten, Falken-Verlag, Niedernhausen/Ts. 1986/1988
- Porschen, Margret: Allgemeine Krankenpflege in Frage und Antwort, Kohlhammer-Verlag, Stuttgart 1982

6 Ernährung

Ziele:

Der Leser soll

- über die Bestandteile unserer Nahrung und deren Aufgabe informiert werden
- über die Physiologie der Verdauung Bescheid wissen
- die Bedeutung von Hunger und Durst zur Regulierung der Nahrungsaufnahme kennenlernen
- die Bedeutung der Einzelschritte des Beißens, Kauens und Schluckens kennen, um so die Schwierigkeiten bei der Nahrungsaufnahme zu verstehen
- gezielte Hilfen bei der Nahrungsaufnahme geben können
- Hilfsmittel kennenlernen, die dem Menschen mehr Selbständigkeit ermöglichen
- über die Möglichkeiten der Sonderernährung informiert werden
- pflegerische Hilfen beim Erbrechen geben können, sowie die beim Erbrechen gemachten Beobachtungen richtig beurteilen zu können

6.1 Bestandteile unserer Nahrung

Wir wissen, daß Essen nicht nur gesunderhalten, sondern auch krankmachen kann. Daher ist die Zusammenstellung einer angemessenen Ernährung eine wichtige Aufgabe.

Nahrung enthält Nährstoffe, die sich in drei große Stoffgruppen einteilen lassen: Eiweiß, Kohlehydrate und Fett. Hinzu kommen Wasser, Mineralsalze und Vitamine.

6.1.1 Eiweiß

Eiweiß ist in erster Linie ein Baustoff für den Körper. Es setzt sich aus Aminosäuren zusammen, die zum Aufbau und Ersatz des Körpergewebes dienen.

Für den menschlichen Körper ist Eiweiß um so wertvoller, je ähnlicher seine Zusammensetzung der des menschlichen Eiweißes ist.

Mit unserer Nahrung nehmen wir tierisches Eiweiß (z. B. in Milch, Eiern, Fleisch) und pflanzliches Eiweiß (in Hülsenfrüchten, Pilzen) zu uns. Dabei sollten die tierischen Eiweiße $^2/_3$, die pflanzlichen $^1/_3$ des Tagesbedarfs abdecken.

Eiweiß kann im Körper kaum gespeichert werden, deshalb ist eine tägliche Zufuhr nötig.

Eiweißbegarf: ca. 15 % der Gesamtkalorienmenge

Täglicher Eiweißbedarf pro Kilogramm Körpergewicht:

Jugendliche	2 g	Eiweiß
Erwachsene	1 g	Eiweiß
alte Menschen	1,5 g	Eiweiß

6.1.2 Kohlehydrate

Kohlehydrate sind vor allem Energielieferanten. Zunächst müssen sie zu Glukose (= Einfachzucker) abgebaut werden. Der nicht benötigte Überschuß wird in Form von Glykogen (= Mehrfachzucker) in Muskeln und Leber gespeichert (mit Hilfe des Hormons Insulin aus der Bauchspeicheldrüse), oder in Depotfett umgewandelt.

Kohlehydratbedarf: ca. 55% der Gesamtkalorienmenge.

Ballaststoffe

Sie gehören zu den Kohlehydraten und bestehen aus Zellulosen, die die Gerüstsubstanz der Pflanzen bilden. Ballaststoffe sind von den Verdauungssäften nicht angreifbar. Sie regen die Darmtätigkeit an und verhindern Verstopfung.

Ballaststoffe haben eine abführende Wirkung. Durch ihr hohes Wasserbindungsvermögen (Quellung) kommt es zur Auflockerung und zum Weichbleiben des Darminhalts. Die mit der Quellung verbundene Vergrößerung des Stuhlvolumens regt die Darmtätigkeit an.

Eine ballaststoffreiche Nahrung bringt viele Vorteile:

- Sie verzögert die Magenentleerung, hat einen höheren Sättigungswert und verhindert so Übergewicht.
- Ballaststoffe halten den Stuhl weich und wirken damit der Hämorrhoidenbildung entgegen.
- Ballaststoffe führen zu regelmäßiger Darmentleerung und beugen dadurch der Entstehung von Darmkrebs vor.
- Ballaststoffe regulieren den Gallenfluß und verhindern dadurch die Bildung von Gallensteinen.
- Ballaststoffe binden beim Quellen einen Teil der Gallensäuren im Darm. Infolgedessen müssen vermehrt Gallensäuren aus Cholesterin gebildet werden. Dadurch kommt es zur Senkung des Cholesterinspiegels.
- Ballaststoffe reduzieren die Glukoseaufnahme durch den Dünndarm. Das ist von Vorteil bei Altersdiabetikern (Typ II), weil dadurch die Zeit verlängert wird, die der Blutzuckerspiegel braucht, um seinen Höchststand zu erreichen.

6.1.3 Fett

Fett ist ein Energiespender, dient aber auch als Reservestoff (Depotfett). Außerdem wird es als Baustoff im Körper gebraucht, um empfindliche Organe zu schützen, z. B. die Nieren, und um bestimmte Körperstellen abzupolstern, z. B. die Fersen.
Fett dient als Träger der lebensnotwendigen Fettsäuren und fettlöslichen Vitamine A, D, E, K.

Bei der Auswahl der Fette ist zu bedenken, daß gesättigte Fettsäuren (vor allem in tierischen Fetten) den Cholesterinspiegel im Blut erhöhen und so einen Risikofaktor für die Arterienverkalkung bilden. Pflanzenfette mit einem hohen Anteil an mehrfach ungesättigten Fettsäuren sollten bevorzugt werden.

Die Fettmenge in der täglichen Nahrung ist möglichst auf 80 g zu reduzieren. Da die versteckten Fette, z. B. in Fleisch- und Wurstwaren, mindestens 30-40 g ausmachen, bleiben als Streich- und Kochfett etwa 40 g täglich. Dieser Bedarf sollte überwiegend mit Pflanzenfetten gedeckt werden.
Fettbedarf: ca. 30 % der Gesamtkalorienmenge.

6.1.4 Wasser

Wasser ist lebensnotwendig, da es Hauptbestandteil jeder Körperzelle und aller Körperflüssigkeiten ist.

Alle Nähr- und Abfallstoffe werden in Wasser gelöst.
Wasserentzug führt schon nach wenigen Tagen zum Tode.

Wasserbedarf: etwa 2,5 l täglich beim Erwachsenen.

6.1.5 Mineralstoffe

Mineralstoffe sind anorganische Substanzen, die für viele Körperfunktionen gebraucht werden, vor allem im Stoffwechsel. Natrium und Chlorid (NaCl = Kochsalz) regulieren den Wasserhaushalt, Kalium und Magnesium regeln die Zellfunktionen, Eisen transportiert Sauerstoff, Kalzium und Phosphor dienen dem Aufbau von Knochen und Zähnen, Jod ist Bestandteil des Schilddrüsenhormons.

Spurenelemente sind Mineralstoffe, die nur in Bruchteilen von Milligramm täglich benötigt werden. Wenn sie in der Nahrung fehlen, kommt es zu Blut-, Gefäß- und Leberschäden sowie zu vitaminmangelähnlichen Erscheinungen. Wichtige Spurenelemente sind z. B. Kobalt, Kupfer, Mangan, Zink, Fluor.

6.1.6 Vitamine

Vitamine steuern den Stoffwechsel und andere lebenswichtige Vorgänge. Da Vitamine (bis auf zwei Ausnahmen) nicht im Körper gebildet werden können, müssen sie regelmäßig mit der Nahrung zugeführt werden.

Die fettlöslichen Vitamine A, D, E und K sind vor allem in Milchprodukten, fettem Fleisch und Fisch enthalten. Die wasserlöslichen Vitamine B und C besonders in Obst und Gemüse, Getreide (bes. in Keimen) und Nüssen.

Durch falsche Zubereitung der Nahrungsmittel werden sehr viele Vitamine zerstört. Deshalb ist es wichtig, täglich Frischkost in Form von Obst, Gemüse und Vollkornprodukten zu sich zu nehmen.

Fast alle Vitamine können heute schon künstlich hergestellt werden. Durch Anreichern der Lebensmittel mit Vitaminen versucht man, die Zerstörung durch die Zubereitung (z. B. Konservierung) auszugleichen. Die natürlichen Vitamine sind den künstlichen Produkten jedoch immer vorzuziehen.

6.1.7 Fremdstoffe in Nahrungsmitteln

Unter Fremdstoffen verstehen wir Stoffe, die nicht natürlicherweise im Lebensmittel vorhanden sind. Einige Fremdstoffe werden dem Lebensmittel bei der Verarbeitung hinzugegeben, um z. B. die Haltbarkeit zu verbessern. Andere Fremdstoffe gelangen auf Umwegen ins Nahrungsmittel und sind dort unerwünscht.

Zusatzstoffe

Zusatzstoffe sind gesetzlich zugelassene Fremdstoffe. Ihr Einsatz unterliegt den Vorschriften des Lebensmittelgesetzes. Sie werden dem Lebensmittel aus unterschiedlichen Gründen zugegeben.

Zusatzstoffe werden nach ihrer Wirkung unterschieden. Einige Beispiele:

Konservierungsstoffe, z. B. Benzoesäure, Nitrit, Nitrat

Farbstoff

Aromastoffe, z. B. Vanillin

Umweltgifte

Umweltgifte aus Fabrikschornsteinen, Auspuffen oder Kläranlagen können auf landwirtschaftlich genutzte Böden gelangen. Dort werden diese Gifte dann von den angebauten Pflanzen aufgenommen und gelangen so ins Lebensmittel. Zum Beispiel:

Schwermetalle, z. B. Blei, Cadmium, Quecksilber

Pestizide

Besondere Gefährdungen gehen von den Stoffen aus, die sich im Organismus anreichern, wie Pestizide und Schwermetalle. Sie können nach vielen Jahren, wenn die Konzentration entsprechend angestiegen ist, zu chronischen Vergiftungen führen.

Medikamente und Hormone

Diese Stoffe werden (zum Teil unerlaubt) bei der Tierhaltung eingesetzt und können über das Fleisch in die Nahrung gelangen.

Eine besondere Gefahr ergibt sich aus den Antibioticazusätzen in Futtermitteln, die eine Resistenzbildung der Bakterien fördern.

Mikroorganismen

Pilze (z. B. Schimmelpilze) und *Bakterien* (z. B. Salmonellen) können Lebensmittel so verderben, daß nach dem Verzehr Erkrankungen oder Vergiftungen auftreten können.

6.2 Kurze Physiologie der Nahrungsaufnahme

6.2.1 Nahrungsaufnahme

Die Nahrung wird von vorn etwa in die Mitte des Mundes gegeben, die Lippen schließen sich, die Zunge schiebt sie zwischen die Zahnreihen, damit die Nahrung durch Kaubewegungen zerkleinert werden kann. Wangenmuskulatur und Zunge halten dabei den Bissen an der richtigen Stelle. Durch neuromuskuläre Steuerung hat das Zentralnervensystem stets eine genaue Information über die Lage der Zunge und der Wangenschleimhaut, so daß diese nicht durch Biß geschädigt werden können.

Beim *Kauen* wird der Unterkiefer (einziger beweglicher Knochen am Schädel) gegen den Oberkiefer bewegt.

Die *Schneidebewegung* (= Abbeißen) wird vom Schläfenmuskel und vom Kaumuskel durchgeführt.

Die *Mahlbewegungen* erfolgen durch den hinteren Teil des Schläfenmuskels, der den Unterkiefer zurückzieht, und den äußeren Flügelmuskel, der den Unterkiefer nach vorn zieht. Mit Hilfe der Zunge wird die Nahrung während des Kauens abwechselnd von einer Seite des Mundes zur anderen transportiert und immer wieder zwischen die Zahnreihen geschoben, damit sie ausreichend zerkleinert werden kann. Gleichzeitig wird bei den Kaubewegungen Speichel untergemischt. Aus der so entstandenen weichen, schlüpfrigen Masse formt die Zunge einen kleinen „Bissen", den sie nach hinten gegen den weichen Gaumen schiebt, so daß der Schluckreflex ausgelöst wird.

6.2.2 Schlucken

Durch den Schluckakt wird der Speisebrei aus dem Mund durch den Rachen/Schlund in die Speiseröhre befördert. Der Schluckvorgang setzt die intakte Abstimmung aller Muskelgruppen und Reflexe im Rachenraum voraus. Er ist ein komplexes Geschehen, das willkürlich beginnt, aber unwillkürlich beendet wird.

Willkürlicher Teil des Schluckaktes im Mund

- Der Bissen stimuliert die Tastrezeptoren am Zungengrund, daraufhin wird er mit der Zunge nach oben und hinten gegen den harten Gaumen gedrückt.

Folge: Der Bissen gleitet in den Schlund.

Unwillkürlicher Teil des Schluckaktes im Schlund

- Der Bissen reizt die Rezeptoren im Bereich des weichen Gaumens und des Zäpfchens, daraufhin wird der *Schluckreflex* ausgelöst: Der weiche Gaumen wird angehoben und die hintere Rachenwand wölbt sich vor.

Folge: Die Mundhöhle wird gegen den Nasenraum abgedichtet, um zu verhindern, daß Nahrung nach oben in die Nase gedrückt wird.

- Der Kehlkopf wird hochgezogen und der Kehldeckel nach unten gedrückt.

Folge: Der Kehldeckel verschließt den Kehlkopf und damit den Eingang zur Luftröhre, um Aspiration zu verhindern.

- Außerdem wird die Atmung in diesem Moment angehalten.

Durch die Zusammenziehung der Rachenmuskulatur wird der Bissen nun in die Speiseröhre befördert. Sobald der Bissen den Kehlkopf passiert hat und sich in der Speiseröhre befindet, entspannt sich der weiche Gaumen wieder, der Kehldeckel geht in die Ausgangsstellung zurück und die Atmung wird fortgesetzt.

Nur durch dieses komplizierte Zusammenspiel wird es möglich, daß trotz der Kreuzung von Atem- und Speiseweg im Rachen keine Nahrungsteilchen in die Luftröhre geraten. Funktioniert die Abstimmung der am Schluckakt beteiligten Muskelgruppen nicht ganz, so kommt es zum „Verschlucken" und zur *Aspiration.* Bei Bewußtlosigkeit oder stärkerer Bewußtseinstrübung funktioniert der Schluckreflex nicht, deshalb darf keine Flüssigkeit eingeflößt werden!

6.2.3 Verdauung

Im Verdauungssystem werden die aufgenommenen Nahrungsmittel abgebaut und in kleinste Bestandteile zerlegt, um sie dem Körper nutzbar zu machen. Diesen Vorgang bezeichnen wir als Verdauung.

Die in der Mundhöhle zerkleinerte und eingespeichelte Nahrung gelangt nach dem Schluckvorgang durch die Speiseröhre in den Magen. Die Eiweißverdauung beginnt bereits im Magen. Im Anfangsteil des Dünndarms, dem Zwölffingerdarm, erfolgt die Aufspaltung von Kohlehydraten, Fett und Eiweiß bis zu den kleinsten Bausteinen mit Hilfe des Bauchspeichels und der Galle. Durch die Darmwand hindurch erfolgt die Aufnahme (= Resorption) der Nährstoffe in die Blut- und Lymphgefäße. Die unverdaulichen Reste werden durch Wasserentzug im Dickdarm eingedickt, durch Darmbakterien in Gärung und Fäulnis überführt und über den Mastdarm ausgeschieden.

Die aus dem Darm aufgesogenen (= resorbierten) Nährstoffe werden mit dem Blut in die Leber transprortiert , dort zu körpereigenen Stoffen aufgebaut und z. T. gespeichert. Den Abbau, Umbau und Aufbau der Stoffe bezeichnen wir als Stoffwechsel. Dabei fallen auch giftige Abfallprodukte an, die die Leber als „chemische Fabrik" des Körpers ebenfalls umbaut, um sie zu entgiften und ausscheidungsfähig zu machen.

6.3 Ernährungszustand

Um die Funktionen des Körpers in vollem Maß zu gewährleisten, also um gesund zu bleiben, bedarf es einer vollwertigen, ausgewogenen Ernährung.

Ein erwachsener Mensch ist dann richtig ernährt, wenn er über längere Zeit sein Körpergewicht konstant hält und dabei körperlich und geistig leistungsfähig bleibt.

Eine angemessene Ernährung soll

- den Energiebedarf des Körpers decken
- den Aufbau und Ersatz von Körperzellen gewährleisten
- genügend Wasser, Vitamine und Mineralien zuführen, um die Stoffwechselvorgänge des Körpers zu regulieren.

6.3.1 Hunger, Appetit und Durst

Die Nahrungsaufnahme wird durch Hunger und Durst geregelt, die zu den lebenserhaltenden Trieben des Menschen gehören. Als Appetit bezeichnet man die Lust am Essen, der nicht zwangsläufig ein Hungergefühl zugrundeliegen muß.

Menschen, die unglücklich sind, haben oft ein dauerndes Hungergefühl, sie essen dann zuviel und setzen „Kummerspeck" an. Umgekehrt können Trauer und Angst auch zur Appetitlosigkeit führen.

Das Durstgefühl hilft dem Körper, den Flüssigkeitshaushalt zu regeln.

Außen- und Körpertemperatur, Luftfeuchtigkeit und Bewegung beeinflussen die benötigte Trinkmenge.

Vermehrter Flüssigkeitsbedarf besteht bei

- Fieber → erhöhter Wasserverlust
- Durchfall, Erbrechen → erhöhter Wasserverlust
- erhöhtem Blutzucker → soll verdünnt werden
- bestimmten Medikamenten

Verringerters Durstgefühl ist oft bei alten Menschen zu finden, ebenso bei Menschen mit geistiger Behinderung.

Zeichen der Austrocknung

- in Falten abhebbare Haut
- trockene, klebrige Schleimhäute
- Unruhe, Verwirrtheit, schließlich Bewußtlosigkeit.

Merke:

Im Umgang mit alten und schwerbehinderten Menschen ist immer auf Zeichen der Austrocknung zu achten, da die Flüssigkeitsaufnahme über das Durstgefühl oft nicht richtig geregelt wird!

Wird mehr Flüssigkeit zugeführt, als der Körper ausscheiden kann, so kommt es zu Ödemen (s. S. 99). Die Gründe dafür können vielfältig sein. Am häufigsten liegt eine Erkrankung des Herzens, der Nieren oder der Leber vor.

Bei Ödemen ist deshalb nicht grundsätzlich die Flüssigkeitszufuhr zu drosseln, sondern die Flüssigkeitsausscheidung durch entsprechende Behandlung zu verbessern.

6.3.2 Energiebedarf

Unser Organismus bedarf einer ständigen Energiezufuhr, um die Stoffwechselvorgänge und die Körpertemperatur aufrecht zu erhalten, um Muskelarbeit zu leisten und Gewebe zu erneuern.
Diese Energie gewinnt der Körper aus den zugeführten tierischen und pflanzlichen Nahrungsmitteln.
Die Nahrungszufuhr sollte sich nach dem Energieumsatz des Körpers richten. Bei zu geringer Zufuhr nimmt das Gewicht durch Abbau der Energiereserven ab, bei zu hoher Zufuhr kommt es zur Gewichtszunahme.
Der Energiebedarf des Menschen ist abhängig von körperlicher Arbeit, Alter, Geschlecht, Größe und Gewicht. Er wird errechnet aus dem Grundumsatz (= Energiebedarf bei völliger Ruhe) und dem Arbeitsumsatz (= Energiebedarf bei körperlicher Betätigung).

Energiebedarf = Grundumsatz + Arbeitsumsatz

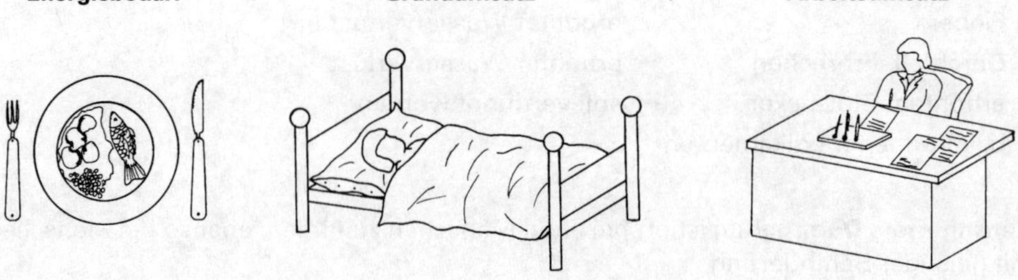

Kohlehydrate, Fett und Eiweiß liefern Energie, gemessen in Joule (früher: Kalorien).

Für eine erwachsene Frau mit sitzender Beschäftigung sind etwa 8.000 Kilojoule (2000 Kilokalorien) ausreichend, ein Mann benötigt etwas mehr.

Um sich gesund zu ernähren, muß jedoch nicht nur die Energiemenge stimmen, sondern die Zusammensetzung der Ernährung auch so ausgewogen wie möglich sein.

In den Industrieländern treten heute immer mehr ernährungsbedingte Krankheiten auf. Jeder zweite Erwachsene über 40 Jahren ist bei uns überernährt. Die gravierenden Folgen sind Krankheiten des Gefäßsystems (Arteriosklerose, Herzinfarkt, Schlaganfall), des Stoffwechsels (Diabetes mellitus, Gicht) und des Skelettsystems (Osteoporose, Arthrose). Trotz Überernährung treten jedoch auch Mangelkrankheiten durch das Fehlen von ausreichend Mineralstoffen auf, z. B. Osteoporose (Kalziummangel), Anämie (Eisenmangel), Karies (Fluormangel), Schilddrüsenunterfunktion (Jodmangel).

Die häufigsten Ernährungsfehler:

- zuviel Fett
- zuviel Zucker
- zuviel Salz
- zu wenig Vitamine
- zu wenig Ballaststoffe.

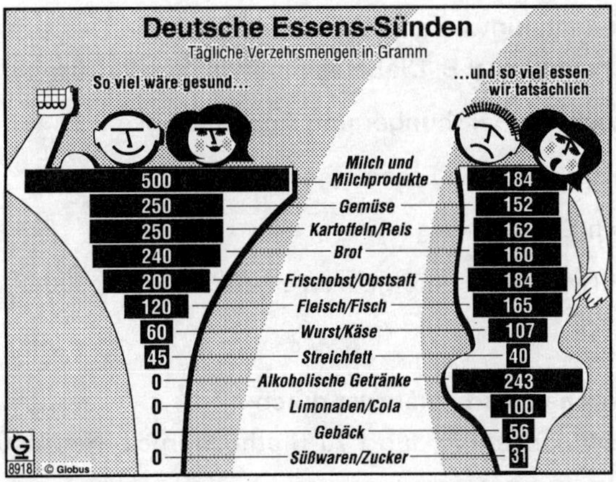

Das A und O der gesunden Ernährung ist die ausgeglichene Zufuhr von Eiweiß, Fett, Kohlehydraten, Vitaminen und Mineralstoffen.

6.3.3 Körpergewicht

Eine große Abweichung vom normalen Körpergewicht gilt als Risikofaktor für die Gesundheit. Die **Formel nach Brocca** gibt das Normalgewicht an:

Körpergröße (in cm) – 100 = Normalgewicht (in kg)

Beispiel: 170 cm – 100 = 70 kg

Eine regelmäßige Gewichtskontrolle ist besonders bei Gewichtsproblemen und instabilem Körpergewicht wichtig.

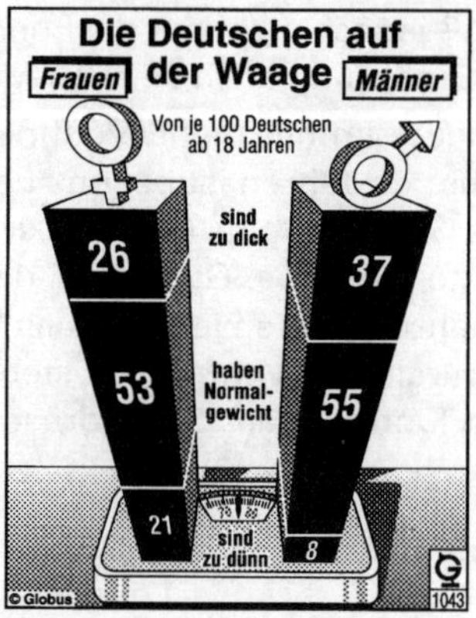

Übergewicht

Als übergewichtig werden Menschen bezeichnet, die das Normalgewicht um 20 % oder mehr überschreiten.

Gesteigerter Appetit kann hinweisen auf

- Stoffwechselerkrankungen, z. B. Diabetes mellitus, Schilddrüsenüberfunktion
- Bandwurm (Wechsel von Heißhunger und Appetitlosigkeit)
- Konflikte (Kompensation durch Essen)
- Bulimie (= Eß-Brech-Sucht)
- unkrontrolliertes Eßverhalten infolge von Hirnschädigung oder durch verkehrte Erziehung.

Übergewichtige Menschen sind gefährdet durch

- *Herz- und Kreislaufüberlastung,* führt zu Bluthochdruck, Herzinsuffizienz, Herzinfarkt, Thrombosen
- *Stoffwechselüberlastung,* begünstigt Diabetes mellitus
- *Überlastung des Bewegungssystems,* führt zu Schäden am Skelettsystem, z. B. Fußschäden, Bandscheibenschäden
- *Störungen der Hautfunktion* (vermehrtes Schwitzen), führt bei Bettlägerigen zum Decubitus.

Bei Übergewicht ist es nötig, die Zufuhr an Nahrung zu reduzieren und möglichst gleichzeitig den Energieverbrauch durch mehr Bewegung zu erhöhen.
Reduktionsdiäten haben meist nicht den erwünschten Erfolg. Langfristig ist es wichtig, das Eßverhalten zu ändern.

Untergewicht

Untergewicht macht sich durch den Mangel an subcutanem Fettgewebe bemerkbar. Dies kann ein Hinweis sein auf

- chronische Magen-Darm-Erkrankungen (mit Störungen der Nahrungsverwertung)
- Stoffwechselkrankheiten
- bösartige Tumore
- psychische Erkrankungen (z. B. Magersucht)
- hirnorganische Eßstörungen

Vorübergehende Appetitlosigkeit ist nicht weiter beunruhigend, denn sie zeigt meist nur an, daß kein Nahrungsbedarf besteht.

Länger bestehende Appetitlosigkeit kann verschiedene Ursachen haben:

- *Magen-Darm-Erkrankungen* (beim Magenkrebs besondere Abneigung gegen Fleisch!)
- *fieberhafte Erkrankungen* (dabei gesteigertes Durstgefühl)
- *Leber-Galle-Erkrankungen* (besondere Abneigung gegen Fett)
- *Erschöpfung, Übermüdung, Schmerzen, Erkältung*
- *Medikamente* (z. B. Digitalis, Eisenpräparate, krebshemmende Medikamente)
- *psychische Konflikte* (Einsamkeit, Angst, Trauer)
- *negative Erfahrungen* mit Essen
- *Nahrungsverweigerung* (meist psychische Ursachen)

Merke:

Bei jeder länger bestehenden Appetitlosigkeit muß versucht werden, die Ursache herauszufinden.

Bei untergewichtigen Menschen sollte versucht werden, durch bestimmte „Extras" den Appetit zu steigern. Dabei ist nach Möglichkeit auf Lieblingsspeisen einzugehen. Alle Belastungen bei den Mahlzeiten sind zu vermeiden.

Bei Untergewicht sollte folgendermaßen vorgegangen werden:

- Mindestens fünf kleine Mahlzeiten geben, anstatt drei große.
- Spätmahlzeit vor dem Einschlafen reichen.
- Alle Speisen gut würzen, nett anrichten und nie in größeren Mengen vorlegen.
- Soweit möglich auf Lieblingsgerichte eingehen.
- Ein warmes Getränk oder eine warme Suppe vor dem Essen geben (regt die Magendurchblutung und die Absonderung von Magensäften an).
- Für mehr körperliche Bewegung und frische Luft sorgen.
- Keine Speise geben, die Blähungen, Druck- oder Völlegefühl verursachen können.

6.3.4 Essen und Trinken in Gemeinschaft

Essen und Trinken sind nicht nur wichtig für die Gesunderhaltung, sondern für die meisten Menschen auch angenehme Tätigkeiten, oft verbunden mit sozialen Ereignissen (Feste).

Gerade in Heimen ist der Alltag oft wenig abwechslungsreich, deshalb gewinnt das Essen um so mehr an Bedeutung. Jeder Betreuer sollte sich darüber klar sein, daß die Mahlzeiten wichtige Fixpunkte im Tagesablauf der Heimbewohner sind. Aus diesem Grund ist auf eine entsprechende Gestaltung der Eßsituation großer Wert zu legen.

Dazu gehören:

- *angemessen gedeckte Tische* (wenn möglich, mit kleinen Dekorationen, z. B. Blumen, Kerzen, bunten Sets)
- *appetitlich angerichtetes Essen*
- *Tischnachbarn,* die miteinander auskommen
- *gemeinsame Tischzeiten,* kein „fliegender Tisch"

Trotz Gemeinschaftsverpflegung kann man versuchen, Frühstück und Abendbrot etwas individueller zu gestalten. Hier sind der Einfallsreichtum und das hauswirtschaftliche Können der Betreuer gefragt! Es lassen sich durchaus im vorgegebenen Rahmen auch kleine Lieblingsspeisen herstellen.

Wichtig ist immer, daß Zeit für die Mahlzeiten vorhanden ist.

In freundlicher, entspannter Atmosphäre schmeckt und bekommt das Essen besser. Nicht nur der Hunger nach Nahrung wird gestillt, sondern auch das Bedürfnis nach Zuwendung und Kommunikation kann befriedigt werden.

6.4 Hilfen bei der Nahrungsaufnahme

Essen und Trinken gehören zu den existentiellen Bedürfnissen, die sich stark pflegeabhängige Menschen in der Regel nicht selbst erfüllen können. Oft können sie diese nicht einmal artikulieren bzw. erkennen. Deshalb ist es Aufgabe des Pflegepersonals, diese täglich sich wiederholenden Bedürfnisse zu befriedigen und evtl. Pflegeziele zu entwickeln, die zu einer gewissen Verselbständigung in diesem Bereich führen können. Dabei sollte jedoch nicht vergessen werden, daß Essen und Trinken nicht nur eine lebensnotwendige, sondern auch eine genußvolle Angelegenheit ist oder sein könnte.

Schwierigkeiten bei der Nahrungsaufnahme können die unterschiedlichsten Gründe haben. Besonders häufig treten sie auf bei Menschen mit Hemiplegie nach Apoplexie, nach Hirnverletzungen und als Folge von zerebralen Bewegungsstörungen. Um Menschen mit solchen Störungen helfen zu können, ist es zunächst einmal wichtig, sich klar zu machen, welche Mindestvoraussetzungen vorhanden sein müssen, um selbständig essen und trinken zu können.

Voraussetzungen:

- aufrechtes Sitzen mit guter Kopfkontrolle
- Greiffunktion der Hand und ausreichende Beweglichkeit im Schulterbereich
- Fähigkeit zum Kauen und Schlucken.

Pflegerische Hilfen müssen sich einerseits an den bestehenden Schwierigkeiten orientieren, andererseits den möglichen Aktivitäten des betroffenen Menschen anpassen. Voraussetzung dafür ist gute Beobachtung.
Zunächst ist es wichtig, mögliche Störfaktoren auszuschalten, z. B. Unruhe im Raum oder Ablenkung durch interessante Gegenstände in unmittelbarer Nähe.

6.4.1 Hilfen bei der Sitzhaltung

Das Zusammenspiel von Kiefer, Lippen, Gaumen und Zunge ist abhängig von der Haltung des Kopfes und des Rumpfes.

Geeignete Sitzhaltung beim Essen

- *Kopf in Verlängerung der Wirbelsäule,*
  d. h. möglichst gerade sitzen, evtl. den Rücken dabei abstützen;
- *Kopf und Schultern leicht nach vorn gebeugt,*
  dabei sollten beide Körperhälften gleichgerichtet sein (besonders wichtig bei Menschen mit Hemiplegie!)
- *Hüften in Beugehaltung, Oberschenkel gespreizt*
  (besonders wichtig bei Spastik der unteren Gliedmaßen)

Ungeeignete Sitzhaltung beim Essen

- **zurückgebogener oder zurückgefallener Kopf**
  → die Zunge rutscht nach hinten
- **zurückgezogene Schultern**
  → die vorderen Halsmuskeln werden gedehnt, dadurch sind die Bewegungen des Kiefers und der Zunge – beim Kauen – und des Kehlkopfs – beim Schlucken – erschwert
- **gestreckte und überkreuzte Beine**
  → die Rumpfmuskulatur ist verspannt, eine geeignete Haltung mit leicht nach vorn gebeugten Schultern nicht möglich.
- **zur Seite gefallener Kopf** (bei Hemiplegie)
  → die Nahrung fällt seitlich aus dem Mund oder bleibt in der Wangentasche liegen. Wird gekaut, dann nur auf der gesunden Seite → die Spastik auf der geschädigten Seite erhöht sich.

Häufiger als die Spastik ist bei erwachsenen Hemiplegikern allerdings eine schlaffe Lähmung der geschädigten Seite. Diese bekommt nicht die notwendige Stimulation zum Aufbau von Tonus und zur Anbahnung von Bewegung; hierbei bleibt ebenfalls Nahrung in der Mundhöhle liegen.

6.4.2 Hilfen beim Kauen

Zunächst muß durch Beobachtung festgestellt werden, wie die Nahrung aufgenommen wird:

1. Bestehen Schwierigkeiten beim Öffnen bzw. Schließen des Mundes?
2. Wie bewegen sich Zunge und Kiefer?
3. Wie ist der Speichelfluß?

Der Mundschluß ist Voraussetzung für das richtige Kauen und Schlucken der Nahrung. Um das Öffnen des Mundes zu unterstützen, übt man mit dem Zeigefinger einen leichten Druck auf das Kinngrübchen (nach unten) aus. Um das Schließen des Mundes anzubahnen, drückt man mit dem Finger leicht auf die Oberlippe.

Reichen diese Hilfen nicht aus, so muß mit dem *Kieferkontrollgriff* der Mundschluß angebahnt werden. Wird dieser Griff von vorn angewandt, so wird er folgendermaßen ausgeführt:

- Zeigefinger aufs Jochbein legen, um seitliche Bewegungen des Kiefers zu kontrollieren bzw. zu unterstützen.
- Daumen unter die Unterlippe legen, um den Lippenschluß zu erleichtern.
- Mittelfinger unter den Unterkiefer, um den Kieferschluß anzuregen und das Schlucken zu erleichtern.

Dieser Griff kann auch von hinten ausgeführt werden:

- Daumen aufs Jochbein legen,
- Zeigefinger unter die Unterlippe,
- Mittelfinger unter den Unterkiefer.

Es ist empfehlenswert, erst einmal in Selbsterfahrung, d. h. gegenseitig, diese Griffe auszuprobieren. Sie werden dadurch korrekter in der Durchführung und die Vor- und Nachteile in der Anwendung des Kieferkontrollgriffs von vorn und von hinten werden deutlicher.

Wird der Kieferkontrollgriff von vorn angewandt, so können sich beide Beteiligte am Tisch gegenübersitzen. Durch den Blickkontakt kann der Pflegebedürftige besser erkennen, was der Betreuer von ihm erwartet.

Der Griff ist fester, wenn er von hinten kommt. Bei stärkeren Schwierigkeiten beim Kauen und Schlucken ist das günstiger. Der Betreuer kann außerdem dabei den Kopf

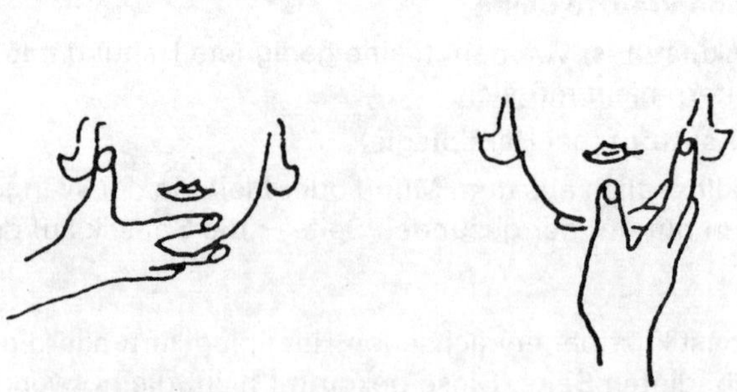

Kieferkontrollgriff von hinten — *Kontrollgriff von vorn*

des Hilfsbedürftigen in seiner Armbeuge halten, wobei dieser jedoch den Betreuer nicht sehen kann. So wirkt das Kopfhalten u. U. auch beängstigend. Aus diesen Gründen sollte der Griff von hinten nur angewandt werden, wenn es unbedingt erforderlich ist.

Übungen zum Kauenlernen

Grundsätzlich sollte man niemals einem Pflegebedürftigen feste Nahrung anbieten, wenn man nicht weiß, ob er kauen kann. Werden mit dem Kiefergelenk nur „Nußknackerbewegungen" ausgeführt, so kann er nicht kauen, weil die seitlichen Kieferbewegungen, die Mahlbewegungen, für das Zerkleinern der Speisen gebraucht werden. Feste Nahrung wird dann mit Hilfe der Zunge lediglich gegen den Gaumen gedrückt und „gelutscht".

Das Kauen einzuüben ist eine sehr schwierige und langwierige Angelegenheit. Es kommt hierbei darauf an, die seitlich-rotierenden Bewegungen des Kiefers anzubahnen. Mit „Kausäckchen", kann das Kauen geübt werden, ohne daß die Gefahr des Verschluckens besteht. Man stellt sich dafür Säckchen aus schmalem Schlauchverband (oder Mull) her und füllt sie, je nach Geschmack, mit einem Stück harter Mettwurst oder Braten oder mit Lakritze oder Kaubonbons. Das Kausäckchen wird angefeuchtet und seitlich so zwischen die Zahnreihen geschoben, daß das Ende draußen bleibt. Kleine Rotationsbewegungen können nun durch leichten Zug an dem heraushängenden Ende oder auch mit Hilfe des Kieferkontrollgriffs (von hinten) eingeübt werden. Es ist wichtig, daß abwechselnd die rechte und die linke Seite geübt wird!

Beim nächsten Schritt schiebt man kleine Stückchen Apfel oder Brotrinde in die Wangentaschen. Dadurch werden Bewegungen der Zunge und der Wangenmuskulatur angeregt, dieses Bröckchen aus der Wangentasche herauszuholen und zwischen die Zähne zu schieben. Es muß darauf geachtet werden, daß bei Menschen, die Schwierigkeiten beim Kauen und Schlucken haben, nichts Krümeliges gegeben wird, da das die Aspirationsgefahr erhöht.

6.4.3 Hilfen beim Essen

Grundsätzlich gilt auch hier das bisher Gesagte. Wenn möglich, wird der zu Betreuende zum Essen an den Tisch gesetzt, der Betreuer setzt sich „über Eck" ihm gegenüber, so daß Blickkontakt gehalten werden kann, beide den Teller sehen können, der Abstand aber nicht zu groß ist (wie z. B. beim direkten Gegenübersitzen). Der Betreuer füllt den Löffel und führt ihn in Richtung des Mundes seines Gegenübers. Er sollte auf jeden Fall den Löffel nur bis an den Mund heranbringen und warten, daß das Essen selber abgenommen wird. Wenn man Geduld aufbringt, wird man feststellen, daß dies bei Schwerstpflegebedürftigen viel häufiger geschieht als erwartet.

Wird der Mund nicht geöffnet,

- so berührt man mit der Spitze des Löffels und der darauf befindlichen Nahrung leicht die Lippen,
- streicht man vorsichtig mit dem Finger über Mundwinkel und Wange, oder
- streicht sanft über die Lippen.

  N i e m a l s versuchen, den Mund mit Gewalt zu öffnen, oder durch Zuhalten der Nase das Öffnen des Mundes zu erzwingen!

Um die Nahrung in den Mund zu bringen,

- wird der Löffel nur wenig gefüllt und waagerecht in den Mund geschoben,
- wird das vordere Zungendrittel durch den Löffeldruck heruntergedrückt, um einen möglichen Zungenstoß zu vermeiden,
- wird der Mundschluß durch den Kieferkontrollgriff unterstützt.

Immer darauf achten, daß erst geschluckt, bzw. gekaut und geschluckt wird, ehe der nächste Löffel gegeben wird!

Häufige Fehler beim Eingeben des Essens

- Nahrung zu weit nach hinten in den Mund geben
  → Würgreflex setzt ein!
- Löffel beim Herausziehen aus dem Mund an den Schneidezähnen abstreifen, um ihn zu leeren
  → sehr unangenehm für den Betroffenen
  → bei Spastikern setzt der Beißreflex ein!
- „Vogelfüttermethode" (mit zurückgelegtem Kopf)
  → Aspirationsgefahr!
- mit dem Löffel über die Lippen fahren, um Speisereste zusammenzukratzen und wieder in den Mund zu bringen
  → sehr unangenehm, besonders für Menschen mit Hypersensibilität im Mundbereich (z. B. Spastiker).
- Flüssigkeiten bei zurückgebeugtem Kopf in den Mund gießen oder
- Flüssigkeiten auf die Zunge gießen
  → Aspirationsgefahr!

Wird Widerstand beim Essen und/oder Trinken gezeigt, so sollte sich der Betreuer fragen, woran das liegen könnte. Zunächst ist die Sitzhaltung zu überprüfen, dann die „Technik" des Esseneingebens. Auch Temperatur und Geschmack der Speisen und Getränke müssen vom Betreuer stets kontrolliert werden. Auf individuelle Abneigungen gegen bestimmte Speisen und Getränke sollte ebenfalls geachtet werden.

6.4.4 Hilfen beim Trinken

Aufgrund des mangelhaften Mundschlusses oder aus anderen Gründen (gestörte Zungenmotorik, geringe Stimulanz des Getränks) bestehen beim Trinken oft größere Schwierigkeiten als beim Essen. Häufig wird daher empfohlen, das Erlernen des Trinkens mit einem dickflüssigen Getränk zu beginnen. Davor soll hier ausdrücklich gewarnt werden! Sämige Flüssigkeiten lassen sich zwar besser trinken als wässrige, sind aber bei Aspiration viel gefährlicher. Daher sollte bei allen Menschen, die aspirieren könnten, stets mit wässriger Flüssigkeit angefangen werden.

Man beginnt damit, mit dem Teelöffel kleine Schlucke Tee von vorn so in den Mund zu geben, daß die Flüssigkeit unter die Zunge läuft; Aspiration läßt sich auf diese Weise vermeiden. Schnabeltassen und -becher erleichtern das Trinken durch Saugen, bzw. durch vorsichtiges Eingießen von kleinen Mengen, und schützen vor dem Überkippen des Getränks. Beim Trinken aus dem Becher ist darauf zu achten, daß der Becherrand auf der Unterlippe angesetzt wird und nicht die Zähne berührt, weil sonst leicht der Beißreflex ausgelöst werden kann. Saure Flüssigkeiten, z. B. Zitronensaft, wirken „zusammenziehend" und erleichtern das Schlucken.

6.4.5 Hilfen beim Schlucken

Zunächst muß auf die richtige Ausgangsstellung geachtet werden. In aufrechter Haltung am Tisch zu sitzen, ist für die Nahrungsaufnahme am günstigsten, denn der Unterkiefer kann sich beim Kauen und der Kehlkopf beim Schlucken ungehindert bewegen. Deshalb ist die Sitzhaltung mit guter Schulter- und Kopfhaltung so wichtig.

Um das Schlucken in Gang zu setzen, gibt es folgende Möglichkeiten:

- Anwendung des Kieferkontrollgriffs (siehe S. 64), wobei Druck auf den Mundboden ausgeübt wird, um das Schlucken zu erleichtern.
- Massage des Nackens, wobei die Nackenhaut gestrafft und etwas angehoben wird. Dadurch erfolgt ein leichter Druck auf den Schlund und der Schluckreflex kommt in Gang.
- Bleiben obige Maßnahmen ohne Erfolg und wird das Essen im Mund gehalten, jedoch nicht geschluckt, so läßt sich der Schluckreflex gut einleiten, indem man mit einem Arm von hinten um die Schultern greift, um Halt und Gegendruck zu geben, und mit der anderen Hand einen kurzen, kräftigen Druck auf das untere Drittel des Brustbeins gibt. Diese plötzliche Bewegung erzeugt eine Schlundbewegung und bringt so den Schluckreflex in Gang.

Zu beachten ist, daß alle diese Hilfen nur angewandt werden dürfen, wenn der Schluckreflex vorhanden, aber schwer in Gang zu setzen ist. Sie dürfen *nicht* bei fehlendem Schluckreflex eingesetzt werden, da es dann unweigerlich zur Aspiration kommen würde!

6.5 Erbrechen

Erbrechen ist die ruckweise Entleerung des Mageninhalts über den Mund nach außen. Es ist ein wichtiger Schutzreflex des Organismus, der durch das Brechzentrum im verlängerten Mark (= Medulla oblongata) gesteuert wird. Durch die einsetzende Antiperistaltik (= rückläufige Muskelbewegung im Magen-Darm-Kanal) wird der Mageninhalt unter Mithilfe der Bauchpresse in die Speiseröhre gedrückt, von dort in den Schlund befördert und durch das Einsetzen des Würgreflexes über den Mund nach außen entleert. Die Stimmritze ist in diesem Moment geschlossen, so daß normalerweise nichts in die Luftröhre gelangen kann.

6.5.1 Formen und Ursachen des Erbrechens

Reflektorisches Erbrechen (häufigste Form)

Infolge Vagusreizung (= 10. Gehirnnerv), z. B. bei Erkrankungen der Bauchorgane (Magenverstimmung, „Blinddarmentzündung" (= Appendizitis), Darmverschluß, Gallenkolik u. a.), Erkrankungen des Nasen-Rachen-Raumes, Störungen des Gleichgewichtsorgans (Reisekrankheit), außerdem bei verdorbenen oder ungenießbaren Speisen oder der Gabe von Brechmitteln (z. B. Salz- oder Senfwasser).

Zentrales oder zerebrales Erbrechen

Infolge einer direkten Reizung des Brechzentrums im verlängerten Rückenmark, z. B. bei Schädel-Hirn-Verletzungen, entzündlichen Hirnerkrankungen, Vergiftungen (Alkohol, Medikamente), Infektionskrankheiten.

Vegetatives Erbrechen

Psychisch bedingt, z. B. durch Spannungs- und Angstzustände, Trotz, Ekel sowie durch hormonelle Umstellung in den ersten drei Schwangerschaftsmonaten.

Mechanisch bedingtes Erbrechen

Infoge mechanischer Reizung des Zäpfchens und Auslösung des Würg- und Brechreflexes, z. B. durch das „Finger in den Hals stecken" und Kitzeln am Zäpfchen.

Merke:

Mit Hilfe sorgfältiger Beobachtung der Symptome und Begleitumstände können die Ursachen des Erbrechens erkannt werden. Dies ist die Voraussetzung für eine gezielte Behandlung.

6.5.2 Beobachtung des Erbrechens

Meist gehen dem Erbrechen folgende Allgemeinsymptome voraus:

- *Übelkeit und verstärkter Speichelfluß*
- *verlangsamte, unregelmäßige Atmung*
- *Blässe, Schwitzen*
- *Würgen*

Bei der Beobachtung des Erbrechens sollten folgende drei Fragen beantwortet werden können:

Wie – was – wann wird erbrochen?

Wie wird erbrochen?

Wie	Vorkommen
unter Anstrengung, mit starkem Würgen	bei Magenschleimhautentzündung, Magen- und Zwölffingerdarmgeschwüren, Vergiftungen
schwallartig, unter Anstrengung	bei Magenpförtnerkrampf (= Pylorusstenose) infolge von Magengeschwüren oder Magenkrebs
widerstandslos, Zurückfließen des Mageninhalts	bei Darmverschluß und bei verstärktem Luftschlucken
plötzlich, explosionsartig, ohne vorherige Übelkeit	bei Erkrankungen oder Verletzungen des Gehirns, bei Vergiftungen

Was wird erbrochen?

Es ist auf Menge, Beschaffenheit, Farbe, Geruch und Beimengungen zu achten.

Was	Vorkommen
unverdaute oder angedaute Nahrung	bei Magenschleimhautentzündung oder Magengeschwüren
kaffeesatzartig durch angedautes Blut (durch Magensäure verändert)	bei Magengeschwüren, Magenkrebs oder infoge verschluckten Blutes, z. B. nach Nasenbluten
frisches, rotes Blut	bei massiven Blutungen aus der Speiseröhre oder dem Magen
Speisereste, Magensaft, Schleim	bei Reisekrankheit, nach Medikamentengabe
Speisereste vom Vortag schaumig, stinkend	bei Verengung des Magenausgangs
Koterbrechen bräunlich, stinkend	bei Darmverschluß
gelbgrün (= Gallensaft)	bei langanhaltendem Erbrechen oder Erbrechen bei leerem Magen

Merke:

Bei auffälligem Aussehen des Erbrochenen ist – wenn möglich – eine Probe für den Arzt aufzuheben!

Wann wird erbrochen?

Hierbei sind Häufigkeit, Zeitpunkt und Situation wichtig.

Wann	Vorkommen
regelmäßig nach dem Essen	bei Ernährungsstörungen oder Magenausgangsverengung (durch narbige Veränderungen oder Krebs)
nach bestimmten Speisen	bei Magenschleimhautentzündung oder Allergien
bei Bewegung des Kopfes oder Körpers	bei Störungen des Gleichgewichts
nach bestimmten Medikamenten	evtl. Unverträglichkeit (oder Ablehnung)
in bestimmten Situationen	psychisch bedingt

6.5.3 Hilfen beim Erbrechen

- keinen Ekel zeigen!
- Aspiration durch Aufsetzen oder Seitenlage verhindern (auf Zahnprothesen achten)
- beruhigend einwirken
- Kopf halten und unterstützen
- nach dem Erbrechen Mund ausspülen oder auswischen, Gesicht und Hände waschen, wenn nötig, Kleidung wechseln
- Erbrochenes beseitigen (aber vorher genau ansehen, evtl. Probe aufbewahren!)
- Umgebung reinigen, Zimmer lüften.

6.5.4 Gefahren beim Erbrechen

Aspirationsgefahr bei Bewußtlosen und Benommenen. Es können kleine Teilchen des Erbrochenen in die tieferen Luftwege gelangen und zur Erstickung führen oder eine Lungenentzündung (= Aspirationspneumonie) auslösen. Deshalb:

- *Seitenlagerung* (möglichst stabile Seitenlage)
- *sofortiges Reinigen der Mundhöhle* (mit dem Finger auswischen)

Flüssigkeits- und Salzverlust bei langanhaltendem Erbrechen (außerdem Verhinderung der Nahrungszufuhr).

Ausgleich des Flüssigkeitsverlustes durch Tee:

- *dünner, schwarzer Tee* wirkt beruhigend auf den Magen und anregend auf den Kreislauf.
- *Kamillentee* wirkt beruhigend und entzündungshemmend auf den Magen (z. B. bei Magenschleimhautentzündung)
- *Kamille-Schafgarbe-Gänsefingerkraut-Teemischung* wirkt entzündungshemmend, krampflösend und beruhigend auf Magen und Darm sowie schleimhautstärkend.

Ausgleich des Salzverlustes:

- *Salzstangen* oder
- *Haferschleim mit Salz*

Merke: Länger anhaltendes Erbrechen führt schnell zu einer berdrohlichen Situation infolge des Wasser- und Salzverlustes und des damit verbundenen Kreislaufversagens. Daher ist der Arzt zu benachrichtigen!

6.6 Aspiration

Aspiration bedeutet Einsaugen und meint das Eindringen von Schleim, Erbrochenem oder Nahrungsteilchen in die Luftröhre und die Bronchien.

Normalerweise wird ein eingedrungenes Fremdkörperchen, z. B. ein Krümel oder ein Tröpfchen, mit Hilfe eines gewaltigen Hustenstoßes wieder aus den Atemwegen herausgebracht.

Trotz aller Vorsicht kann es beim Eingeben von Speisen oder Getränken doch einmal zur Aspiration kommen, vor allem bei Menschen mit erheblichen Eß- und Trinkschwierigkeiten.

Symptome sind starker Husten und zunächst dunkelrote, dann zyanotisch werdende Gesichtsfarbe.

Da bei sehr geschwächten, alten und benommenen Menschen das Aushusten nicht richtig funktioniert, besteht zum einen akute Erstickungsgefahr, zum anderen die Gefahr einer Aspirationspneumonie, d. h. die Gefahr einer Lungenentzündung infolge der Aspiration.

Es muß sofort versucht werden, die Atemwege wieder frei zu machen.

Folgende Maßnahmen sollen ein Ersticken verhindern:

1. **Öffnen des Mundes und Ausräumen der Mundhöhle**

   Die Hände werden von hinten kommend so um den Kiefer gelegt, daß die Zeigefinger die Kieferwinkel umfassen, während die Daumen den Unterkiefer abwärts drücken. Nun kann mit dem Daumen einer Hand die Wange zwischen die Zahnreihen gedrückt werden, um ein Zubeißen zu verhindern, während mit den Fingern der anderen Hand versucht wird, die Mundhöhle zu säubern.

Merke:

Nur große Brocken lassen sich auf diese Weise entfernen, – meist rutscht jedoch das Aspirierte nur noch tiefer hinein.

2. **Oberkörperhängelage, Schläge zwischen die Schulterblätter**

   Der Oberkörper wird beim Sitzenden auf dem Stuhl weit nach vorn gebeugt (im Hüftbereich festhalten!), der Liegende wird auf den Bauch gedreht und mit beiden Händen im Hüftbereich hochgezogen, dabei schiebt der Betreuer das eigene Knie unter. Durch kräftige Schläge mit der flachen Hand zwischen die Schulterblätter wird versucht, den Hustenreflex anzuregen und das Aspirierte herauszubefördern.

6.7 Übergang zum selbständigen Essen und Trinken

Jeder Mensch hat das Bedürfnis und auch das Recht auf Selbständigkeit. Deshalb sollten wir alles daransetzen, daß auch Pflegebedürftige schrittweise zu einer gewissen Eigenständigkeit und Unabhängigkeit in den elementaren Dingen des Lebens gelangen. Häufiges Kleckern und unsauberes Essen darf kein Grund sein, jemandem das Essen einzugeben! Große Zellstoffservietten oder saugfähige Schutztücher aus Frotteestoff verhindern ein Verschmutzen der Kleidung. Spezielle Hilfsmittel – Besteck und Geschirr – erleichtern Hilfsbedürftigen die Nahrungsaufnahme.

Auch wenn der Betreuer zunächst den Löffel noch zum Mund führen muß, kann er den Pflegebedürftigen schon daran beteiligen, indem er ihn den Löffel halten läßt und mit ihm zusammen die Bewegung ausführt. Wenn der Betreuer nach und nach seinen Griff lockert und dem Betreuten somit mehr und mehr Selbsttätigkeit ermöglicht, genügt nach einiger Zeit vielleicht schon ein „Beschatten" bei der Bewegung, d. h. der Betreuer hält seine Hand nur noch dicht über die des Pflegebedürftigen und dirigiert so die entsprechende Bewegung.

Wer auf kleinste Schritte achtet und sie als Grundlage für den Ausbau weiterer nimmt, wird erstaunt sein, welche Erfolge sich über längere Zeit erzielen lassen.

Spezielles Geschirr und Besteck für Bewegungsbehinderte gibt es in allen Sanitätsfachgeschäften zu kaufen. Da die Preise nicht gerade niedrig sind, sollte man vor dem Einkauf Vergleiche anstellen (oft gibt es ähnliche Hilfsmittel, z. B. Warmhalteteller, in Kaufhäusern) und die Gegenstände, wenn irgend möglich, auf Brauchbarkeit überprüfen! Durch kleinere Veränderungen läßt sich übliches Geschirr und Besteck evtl. auch so herrichten, daß es von dem Hilfsbedürftigen gebraucht werden kann.

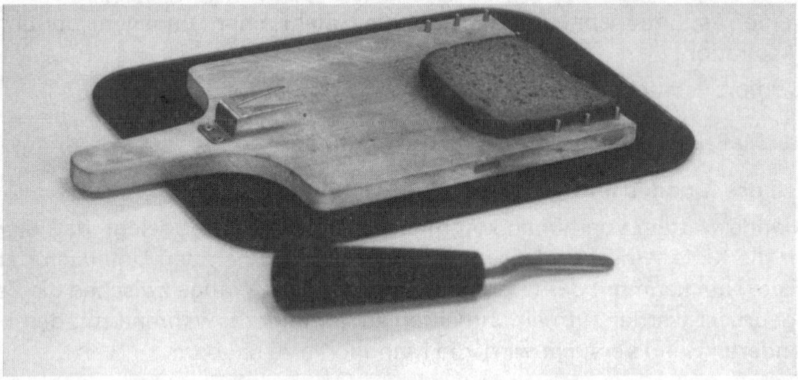

Das Einhänderbrett auf rutschfester Unterlage. Die Brotscheibe kann nicht weggleiten; Äpfel und andere Nahrungsmittel lassen sich feststecken.

6.7.1 Teller

Warmhalteteller aus Kunststoff hält durch Heißwasserfüllung die Speisen warm.

Anmerkung: Der Druckknopf-Verschluß läßt sich sehr leicht öffnen, daher sollte der Teller nur vom Pflegepersonal beim Eingeben der Speisen benutzt werden!

Hochrand-Warmhalteteller aus Kunststoff hält durch Heißwasserfüllung die Speisen warm, verhindert durch den höheren Rand ein Herausschieben des Essens aus dem Teller, hat einen Gummirand am Tellerboden, der das Wegrutschen verhindert.

Anmerkung: Der Drehverschluß läßt sich nur schwer öffnen, daher ist dieser Teller auch für das selbständige Essen geeignet.

Eßlernteller mit hochgebogenem Rand, der an einer Seite gleichzeitig nach innen gebogen ist und so verhindert, daß die Speisen über den Rand geschoben werden, weil sie beim Gegenschieben zurück auf den Löffel fallen. Ein breiter Gummirand am Boden sorgt für gute Rutschfestigkeit.

Tellerrand aus Plastik wird auf einen üblichen Eßteller gesteckt und verhindert, daß Speisen über den Rand geschoben werden.

Rutschfeste Unterlagen für Teller sind eine gute Hilfe, vor allem für Menschen mit starker Bewegungsunruhe. Ersatzweise leistet ein feuchtes Schwammtuch als Tellerunterlage ähnliche Dienste. Nützlich ist auch ein Stück des preiswerten Anti-Rutsch-Gewebes, das eigentlich für Teppiche gedacht ist: es ist in beliebiger Abmessung in Kaufhäusern zu bekommen.

6.7.2 Besteck

Für Menschen, denen nur ein grobes Greifen möglich ist, die dadurch bedingt keinen üblichen Löffel halten können, ist es nötig, den Besteckgriff zu verdicken.

- Es gibt aufsteckbare dicke Spezialgriffe im Fachhandel zu kaufen.
- Mit Hilfe von Fimo, Korken oder Schlauchmaterial aus Moosgummi kann man Griffe selber entsprechend dicker machen. Generell sind solche Besteckgriffe vorzuziehen, die „griffig" und trotzdem hygienisch einwandfrei, d. h. mit heißem Wasser zu reinigen sind.
- Werkzeuggriffe aus Holz oder Plastik eignen sich gut zur entsprechenden Änderung des Bestecks, weil sie gut in der Hand liegen und den Daumen in Oppositionsstellung bringen.

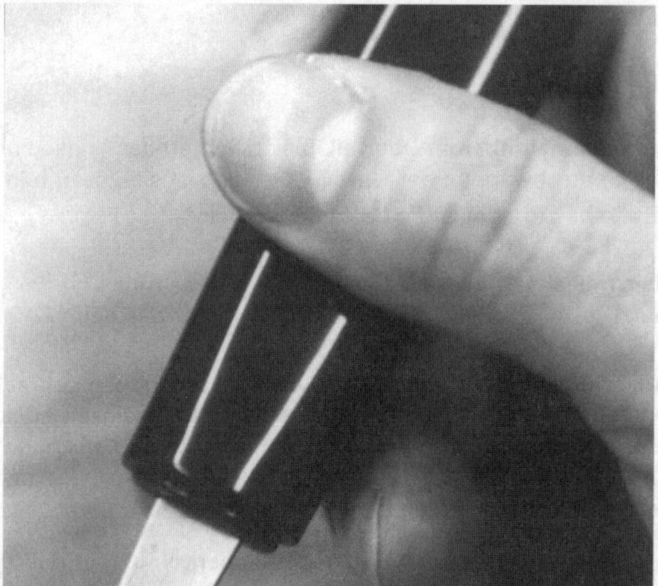

Verdickte Griffe sind nicht nur bei Rheuma-Patienten angezeigt: Der schwere Griff, der mehr Widerstand gibt, hilft beispielsweise Patienten mit der Parkinsonschen Krankheit – er wirkt dem Zittern entgegen.

Gebogener Löffel für Rechts- und Linkshänder mit verdicktem Griff. Solche Löffel gibt es im Fachhandel zu kaufen, sie können aber auch mit Hilfe von Werkzeuggriffen selbst hergestellt werden. Geeignet sind diese Löffel für alle Menschen mit feinmotorischen Einschränkungen.

Gebogener Löffel (auch Gabel) mit schlingenförmigem Griff, der über die Hand geschoben werden kann, ermöglicht das selbständige Essen bei mangelhafter Greiffunktion.

Halteschlaufen aus Plastikmaterial, an denen Löffel (oder Gabel) befestigt werden, können an der Hand oder am Unterarm angebracht werden. Sie werden ebenfalls eingesetzt, wenn Greifen nicht möglich ist.

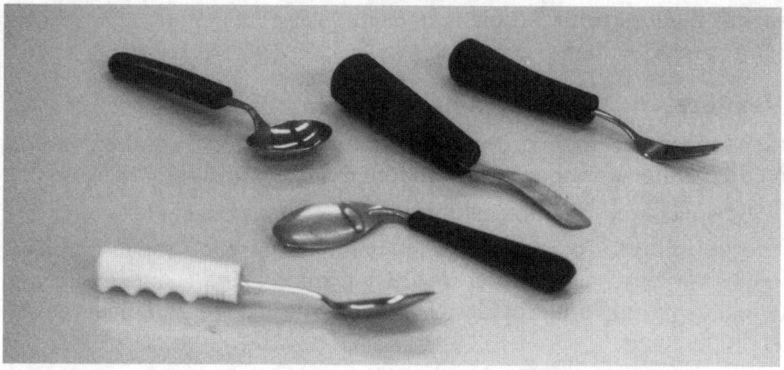

Kleines Besteckssortiment: Griffmulden für die Finger an Löffel mit verdicktem Griff, abgewinkelter Löffel, extra tiefer Löffel, Hebelmesser und Gabel mit verdicktem Griff.

6.7.3 Trinkgefäße

Schnabeltasse mit abnehmbarem Oberteil. Sie erleichtert das Trinken und verhindert gleichzeitig das Überschwappen der Flüssigkeit. Auch ist sie gut zu reinigen.
Anmerkung: Es sollte auf zwei Griffe geachtet werden.

Schnabelbecher mit abnehmbarem Deckel. Der Becher muß mit der ganzen Hand umfaßt werden. Dieses ermöglicht eine Temperaturkontrolle beim Anfassen.

Fahrrad-Trinkflasche. Die Verdickung wird zwischen die Lippen gebracht und durch Druck der Hände auf die elastische Flaschenwand die Flüssigkeit hoch- und in den Mund gedrückt. Aus dieser Flasche wird nichts verschüttet, es ist eine Temperaturkontrolle beim Anfassen möglich, die Selbsttätigkeit beim Dosieren der Trinkmenge durch entsprechenden Druck ist gegeben.

Bei allen drei genannten Trinkgefäßen wird der Lippenschluß gefördert.

Tassen nach dem „Steh-auf-Männchen"-Prinzip kippen nicht um durch den beschwerten Boden. Auswechselbare Deckel – mit Tülle oder Trinkschlitz – erlauben eine Anpassung an die Fortschritte beim Trinkenlernen.

Anmerkung: Da diese Tassen aus Kinderseriengeschirr stammen, muß auf ausreichend große Griffe (für Erwachsene) geachtet werden!

Trinkbecher mit Halter und großem Henkel eignen sich vor allem für solche Menschen, die nicht greifen können. Hier kann die Hand eingeschoben und das Gefäß so gehalten werden. Der Becher ist leicht, aber durch den breiten Boden standfest. Ein Deckel mit Tülle kann aufgesetzt werden, so daß ein Schnabelbecher entsteht.

Becher mit verformbaren Griffen (Metall mit PVC-Mantel) ist leicht, aber sehr standfest, die Griffe sind individuell anpaßbar.

6.8 Ernährung über die Magensonde

Solange es möglich ist, sollte die benötigte Nahrung über den Mund zugeführt werden. Nur wenn dies nicht mehr durchzuführen ist (z. B. bei Störungen des Schluckreflexes oder bei sehr schlechtem Ernährungszustand und gleichzeitig stark erschwerter Nahrungsaufnahme über den Mund, z. B. bei Menschen mit Tetraspastik (= spastische Lähmung aller Gliedmaßen, die sich auch auf die Kopf- und Halsmuskulatur auswirkt), ist Sondenernährung angezeigt.

Es wird dann eine Verweilsonde gelegt, die mehrere Monate liegenbleiben kann, wenn sie durchgängig und sauber ist. Das Legen einer Nährsonde gehört in den Verantwortungsbereich des Arztes, kann aber von ihm delegiert werden.

Die Sonde wird über den Nasen-Rachen-Raum bis in den Magen eingeführt. Die Resorption (= Aufnahme) der Nährstoffe ist dann gewährleistet.

6.8.1 Vorbereitungen

Benötigte Gegenstände

- Verweilsonde
- kleine Schale mit Wasser zum Anfeuchten der Sonde
- Indikatorpapier (Lackmuspapier blau) und 10 ml-Spritze
- Pflaster, Schere, Schaumstoffstreifen
- Zellstofftaschentücher
- Schutztuch zum Vorlegen

Vorbereitungen am Betroffenen

- halbsitzende Lagerung, Schutztuch vorlegen
- Nase säubern, Mundhöhle kontrollieren (Zahnprothese entfernen)
- Sondenlänge abmessen und markieren
- am Betroffenen abmessen: Kleinfingerspitze – Ellenbogen, ergibt die Länge Mundhöhle-Magen, dazu Nasenspitze – Ohr, ergibt die Länge Nase – Rachen.

6.8.2 Einlegen einer Sonde

- Eine Pflegeperson hält den Kopf fest und hebt die Nasenspitze des Betroffenen mit dem Daumen an → Naseneingang wird besser sichtbar.
- Die zweite Pflegeperson führt die mit Wasser angefeuchtete Sonde versichtig etwa 15 cm durch die Nase ein.
- Der Kopf wird jetzt etwas nach vorn gebeugt und die Sonde weitergeschoben, dabei auf die Atmung achten: nie während des Einatmens weiterschieben!
- Zwischendurch die Mundhöhle kontrollieren, um zu sehen, ob die Sonde sich nicht im Mund aufrollt.

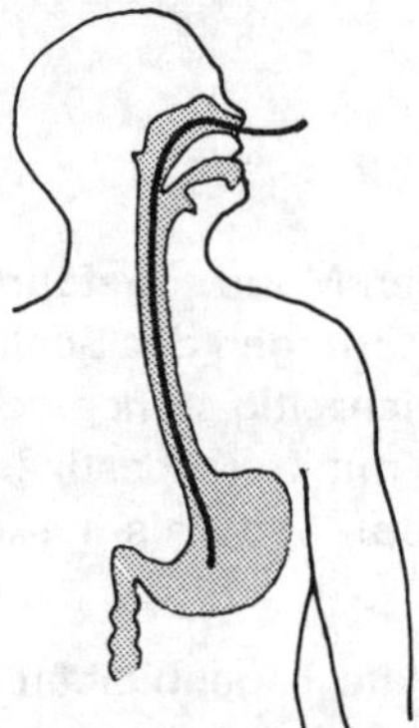
Richtige Sondenlage

Kontrolle der Sondenlage

Beim Einführen könnte die Sonde anstatt in die Speiseröhre in die Luftröhre geraten, deshalb ist sehr gute Beobachtung während des Einschiebens nötig!

Die richtige Lage wird überprüft, indem Magensaft durch die Spritze angesaugt und mit blauem Lackmuspapier kontrolliert wird: bei saurer Reaktion Rötung.

Merke:
Bei stärkerem Husten, unruhiger Atmung (Keuchen) oder Blaufärbung des Gesichtes muß die Sonde sofort herausgezogen werden, weil sie falsch liegt!

Fixieren der Sonde

Bei richtiger Lage wird die Sonde mit Pflasterstreifen so fixiert, daß sie nicht stört (meist seitlich an der Wange festgeklebt, Sondenende hinter dem Ohr). Das Nasenloch muß rund um die Sonde mit einem Stückchen Schaumstoff gepolstert werden, ebenso die Wange, damit keine Druckstellen (Dekubitus) entstehen.

6.8.3 Sondennahrung

Sondennahrung muß eine vollwertige, ausgewogene Kost sein. Sie soll gut verträglich und darf nicht bakteriell verunreinigt sein. Außerdem muß sie im Hinblick auf die Energie- und Flüssigkeitszufuhr genau berechnet werden. Es empfiehlt sich, Instant-Produkte anzuwenden.

Der Energiebedarf ist unter anderem von der körperlichen Aktivität und dem Alter abhängig; beim Erwachsenen wird im Durchschnitt von 8.000 Kilojoule ausgegangen. Der Flüssigkeitsbedarf beträgt 2–3 Liter täglich. Verteilt man diese Menge auf 7 Mahlzeiten, so ergibt das etwa **250 ml Sondennahrung plus 100 ml Tee pro Mahlzeit.**

Die Sondennahrung sollte vom Arzt berechnet und danach ein schriftlicher Plan für die Ernährung aufgestellt werden.

Verabreichung der Sondennahrung

- Sondenkost frisch zubereiten, Temperatur überprüfen (etwa 30–35 °C), Tropfen auf die Innenseite des Handgelenks geben.
- Vor **jedem** Einspritzen von Nahrung ist die richtige Lage der Sonde zu kontrollieren (Probe mit Lackmuspapier).
- Wenn möglich, in sitzender oder halbsitzender Lage sondieren.
- Spritzenzylinder (oder kleinen Trichter) auf die Sonde setzen, füllen und die Flüssigkeit einfließen lassen.
- Verhindern, daß Luft in die Sonde kommt, indem diese mit der Hand abgeknickt wird, bevor der gefüllte Spritzenzylinder aufgesetzt wird.
- Ständig nachfüllen, solange noch ein Nahrungsrest vorhanden ist, dann abklemmen und den Stöpsel aufsetzen.
- Grundsätzlich wird zuerst Sondennahrung, danach Tee (gleichzeitig zum Spülen der Sonde) gegeben.
- Medikamente in flüssiger Form (oder sehr fein zerkleinert in Wasser aufgelöst) geben.
- Auf gute Mundpflege achten.

Zusammenfassung

Die Nahrung dient dem Organismus zur Aufrechterhaltung der Lebensfunktionen sowie zur Erneuerung der Zellen. Eine ausgewogene Kost liefert dem Körper Energiestoffe (Kohlehydrate und Fette), Baustoffe (Eiweiß), Vitamine, Mineral- und Ballaststoffe. So bleibt der Mensch gesund und leistungsfähig.

Hunger- und Durstgefühl regen zur Nahrungs- und Flüssigkeitsaufnahme an und haben damit Einfluß auf den Ernährungszustand.

Bei der Zusammensetzung der Nahrung muß der Nahrungsbedarf, d. h. der Gesamtenergieumsatz, berücksichtigt werden, sonst kommt es zu Über- oder Untergewicht. Schwierigkeiten bei der Nahrungsaufnahme machen pflegerische Hilfen erforderlich, die sich auf die Sitzhaltung, das Kauen, das Essen, Trinken und Schlucken beziehen.

Durch Erbrechen kommt es zu Störungen in der Nahrungsaufnahme und zum Flüssigkeits- und Salzverlust. Durch gute Beobachtung lassen sich die Ursachen ermitteln. Pflegerische Hilfen dienen dazu, weitere Gefahren zu vermeiden, besonders die Austrocknung infolge des Flüssigkeitsverlustes und die Aspirationsgefahr.

Geeignetes Geschirr und Besteck und entsprechende Anleitung können Menschen mit Behinderungen mehr Selbständigkeit beim Essen und Trinken ermöglichen.

Sondenernährung sollte nur dann eingesetzt werden, wenn die Nahrungsaufnahme nicht anders möglich ist.

Literatur:
- Davis, Patricia M.: Hemiplegie, Springer-Verlag, Heidelberg 1987
- Finnie, N. R.: Hilfe für das cerebralgelähmte Kind, Otto Maier-Verlag, Ravensburg 1976
- Holtmeier, H. J.: Ernährungslehre für Krankenpflegeberufe, 3. Aufl., Thieme-Verlag, Stuttgart 1985
- Jacobsen, Uwe/Kalb, Udo: Hilfsmittel für behinderte Kinder, G. Fischer-Verlag, Stuttgart 1984
- Knupfer, H./Rathke, F. W.: Spastisch gelähmte Kinder im Alltag, Thieme-Verlag, Stuttgart 1986
- Sowa, M./Metzler, N. H.: Der therapeutisch richtige Umgang mit behinderten Menschen, Verlag modernes lernen, Dortmund 1988
- Zankl, Heinrich/Zieger, Gertraud: Gesundheitslehre, VCH Verlagsgesellschaft mbH, Weinheim 1987

7 Ausscheidungen

Ziele:

Der Leser soll
- Über die normale Stuhl- und Urinausscheidung Bescheid wissen und Abweichungen von der Norm erkennen können
- Maßnahmen zur Verhütung der Verstopfung kennen
- Ursachen für Durchfälle und pflegerische Maßnahmen kennen
- über die Möglichkeiten der Zystitisprophylaxe informiert sein
- über Ursachen und Formen der Inkontinenz Bescheid wissen
- die allgemeinen Grundsätze des Toilettentrainings kennen
- Inkontinente unter Beachtung der Hygieneanforderungen angemessen versorgen können.

Unser Organismus ist bestrebt, überflüssige und schädliche Stoffe auszuscheiden. Dazu gehören vor allem Abfallprodukte der Nahrung, die über den Darm entleert werden, und die Abbauprodukte des Stoffwechsels, die über die Nieren ausgeschieden werden.

7.1 Kurze Physiologie

7.1.1 Dickdarm

Der Dickdarm hat drei wesentliche Aufgaben bei der Verwertung der Nahrung:

- *Rückresorption* von Wasser und Salzen
- *Zersetzung* aller unverdaulichen Nahrungsreste durch Dickdarmbakterien und Umwandlung in Stuhl
- *Ausscheidung* des Stuhls.

Die Darmentleerung wird durch den Stuhldrang ausgelöst und kann normalerweise willkürlich gesteuert werden. Die Ampulle des Mastdarms füllt sich, die Dehnung wird von den Rezeptoren der Darmwand wahrgenommen und als Stuhldrang dem

Gehirn übermittelt. Durch willkürliche Betätigung wird der äußere Schließmuskel geöffnet, was wiederum reflektorisch zur Öffnung des inneren führt. Mit Hilfe der Bauchpresse wird dann der Darminhalt entleert.
Bei gesunder Ernährung und normaler Peristaltik (= Darmbewegung) ist eine regelmäßige Darmentleerung zu erwarten.

Der Stuhl besteht normalerweise zu etwa 75% aus Wasser, der Rest setzt sich zusammen aus

- unverdauten Nahrungsresten (Ballaststoffen)
- abgestoßenen Darmzellen, Schleim und eingedickten Drüsenabsonderungen
- Gärungs- und Fäulnisbakterien des Darms.

7.1.2 Nieren

Harn ist die von den Nieren gebildete und über die Harnwege ausgeschiedene Flüssigkeit.

Die Nieren erfüllen mit der Harnausscheidung wesentliche Aufgaben:

- *Ausscheidung* der stickstoffhaltigen Stoffwechselschlacken in Harnstoff, Harnsäure und Kreatinin, die als Endprodukte des Eiweißstoffwechsels entstehen.
- *Regulierung* des Wasser- und Salzhaushalts und des osmotischen Drucks der Körperflüssigkeiten.
- *Aufrechterhaltung des Säure-Basen-Gleichgewichts.*

Innerhalb von 24 Stunden durchfließen etwa 1.500 Liter Blut die Nieren. Mit Hilfe eines aufwendigen Filtrationsvorgangs werden daraus etwa 1,5 Liter Urin produziert, der die Stoffwechselendprodukte enthält. Sammelbecken für den Urin ist die Blase. Bei einer Füllungsmenge von 200-400 ml wird die Dehnung durch sensible Rezeptoren in der Blasenwand wahrgenommen und dem Gehirn gemeldet (= Harndrang).

Die Steuerung der Blasenentleerung erfolgt über ein kompliziertes Reglersystem: In dem Maße, in dem die Blase sich anfüllt, steigt der Innendruck an. Die dabei entstehende Dehnung wird von den entsprechenden Rezeptoren in der Blasenwand wahrgenommen und über vegetative Nervenbahnen dem Gehirn gemeldet. Aufgrund dieser bewußt wahrgenommenen Information „Harndrang", kann nun die Entscheidung über die Blasenentleerung getroffen werden. Wird der Befehl zur Blasenentleerung gegeben, so erschlafft zunächst der äußere, willkürliche Schließmuskel, darauffolgend – reflexartig – der innere, unwillkürliche Schließmuskel → die Blase kontrahiert sich und wird entleert. Beim gesunden Menschen erfolgt die Entleerung stets vollständig, d. h. es bleibt kein Rest-Harn zurück.

Der Entleerungsvorgang ist reflektorisch gesteuert, jedoch können wir etwa ab dem dritten Lebensjahr den Harndrang bewußt wahrnehmen und diesen Vorgang willkürlich steuern. Gelingt dies nicht, so sprechen wir von Inkontinenz.

Schematisierte Darstellung der normalen Blasenentleerung

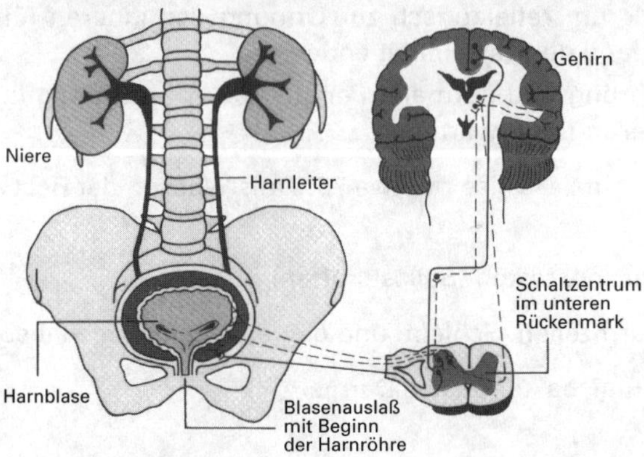

Bei normaler Blasenfunktion wird der Grad der Blasenfüllung über ein Schaltzentrum im unteren Rückenmark an das Gehirn gemeldet, von wo aus die Blasenentleerung willentlich bestimmt wird.
— — — informationsgebende Nervenimpulse an das Gehirn
——— befehlsgebende Nervenimpulse an die Blase zurück

(Paul Hartmann AG, Heidenheim/Brenz)

7.2 Stuhl

Der Stuhlgang wird beeinflußt durch

- Nahrungsmenge und -zusammensetzung
- Bewegung
- psychisches Befinden

Normalerweise wird der Darm täglich bis alle drei Tage entleert.

Die Stuhlentleerung geschieht beim Kind zunächst reflektorisch, später wird die Kontrolle über den willkürlichen Schließmuskel erlernt. Bei Kontrollverlust, z. B. bei Verwirrten oder geistig behinderten Menschen, geschieht die Entleerung wieder unwillkürlich, d. h. es besteht Stuhlinkontinenz.

7.2.1 Konsistenz

Der Stuhl ist normalerweise eine dickbreiige oder geformte Masse (dem Darmvolumen entsprechend).

Änderungen der Konsistenz haben wir bei Verstopfung (harter, knolliger Stuhl) oder Durchfall (breiig-wäßriger Stuhl).

Verstopfung

Unter Verstopfung (= Obstipation) versteht man eine verzögerte und erschwerte Darmentleerung mit wenigem, hartem, trockenem Stuhl.

Ursachen

- ballaststoffarme Kost
- Flüssigkeitsmangel
- Bewegungsmangel

- schwache Bauchdecken
- Zurückhaltung des Stuhls (aufgrund von Schmerzen, z. B. bei Hämorrhoiden, oder aufgrund von psychischen Besonderheiten)
- Mißbrauch von Abführmitteln
- Nebenwirkung von Medikamenten
- Begleitsymptom bei Erkrankungen des Darms, dabei auch wechselnd mit Durchfall
- Begleitsymptom bei Allgemeinerkrankungen, besonders mit Fieber und gleichzeitiger Bettruhe

Begleitsymptome

- Völlegefühl, Blähungen, evtl. Bauchschmerzen
- Appetitlosigkeit, Mundgeruch
- Kopfschmerzen, Müdigkeit, Unlustgefühl

Vorbeugende Maßnahmen

- auf regelmäßige Darmentleerung achten, den Darm zur Pünktlichkeit erziehen
- ballaststoffreiche Kost essen (s. S. 228)
- reichlich trinken
- für genügend Bewegung sorgen.

Maßnahmen bei Verstopfung

- *Abführmittel*

  Der Gebrauch von Abführmitteln sollte möglichst vermieden werden, da sie zu sehr in die natürliche Funktion des Darmes eingreifen und über längere Zeit gegeben zu noch stärkerer Verstopfung führen.

  Gerade bei den *dickdarmwirksamen Substanzen* (dazu gehören auch die Abführtees) gehen dem Körper viel Flüssigkeit und Mineralstoffe verloren.

  - Salinische Abführmittel (= Salze) binden Wasser im Darm, erhöhen so das Volumen und regen die Peristaltik an (Stuhlentleerung nach 3–6 Std.).

    Diese Mittel wirken also in relativ kurzer Zeit. Sie entziehen dem Körper jedoch mehr Wasser als die normalen Verdauungsvorgänge.

    Glaubersalz (= Natriumsulfat) darf nicht bei Herzkranken und bei Menschen mit sehr niedrigem Blutdruck gegeben werden,

    Karlsbader Salz (= Magnesiumsulfat) nicht bei Nierenkranken.

  - Lactulose stimuliert die Peristaltik (Stuhlentleerung nach 8–10 Std.), setzt jedoch Säuren frei. Das stört auf Dauer die natürliche Darmfunktion.

  - Paraffinöl ist ein anorganisches Öl, das den Stuhl aufweicht und schmiert. Es darf nicht über längere Zeit gegeben werden, da es die Aufnahme der fettlöslichen Vitamine verhindert.

- *Rektale Abführmaßnahmen*

  Abführmaßnahmen, die vom Darm ausgehen, werden nötig, wenn die Darmentleerung anders nicht in Gang zu bringen ist.

- Glyzerin-Zäpfchen weichen die Kotmasse im Enddarm auf und erleichtern so die Entleerung.
- Salinische Klistiere binden durch ihre hohe Salzkonzentration Flüssigkeit und reizen die Darmschleimhaut. Sie eignen sich zur raschen Entleerung des unteren Darmabschnitts, jedoch sollten sie nicht zu oft angewandt werden.
- Einlauf. Beim Einlauf wird eine körperwarme Flüssigkeit (etwa 0,5–0,75 Liter) in den Darm eingeführt. Durch mechanische (= eingeführtes Darmrohr), thermische (= Wärme) und chemische (= durch Zusätze, z. B. 1 Teel. Salz oder 1 Eßl. Glyzerin auf $1/2$ Liter Wasser) Wirkung erfolgt nach kurzer Zeit die Entleerung des erweichten Stuhles.

  Heute werden fast ausschließlich gebrauchsfertige Einmalklistiere verwendet (Klistier = kleiner Einlauf). In einem Plastikbehälter mit Ansatzrohr befinden sich 100–200 ml fertige Lösung.

Durchführung:

- Klistier auf Körpertemperatur erwärmen
- Einmal-Unterlage unter das Gesäß legen
- Ansatzrohr öffnen und einige Tropfen der Lösung als Gleitmittel herausdrücken
- in linker Seitenlage (Dickdarmverlauf) das Ansatzrohr etwa 7 cm tief einführen und den Inhalt durch Ausdrücken des Behälters langsam in den Darm entleeren (dabei Einmalhandschuh überziehen)
- wenn möglich, soll die Flüssigkeit etwa 5 Minuten im Darm gehalten werden

Merke:

Einläufe und Klistiere dürfen nur im Liegen verabreicht werden!

Je langsamer die Lösung in den Darm gedrückt wird, desto leichter kann sie gehalten werden und um so besser wirkt sie!

Es dürfen keine Einläufe bei ungeklärten Beschwerden des Bauchraums gegeben werden! (Arzt fragen!)

- *Manuelle Ausräumung des Darms*

  Die Ausräumung des Darms mit der Hand sollte möglichst vermieden werden, da sie für den Betroffen sehr unangenehm, oft schmerzhaft und evtl. sogar gefährlich ist.

  Diese Vorgehensweise kann jedoch einmal nötig werden, wenn alle anderen Maßnahmen nicht zum Ziel führen. Man zieht sich dazu Einmalhandschuhe über, fettet den Zeigefinger der Arbeitshand gut ein und geht damit vorsichtig in den Enddarm ein, um die Kotklumpen herauszuholen. Es ist dabei große Vorsicht geboten, damit es nicht zu Verletzungen der Darmschleimhaut und zu Blutungen kommt!

Durchfall

Beim Durchfall (= Diarrhoe) werden in kurzen Zeitabständen dünnflüssige Stühle entleert.

Als Begleitsymptome treten Leibschmerzen, Kollern und Plätschern im Bauch auf. Der Prozeß der Stuhleindickung ist gestört, es geht viel Flüssigkeit verloren.

Bei älteren Menschen kann es durch starke Durchfälle zu akuter Verwirrtheit kommen. Besteht der Verdacht, daß es sich um einen infektiösen Durchfall handelt, so ist eine Stuhlprobe zur Untersuchung zu geben und entsprechende Desinfektionsmaßnahmen anzuwenden.

Ursachen

- ungeeignete oder verdorbene Nahrung
- zu hastiges Essen, ungenügendes Kauen
- Nervosität, psychische Überreizung, Angst
- Fehlen von Verdauungssäften
- Vergiftungen
- Allergien
- Darminfektionen (Salmonellen), hierbei meist Brechdurchfall
- bestimmte Medikamente

Maßnahmen bei Durchfällen

Um den Darm zu entlasten, ist für 1–2 Tage *Teefasten* angezeigt, d. h. nichts essen, aber reichlich Tee (Kamille, Pfefferminze, Fenchel, Schafgarbe) trinken. Um den Salzverlust auszugleichen, gibt man Salzstangen. Am nächsten Tag gibt es gesalzenen Haferschleim, am übernächsten entfettete Brühsuppe. Dann kann zur Schonkost übergegangen werden. (s. S. 226)

Merke:

Starke Durchfälle können aufgrund des großen Wasser- und Salzverlustes schnell zur Austrocknung führen. Besonders gefährdet sind Säuglinge, Kleinkinder und alte Menschen.

Wichtig ist bei Durchfällen eine sehr gute Körperpflege. Bei bettlägerigen Menschen kann es leicht zum Wundwerden und zu Druckstellen (= Decubitus) kommen.

7.2.2 Farbe

Beim gesunden Menschen ist die Farbe des Stuhls durch den umgewandelten Gallenfarbstoff und die Nahrungsrückstände hell- bis dunkelbraun.

Farbliche Veränderungen ohne Krankheitsursachen

Farbe	Ursache
dunkelbraun	reichliche Fleischkost
schwarz	Rotwein, Blaubeeren, Eisen- oder Kohletabletten
rötlich	rote Beete
grünlich-braun	viel rohe Salate
hellbraun	viel Milch- und Mehlspeisen

Farbliche Veränderungen durch Krankheitsursachen

Farbe	Ursache
schwarz (Teerstuhl)	Blutungen aus Magen- oder Zwölffingerdarm
blutig-rot	Blutungen aus den unteren Darmabschnitten
dem Stuhl aufliegendes Blut	Hämorrhoidenblutungen, Darmkrebs
blutiger Schleim	Darmentzündungen und -geschwüre (= Colitis ulcerosa)
grau-weiß (Lehmstuhl)	fehlender Gallenfarbstoff bei Leber- und Gallenerkrankungen
grau-fettig	Fettverdauungsstörungen, Resorptionsstörungen
grünlich, flüssiger Stuhl	schwere Durchfälle

7.2.3 Menge, Geruch, Beimengungen

Menge

Die tägliche Stuhlmenge ist abhängig von der Nahrungsaufnahme und der Menge der zugeführten Ballaststoffe; sie beträgt etwa 125–300 g.

Sehr große Mengen (= massiver Stuhl) von graufettigem Aussehen beobachten wir bei Resorptionsstörungen.

Sehr kleine Mengen (= Hungerstuhl) von grünlicher Farbe kommen nach schweren Durchfällen vor.

Geruch

Der typische Geruch stammt von den Eiweißabbauprodukten (= faulig) und den Rückständen der Kohlehydrate (= säuerlich) und variiert daher etwas, je nach Ernährung.

Bei vermehrten Fäulnis- oder Gärungsvorgängen im Dickdarm wird der Geruch besonders ausgeprägt und stechend.

Beimengungen

An Beimengungen, die normalerweise nicht in den Stuhl gehören, finden wir

- verschluckte Fremdkörper
- Darmparasiten

  Madenwürmer: einige Millimeter lange fadendünne Würmchen, die in Massen vorkommen.

  Spulwürmer: 15–30 cm lange, regenwurmähnliche Würmer, meist einzeln.

  Bandwurmglieder: weiße, platte, nudelartige etwa 1 cm lange Stückchen.

Beobachtet man Wurmabgang im Stuhl, so ist eine Probe zum Einachweis zu entnehmen. Nach der Diagnose durch den Arzt muß eine Wurmkur mit entsprechenden Medikamenten durchgeführt werden.

7.3 Urin

Eine normale Urinausscheidung ist nicht nur abhängig von einer gesunden Nierenfunktion, sondern auch vom Blutdruck und ausreichender Flüssigkeitsaufnahme.

7.3.1 Menge, spezifisches Gewicht und Häufigkeit der Ausscheidung

Beim gesunden Erwachsenen beträgt die Urinmenge in 24 Stunden 1,5–2 Liter, verteilt auf 4–6 Entleerungen. Das spezifische Gewicht schwankt zwischen 1001 (bei Zufuhr sehr großer Flüssigkeitsmengen) und 1032 (bei sehr geringer Flüssigkeitsaufnahme). Das spezifische Gewicht läßt Rückschlüsse auf die Konzentrationsleistung der Nieren zu.

Das spezifische Gewicht ist das Art- oder Eigengewicht eines Körpers im Vergleich zu Wasser. 1 ml Wasser wiegt 1000 mg. Ein spezifisches Gewicht von 1021 beim Urin heißt also, daß in 1 ml 21 mg harnpflichtige Stoffe gelöst sind. Es ist nicht üblich, Einheiten anzugeben.

Die Beobachtung der Urinausscheidung innerhalb von 24 Stunden ist wichtig bei Herz- und Nierenkranken, Diabetikern und Bewußtlosen.

Nach der gesamten Ausscheidungsmenge läßt sich die benötigte Flüssigkeitszufuhr errechnen:

Flüssigkeitsabgabe

– durch die Nieren (Urin):		1500 ml
– durch die Haut, Lungen und Darm:		1000 ml
	insgesamt	2500 ml in 24 Stunden

Der Flüssigkeitsbedarf beträgt also 2,5 Liter, wenn die Flüssigkeitsbilanz ausgeglichen sein soll.

Vermehrte Urinausscheidung kann bedingt sein durch

- vermehrte Flüssigkeitszufuhr
- Diabetes mellitus
- Ödemausscheidung (nach entsprechenden Medikamenten)
- Blasenentzündung (= Zystitis), dabei häufige Blasenentleerung mit jeweils kleinen Mengen.

Verminderte Urinausscheidung kann bedingt sein durch

- großen Flüssigkeitsverlust (infolge von Erbrechen, Durchfällen, großem Blutverlust, Verbrennungen)
- Fieber (vermehrtes Schwitzen)
- Herzkrankheiten (Ödembildung)
- Nierenkrankheiten (Ödembildung)
- Schock (Schockniere = verminderte Nierenfunktion)
- Harnverhaltung, bei Abflußbehinderung durch Nieren- oder Blasensteine oder Prostatahypertrophie (= Vergrößerung der Vorsteherdrüse bei älteren Männern)
- mechanische Verlegung der Harnwege
- Verminderung der Urinmenge am Tage mit gleichzeitiger Vermehrung in der Nacht weist auf Herzkrankheiten oder eingeschränkte Nierenfunktion hin.

Häufiges Wasserlassen in der Nacht kommt vor bei mangelnder Herz- und/oder Nierenfunktion im Tagesverlauf und Ausschwemmung von Ödemen durch Hochlagerung der Beine.

Um häufige nächtliche Störungen durch Wasserlassen zu vermeiden, kann man – nach Absprache mit dem Arzt – am Nachmittag eine Tasse Bohnenkaffee oder schwarzen Tee geben. dadurch wird der Kreislauf und die Ausscheidungsfunktion der Nieren angeregt, so daß vor dem Zubettgehen noch viel Flüssigkeit ausgeschieden wird.

7.3.2 Farbe

Normalerweise ist der Urin bernsteingelb, durchsichtig und klar. Erst bei längerem Stehen wird er trübe.

Farbveränderungen und ihre Ursachen:

Farbveränderung	Ursache
sehr hell (mit hohem spezifischen Gewicht)	Diabetes mellitus (= Zuckerkrankheit)
milchig-trüb	Eiweiß im Urin
bierbraun (mit gelbem Schaum)	Gallenfarbstoff im Urin, Leber- und Gallenkrankheiten
rotbraun	Blutungen im Harnsystem
andere Farben, z B. orangefarben bis rötlich	Medikamente: fiebersenkende Mittel, manche Abführmittel

7.3.3 Geruch und pH-Wert

Frischer Urin ist im Geruch unauffällig, bei längerem Stehen riecht er nach Ammoniak. Bestimmte Bestandteile aus der Nahrung können den Geruch verändern, z. B. Spargel oder Alkohol.

Merke:
Starker Ammoniakgeruch oder jauchiger Geruch ist ein Hinweis auf Harnwegsinfektionen. Obstähnlicher Geruch (durch Azeton) ist ein Zeichen von Übersäuerung des Blutes, z. B. bei Diabetikern.

Urin ist normalerweise leicht sauer, bei überwiegend pflanzlicher Kost leicht alkalisch. Die Prüfung des pH-Wertes wird mittels Indikatorstäbchen vorgenommen; die Grenzwerte liegen bei pH 4,8 und 7,4.

Stark sauer reagiert der Urin bei
- länger andauernden Durchfällen
- Übersäuerung des Blutes, z. B. bei Diabetikern

Merke:
Durch eine Schaukeldiät (s. S. 222) wechselt der pH-Wert zwischen sauer und alkalisch. Die Schaukeldiät wird zur Behandlung von Harnwegsinfektionen eingesetzt.

7.3.4 Beimengungen

Beimengungen sind gelöste und feste Bestandteile im Urin. Gelöste Stoffe werden mit Hilfe von Teststäbchen festgestellt, feste Bestandteile durch Laboruntersuchung.

Gelöste, krankhafte Stoffe im Urin

Stoffe	Ursache
Eiweiß	Nierenentzündung
Zucker	Diabetes mellitus
Gallenfarbstoff	Leber- und Gallenerkrankungen
Blut	entzündliche Harnwegserkrankungen, Abgang von Nieren- oder Blasensteinen

Feste, krankhafte Stoffe im Urin

Stoffe	Ursache
viele Epithelien (= Zellen der Harnwege)	Abgang von Nieren- oder Blasensteinen
Leukozyten (= weiße Blutkörperchen)	entzündliche Erkrankungen der Nieren oder der Harnwege
Erythrozyten (= rote Blutkörperchen)	Abgang von Nieren- oder Blasensteinen, akute Nierenentzündung
Zylinder (= Eiweißausgüsse der Harnkanälchen)	akute Nierenentzündung
Bakterien	Blasen- und Nierenbeckenentzündung

Merke:

Zu Urinuntersuchungen sollte möglichst „Mittelstrahlurin" verwendet werden.

Nach gründlichem Waschen des Genitalbereichs den ersten Urin ablaufen lassen, dann das Röhrchen „mitten im Strahl" füllen.

7.3.5 Blaseninfektion

Eine Blasenentzündung (= Zystitis) macht sich durch häufigen Harndrang, Schmerzen und Brennen beim Wasserlassen bemerkbar. Frauen sind aufgrund ihrer kurzen Harnröhre gefährdeter als Männer.

Begünstigend wirken:

- geringe Flüssigkeitsaufnahme
- Inkontinenz
- allgemeine Abwehrschwäche
- Diabetes mellitus

7.4 Inkontinenz

Unter Inkontinenz wird die Unfähigkeit verstanden, Urin- und Stuhlentleerung willentlich zu beeinflussen. Inkontinenz ist für alle, die mit der Pflege und Betreuung alter und behinderter Menschen befaßt sind, eines der größten Probleme. Jedoch sollte Inkontinenz nie von vornherein als gegeben hingenommen werden. In jedem Fall sollte versucht werden, die Ursache herauszufinden um die Inkontinenz zu behandeln. Selbst wenn sie sich nicht beheben läßt, ist oft eine Gewöhnung an bestimmte Entleerungszeiten möglich.

Bis zum Ende des 3. Lebensjahres lernt ein gesundes Kind, Urin und Stuhl bewußt zurückzuhalten. Wird diese Kontrolle nicht erlernt, z. B. infolge schwerer geistiger

Behinderung, oder ist sie wieder verlorengegangen, z. B. im höheren Alter, oder liegen irgendwelche Störungen vor, z. B. infolge einer Lähmung, so kommt es zu unwillkürlichem Urin- und/oder Stuhlabgang. Dabei überwiegt die Harninkontinenz. Wie entsprechende Untersuchungen ergeben, haben etwa 60% der über siebzigjährigen Menschen Schwierigkeiten beim Wasserlassen. Harninkontinenz besteht bei 15–20% der Männer und bei 24–42% der Frauen.

Inkontinenz ist nicht nur für die Betreuer, sondern vor allem für den Betroffenen selbst ein großes Problem. Auch Menschen, die das nicht zu verbalisieren vermögen, empfinden so.

Jeder von uns sollte zumindest versuchen sich vorzustellen, wie ein Mensch sich fühlt, wenn Wäsche und Kleidung naß und schmutzig werden und stinken und andere ihn deshalb meiden oder sogar beschimpfen.

7.4.1 Ursachen für Harninkontinenz

Inkontinenzform	Ursachen	Symptome
Streßinkontinenz	Überdehnung und Erschlaffung des Beckenbodens, z. B. infolge schwerer Geburten, schwerer körperlicher Arbeit, Myome (= gutartige Geschwülste der Uterusmuskulatur), Östrogenmangel	tröpfchenweiser Urinabgang bei Druckerhöhung im kleinen Becken, z. B. durch Husten, Lachen, Niesen, schweres Heben.
Dranginkontinenz	Überregbarkeit der Balsenmuskulatur, z. B. durch Harnwegsinfekte, Diabetes nellitus, harntreibende Medikamente. Auch infolge von Zerebralsklerose, Apoplexie	plötzlich einsetzender starker Harndrang und spontaner Urinabgang
Überlaufinkontinenz	Abflußbehinderung durch Prostatahypertrophie (= Vergrößerung der Vorsteherdrüse), besonders bei älteren Männern.	Harndrang (stark gefüllte Blase), aber nur tropfenweiser Urinabgang.
Neurogene Inkontinenz	Störungen im Nervensystem, infolge von angeborenen oder erworbenen Hirnschäden, Verletzungen oder Erkrankungen des Rückenmarks (Querschnittslähmung, Multiple Sklerose)	völlig unkontrollierter Harnabgang

Auch aufgrund psychischer Belastungen, z. B. bei Liebesverlust, sowie bei Hospitalismus tritt Einnässen auf. Es erfordert besonders einfühlsames Verhalten der Betreuer (evtl. Psychologen fragen).

Einige Medikamente, z. B. Sedativa, sowie alle Tranquilizer, können zur Harnverhaltung, aber auch zur unkontrollierten Entleerung führen.

Bei Verabreichung von entwässernden Medikamten (= Diuretica) kann durch die verstärkte Flüssigkeitsausscheidung ebenfalls ein Kontrollverlust über die Entleerung eintreten, vor allem bei älteren Menschen oder wenn Immobilität und weite Wege zum WC erschwerend hinzukommen.

7.4.2 Ursachen für Stuhlinkontinenz

Die Häufigkeit der Stuhlentleerungen und die Konsistenz sind wichtige Merkmale zur Einschätzung der Art und Schwere der Stuhlinkontinenz.

Ursachen	Vorkommen
Störung der Wahrnehmung des Dehnungsreizes	bei Verwirrten, Menschen mit geistiger Behinderung, Diabetikern (Spätschäden)
ungenügende Speicherfähigkeit des Darms	bei chronisch-entzündlichen Darmerkrankungen, chronischer Verstopfung, narbigen Veränderungen
ungenügende Schlußkraft des Afterschließmuskels	bei Schädigung der Muskulatur infolge von Verletzungen oder Operationen
Störung der Koordination der an der Stuhlentleerung beteiligten Funktionen	bei Megakolon (= Erweiterung des Dickdarms)

7.4.3 Kontinenztraining

Nachdem zunächst die Ursachen der Inkontinenz geklärt worden sind, muß versucht werden, diese zu beheben. In einem gewissen Ausmaß wird das möglich sein.

Bei irreparablen neurologischen Störungen wird jedoch Inkontinenz bestehenbleiben, ebenso bei solchen Störungen, die zwar grundsätzlich operativ behoben werden könnten (z. B. Prostatahypertrophie bei Männern oder Gebärmuttersenkung, die zur Beckenbodenschwäche führt, bei Frauen), diese Operation den älteren Menschen aber nicht mehr zugemutet werden kann.

Beckenbodentraining

Das Beckenbodentraining beruht auf der Anspannung der Muskulatur. Bei der Streßinkontinenz der Frauen können spezielle krankengymnastische Übungen zur Stärkung des Beckenbodens eingesetzt werden.

Drei Übungen zur Stärkung des Beckenbodens:

Übung 1

- Rückenlage
- einatmen, Luft anhalten
- dabei Gesäß- und Beckenbodenmuskulatur anspannen (so wie beim Zurückhalten von Harn und Stuhl)
- ausatmen, entspannen

Übung 2

- Rückenlage
- einatmen, Luft anhalten
- Gesäß- und Beckenbodenmuskulatur anspannen (wie bei Übung 1)
- das angespannte Gesäß langsam vom Boden anheben, so daß nur noch der Oberkörper bis zum Schulterbereich aufliegt
- Gesäß wieder langsam absenken und ausatmen

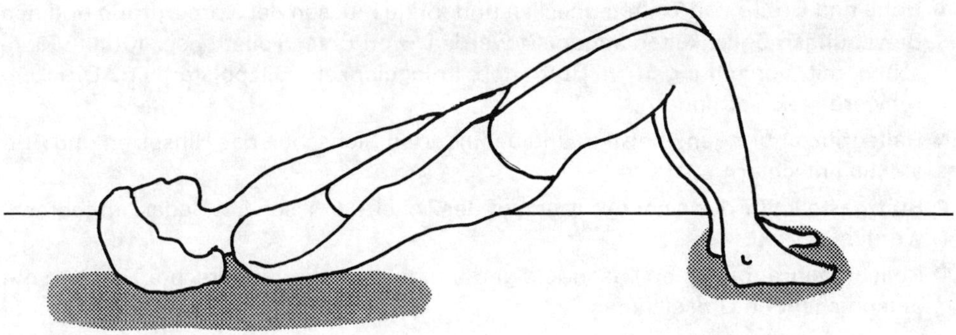

Übung 2

Übung 3

- Rückenlage, Beine anwinkeln, Füße fest auf den Boden stellen
- einatmen
- beim Ausatmen die gebeugten Knie zur Seite fallen lassen, Kopf und Fersen bleiben liegen
- einatmen, Luft anhalten
- dabei Gesäß- und Beckenbodenmuskulatur anspannen (wie Übung 1)
- ausatmen, Knie zur anderen Seite fallen lassen.

Weitere Übungen können bei der Krankengymnastin erfragt und am besten erst einmal unter ihrer Anleitung und Aufsicht vom Betreuer geübt werden, ehe dieser sie mit den seiner Obhut anvertrauten pflegebedürftigen Menschen durchführt.

Weiter ist darauf zu achten, daß die Stuhlentleerung gut klappt (ballaststoffreiche Ernährung!), damit kein starkes Pressen nötig ist. Dieses schwächt den Beckenboden und führt dadurch zur Harninkontinenz. Auch starkes Übergewicht belastet den Beckenboden. Deshalb sollte auf Gewichtsreduzierung hingewirkt werden.

Blasen- und Darmtraining, Toilettentraining

Zwar besteht ein entscheidender Unterschied zwischen dem Erlernen (z. B. bei Geistigbehinderten) und dem Wiedererlernen (z. B. nach Apoplexie) der Kontrolle über die Blasen- und Darmentleerung, jedoch gelten gewisse Gemeinsamkeiten:

- Eine Verbesserung der allgemeinen Aktivität des Betroffenen führt auch zu einer besseren Kontrolle über die Ausscheidungsfunktion.
- Aufrechte Haltung (Sitzen, Stehen, Gehen) begünstigt die kontrollierte Harn- und Stuhlentleerung. Auch dies ist ein Grund, alle Pflegebedürftigen wenigstens für einige Stunden am Tag in eine andere Stellung zu bringen.
- Regelmäßiges Hinbringen zur Toilette bzw. Reichen von Steckbecken/Urinflasche, ist ein Schritt zur Gewöhnung an regelmäßige Entleerungen.
- Bei Gehfähigen ist es wichtig, daß sie den Weg zur Toilette genau kennen und sich im Toilettenraum zurechtfinden (z. B. Türe ver- und entriegeln, Spülung bedienen).

- Höhe und Größe von Toilettenbecken und -brille müssen der Körpergröße und den Bewegungsmöglichkeiten angepaßt werden → erhöhter Toilettensitz für alte Menschen mit Versteifungen in Hüft- und Kniegelenken, Sitzpolster, um Druckbeschwerden zu verhindern;
- Haltegriffe anbringen, die alten und behinderten Menschen das Hinsetzen und Aufstehen erleichtern;
- Stützgestelle für das sichere Sitzen auf der Toilette müssen bei Bedarf angebracht werden;
- Rollstuhlfahrer brauchen besonders geräumige, behindertengerechte Toiletten mit entsprechenden Umsetzhilfen.

Bei der Auswahl der Hilfsmittel sollte vor allem auf Sicherheit und Stabilität geachtet werden. Die meisten Firmen haben Testsets, um ausprobieren zu können, welche Hilfsmittel für die jeweiligen Erfordernisse am besten geeignet sind.

Durchführung

Das Trainingsprogramm sollte mit allen Mitarbeitern und, soweit möglich, mit dem Betroffenen selbst abgesprochen werden. Nur wenn es kontinuierlich und von allen in gleicher Weise (bis hin zu Sprache und Gestik) durchgeführt wird, hat es Aussicht auf Erfolg.

- Zu den entsprechenden Zeiten werden Bettlägerige aufs Steckbecken gesetzt oder erhalten die Urinflasche, Gehfähige werden zur Toilette gebracht und hinterher wieder abgeholt,
- anfangs im 1-Stunden-Rhythmus, evtl. auch im 30-Minuten-Abstand. Hat das Erfolg, so verlängert man die Zeiten allmählich bis auf einen Abstand von 3 Stunden.
- Die „Sitz-Zeiten" sollten nicht länder als 5 (höchstens 10) Minuten betragen – keine „Dauersitzungen"!
- Bei Anzeichen von Harn- und Stuhldrang (Unruhigwerden, Hin- und Herrutschen beim Sitzen) wird der Betroffene auch außerhalb der festgelegten Zeit zur Toilette gebracht.
- Auf zweckmäßige, einfach zu öffnende Kleidung ist zu achten. Wenn Hilfe beim Öffnen und Wegstecken der Kleidung nötig ist, sollte dieses immer erst auf der Toilette geschehen.
- Wasserhahn aufdrehen
- Hände in warmem Wasser bewegen lassen
- Füße in warmes Wasser stellen
- evtl. warmes Wasser vorn über den Bauch gießen

} Hilfen zum Entspannen der Blasenschließmuskeln

- zwischendurch reichlich zu trinken geben, damit die Blase sich zwischen den einzelnen „Sitzungen" immer wieder anfüllen kann
- nach 18 Uhr nur noch wenig zu trinken geben, damit nachts möglichst kein Harndrang entsteht

- bei Erfolg loben, dabei immer wieder die Wichtigkeit und die Vorteile der trockenen Kleidung betonen
- vorgewärmte Hosen anziehen } gelungene Versuche
- evtl. Bad mit duftendem Badezusatz. } stets verstärken

Mit einem solchen gezielten Training gelingt es oft, inkontinenten Menschen eine bessere Kontrolle über ihre Ausscheidungen zu vermitteln. Bei manchen kann erreicht werden, daß durch regelmäßige Blasenentleerung das Einnässen verringert oder gar vermieden wird.

Blasenklopftraining

Diese Methode wird vor allem bei Querschnittsgelähmten eingesetzt. Durch Beklopfen der Blasengegend (direkt über der Symphyse) mit der Faust wird im Abstand von jeweils drei Stunden versucht, reflektorisch eine Blasenentleerung zu erreichen.

7.4.4 Hilfen bei Stuhlinkontinenz

Da bei der Stuhlinkontinenz oft die Verstopfung eine Rolle spielt, ist zunächst für eine gründliche Darmentleerung durch Einläufe zu sorgen. Der nächste Schritt sollte darauf ausgerichtet sein, durch eine entsprechende Kostumstellung eine weitere Verstopfung zu vermeiden:

- *Schlackenreiche Kost* geben: Vollkornprodukte, viel Rohkost.
- *Genügend Flüssigkeit* geben: wenigstens 1,5 l reine Trinkmenge täglich!
- *Darmtätigkeit anregen:* morgens nüchtern ein Glas Pflaumen-, Sauerkraut- oder Rhabarbersaft, abends ein Glas Kefir, Sauermilch oder Fruchtsaft mit Leinsamenschrot (2 Eßl.)
- *Keine stopfenden Speisen* geben: keine stark ausgemahlenen Mehle (Weißbrot, Kuchen, Nudeln u. ä.), keine Schokolade, keine Bananen, keinen Schwarztee.
- *Keine blähenden Speisen* geben: keine Hülsenfrüchte, Zwiebeln, Kohl u. ä.
- *Keine Abführmittel* geben, sie verschlimmern die Darmträgheit nur! Wenn unbedingt erforderlich, sollten salz- und glyzerinhaltige Klistiere verwendet werden.

Ist es auf diese Weise gelungen, die ständige Verstopfung zu beseitigen, so beobachtet man, wann der Darm jeweils spontan entleert wird. Danach führt man regelmäßige Toilettenzeiten ein. Auf diese Weise läßt sich die Stuhlentleerung meist unter Kontrolle bringen.

Das **Kotschmieren,** eine häufige Begleiterscheinung bei arteriosklerotisch veränderten und aus anderem Grunde geistig behinderten Menschen mit Stuhlinkontinenz, hört oft nach Beseitigung der Verstopfung von allein auf.

Zur Nacht können zusätzlich Schutzdecken eingesetzt werden, die genügend Bewegungsfreiheit lassen, aber verhindern, daß die Hände unter die Bettdecke gebracht werden. Diese Decken verhindern gleichzeitig das Herausfallen oder -steigen aus dem Bett. Bei Menschen, die mit Kot schmieren, ist daran zu denken, daß ihnen am Tage ausreichend Tasterlebnisse mit anderen Materialien vermittelt werden, z. B. Malen mit Fingerfarben, Arbeiten mit Knete, Greifübungen mit Greifsäckchen, Handmassagekissen, Therapie-Kitt.

7.4.5 Konservative Hilfsmittel

Ist eine Kontinenz weder durch die aufgeführten Trainingsmethoden noch durch Operation möglich, so wird versucht, mit konservativen Maßnahmen die Folgen der Inkontinenz zu mildern.

Dauerkatheter

Aufgrund des hohen Infektionsrisikos sollte bei funktioneller Inkontinenz auf den Einsatz von Dauerkathetern verzichtet werden.
Ein Katheter ist jedoch unbedingt erforderlich, wenn es sich um eine Überlaufblase bei Prostatahypertrophie handelt, da es durch ein Harnstauung zur Dauerschädigung der Nieren kommen kann.
Bei allen älteren Männern ist deshalb sorgfältig zu prüfen, ob es sich um eine funktionelle Inkontinenz (infolge zerebraler Veränderungen), oder um eine Prostatahypertrophie handelt!

Urinale bei Männern

Diese Art der Urinableitung geschieht durch einen kondomähnlichen Rolltrichter, der über den Penis gestreift wird und mit einem Urinauffangbeutel verbunden ist.
Für die überwiegende Anzahl der in Frage kommenden pflegebedürfigen Menschen ist der Einsatz dieses Hilfsmittels jedoch nicht praktikabel.

Saugende Materialien

Auch einem Menschen mit dauernder Inkontinenz sollte ein Leben ermöglicht werden, das der Würde des Menschen entspricht. Dazu gehört die regelmäßige gute Versorgung mit saugenden Materialien.
Die verschiedenen Hersteller bieten diverse Materialien an, so daß den Bedürfnissen entsprechend ausgewählt werden kann.

Notwendige Materialeigenschaften:

- gute Saug- und Speicherfähigkeit
- gute Hautverträglichkeit: Verhinderung von Wärme- und Nässestau, von Hautreizungen und Wundwerden
- sicherer, guter Sitz
- keine Einschränkung der Mobilität
- Schutz vor Auslaufen, Durchnässen
- Schutz vor unangenehmem Geruch
- bequemes, unauffälliges Tragen, ohne Knistern und Rascheln (am Tage).

Bei der Auswahl des Inkontinenz-Versorgungs-Systems spielt neben der optimalen Versorgung auch die Wirtschaftlichkeit eine Rolle. Außerdem ist der Grad der Inkontinenz maßgebend:

leichte Inkontinenz	bis zu 100 ml	Urinabgang innerhalb 4 Stunden
mittlere Inkontinenz	bis zu 200 ml	Urinabgang innerhalb 4 Stunden
schwere Inkontinenz	bis zu 300 ml	Urinabgang innerhalb 4 Stunden

Um die Saug- und Speicherfähigkeit des Materials zu prüfen und gleichzeitig beurteilen zu können, wie naß sich dieses anfühlt, kann man entsprechende Flüssigkeitsmengen hineingießen.

Unter den genannten Gesichtspunkten haben sich bewährt:

- *Netzhosen mit Einlagen* in unterschiedlichen Größen, je nach Grad der Inkontinenz,
- *Inkontinenz-Slips* (Einmalmaterial), ebenfalls in verschiedenen Größen,
- *Inkontinenz-Unterlagen als Bettschutz* für die Nacht oder für überwiegend Bettlägerige.

Damit die betroffenen Menschen sich trotz ihrer Inkontinenz wohlfühlen können und Geruchsbelästigungen und Hautschädigungen vermieden werden, sind die Saughilfen vor jeder Mahlzeit, zwischendurch nach Bedarf und in der Regel einmal während der Nacht zu wechseln. Dabei muß die Haut schonend und gründlich zugleich gereinigt werden, d. h. keine scharfen, parfümierten Seifen verwenden, keine harten Handtücher zum Abtrocknen nehmen, nicht zu stark rubbeln.

Zur Pflege der Haut hat sich eine Lebertran-Zink-Salbe bewährt: durch den Lebertran-Anteil bleibt die Haut weich und geschmeidig, der Vitamin-A-Gehalt fördert die Regeneration, der Zinkanteil bewirkt einen guten Nässeschutz, da er auf der Haut liegenbleibt und einen Schutzfilm bildet.

Es ist stets anzustreben, wenigstens für einige Stunden des Tages für eine möglichst luftdurchlässige Versorgung (z. B. Netzhose) zu sorgen, weil im ständig feuchtwarmen Milieu Bakterien sich schnell vermehren und zu aufsteigenden Harnwegsinfektionen führen können.

Anmerkung:

Zur Selbsterfahrung könnte sich der Betreuer selbst einmal eine Inkontinenten-Schutzhose anziehen, etwas lauwarmes Wasser hineingießen und eine Zeitlang damit herumgehen, um das Gefühl des Naß-seins zu erleben.

Alle pflegerischen Maßnahmen müssen darauf ausgerichtet sein,

- den betroffenen Menschen nicht dem Zustand des Ausgeliefertseins und der Entwürdigung auszusetzen;
- eine hygienische Versorgung zu gewährleisten, die die Aktivität nicht einschränkt;
- Hautreizungen und Dekubitus zu vermeiden;
- aufsteigende Harnwegsinfektionen zu verhindern.

Zusammenfassung:

Die Abfallprodukte der Nahrung und des Stoffwechsels werden über den Darm und die Nieren ausgeschieden. Voraussetzung für eine regelmäßige Darmentleerung ist vor allem eine angemessene Ernährung. Ballaststoffarme Kost und Bewegungsmangel führen zur Darmträgheit und zur Verstopfung. Eine Beseitigung ist durch Veränderung der Eßgewohnheiten möglich, Abführmittel sollten nur in Ausnahmefällen eingesetzt werden.

Ist die Stuhleindickung gestört, so kommt es zu Durchfall. Die Behandlung besteht in der Beseitigung der Ursache und im Flüssigkeits- und Salzersatz.

Farbe und Beschaffenheit von Stuhl und Urin können Hinweis auf Krankheiten geben.

Harnwegsinfektionen sind unangenehm und schmerzhaft. Sie sollten durch prophylaktische Maßnahmen vermieden werden.

Inkontinenz ist eines der größten Probleme in der Pflege alter und behinderter Menschen. Hierbei ist es wichtig, die Ursache herauszufinden und abzustellen, soweit es möglich ist. Die Gewöhnung an regelmäßige Zeiten der Entleerung kann zum Erfolg führen.

Bei andauernder Inkontinenz ist eine entsprechende hygienische Versorgung mit Saugmaterialien erforderlich.

Literatur:

- Füsgen, I./Summa, J. D.: Geriatrie, Studienbuch für Krankenschwestern, Krankenpfleger, Altenpflegerinnen, Altenpfleger und med. techn. Assistentinnen, Kohlhammer-Verlag, Stuttgart 1984
- Informationen zur Versorgung und Pflege bei Harninkontinenz, Hrsg. „Herzlieb" GmbH, Kleeberg und Meyer, Bad Berneck
- Ratschläge zur Hygiene und Pflege bei Inkontinenz, Hrsg. Paul Hartmann AG, Heidenheim
- Porschen, Margret: Allgemeine Krankenpflege in Frage und Antwort, Kohlhammer-Verlag, Stuttgart 1982

8 Körperpflege

Ziele:

Der Leser soll

- das Aussehen der gesunden Haut und deren Funktionen sowie Veränderungen der Haut und mögliche Ursachen kennenlernen
- die besonderen Aspekte der körperlichen Nähe bei der Pflege und Möglichkeiten des Umgangs mit Befangenheit, Scham und Ekel vermittelt bekommen
- Hinweise auf die Grundsätze der Körperpflege bei Hilfsbedürftigen und den Einsatz entsprechender Hilfsmittel erhalten
- Anregungen bekommen, auch stark pflegebedürftiger Menschen aktiv in die eigene Körperpflege einzubeziehen
- Körperpflege als Möglichkeit erkennen, prophylaktische und mobilisierende Maßnahmen durchzuführen

Die Körperpflege gehört zu den sich ständig wiederholenden Aktivitäten des täglichen Lebens.

Die Organe, die damit in unmittelbarem Zusammenhang stehen, sind die Haut mit ihren Anhangsgebilden, Haare und Nägel sowie die Mundhöhle.

8.1 Kurze Physiologie der Haut

Die Haut ist mit einer Fläche von etwa 2 m^2 beim Erwachsenen und mit einem Gewicht von 15% des Körpergewichts unser größtes Organ. Sie umhüllt unseren Körper und schließt ihn so gegen die Außenwelt ab, zugleich ist sie aber auch ein Kontaktorgan zur Außenwelt durch die Nervenendigungen, die als Rezeptoren (= Aufnahmeapparate) dienen.

Vorgeburtlich hat sich die Haut aus zwei Keimblättern entwickelt: Aus dem äußeren Keimblatt entstand die Oberhaut mit den Anhangsgebilden Haare und Nägel, sowie das gesamte Nervensystem; aus dem mittleren Keimblatt entstanden Lederhaut und Unterhautbindegewebe. Die Grenze zwischen Oberhaut und Lederhaut ist sozusagen die „Nahtstelle". Bei mechanischen, thermischen oder chemischen Schäden, z. B. Reibung, Verbrennung oder Verätzung, können sich hier Spalten bilden, die sich rasch mit Gewebswasser füllen → Blasenbildung.

Da sich die Oberhaut aus demselben Keimblatt entwickelt hat wie das Nervensystem, bleiben auch hier enge Verbindungen bestehen: Manche Krankheiten machen sich an der Haut und am Nervensystem bemerkbar, so wird die Haut zu Recht als „Spiegel der Seele" bezeichnet. Auch ist das Nervensystem z. T. über die Haut beeinflußbar.

Die vielfältigen **Funktionen der Haut** kann man in zwei große Gruppen zusammenfassen:

- *Sinnesfunktion*

  Wahrnehmung von Reizen aus der Umwelt: Tast-, Temperatur- und Schmerzempfindungen
- *Schutzfunktion*

  Schutz vor Verletzungen, Austrocknung und Auslaugung, Temperaturveränderungen, Lichtschäden (begrenzt!) und Krankheitserregern.

Normalerweise ist die Haut glatt, elastisch und gut durchblutet und sieht daher etwas rosig aus. Der Hauttyp ist individuell verschieden.

Hauttyp

Etwa die Hälfte der Menschen hat fett-feuchte (seborrhoische) Haut. Diesen Hauttyp finden wir besonders bei jüngeren Menschen.

Trockene Haut (sebostatisch) haben etwa 30%, besonders ältere Menschen. Die restlichen 20% haben Mischhaut, d. h. die Haut ist weder eindeutig fett noch trocken.

Hautzustand

Der Hautzustand ist veränderlich durch

- altersbedingte Einflüsse
- innere Einflüsse, z. B. Fieber, Magen-Darm-Erkrankungen
- äußere Einflüsse, z. B. physikalische Faktoren, wie Sonnenbestrahlung, oder chemische Faktoren, wie z. B. häufiger Umgang mit Putz- und Desinfektionsmitteln.

8.2 Beobachtung der Haut

8.2.1 Farbe

Veränderungen der Hautfarbe können uns wichtige Hinweise auf Krankheiten geben. Eine kurzfristige Veränderung ist durch psychische Beeinflussung möglich, z. B. werden wir blaß vor Schreck oder rot vor Scham.

Blässe ist abhängig von Hautdicke und Hautdurchblutung, muß also nicht immer krankhaft sein.

Sie kann jedoch auf Anämie (= Blutarmut) oder großen Blutverlust durch äußere oder innere Blutungen hinweisen. Tritt sie plötzlich auf, verbunden mit Schwächegefühl, Schweißausbruch und raschem Puls, so weist sie auf Kreislaufversagen hin.

Blässe ist besonders gut sichtbar an den Innenseiten der Unterlider des Auges, an Lippen und Fingernägeln.

Örtlich begrenzte Blässe, z. B. an den Beinen, ist ein Zeichen für Durchblutungsstörungen.

Rötung der Haut beobachten wir bei hohem Fieber und Bluthochdruck (= Hypertonie). Örtlich begrenzt ist sie bei Entzündungen oder Ekzemen. Rote Flecken können bei Infektionskrankheiten (Exanthem = Hautausschlag) oder Allergien auftreten, punktförmige rote Flecken bei kleinsten Hautblutungen.

Blaufärbung (= Zyanose) ist ein Zeichen mangelhafter Sauerstoffversorgung des Blutes, z. B. Herz- und Lungenkrankheiten. An Lippen, Fingernägeln und Ohrläppchen ist sie besonders gut zu erkennen.
Bläulich-marmoriert ist die Haut Sterbender infolge schlechter Blutzirkulation.

Gelbfärbung (= Ikterus) weist auf Gallenfarbstoff im Blut hin, der sich dann in der Haut ablagert. Ursachen sind vor allem Erkrankungen der Gallenblase und der Leber, evtl. auch Blutkrankheiten oder Vergiftungen.

Eine *schmutzig-gelbe* Farbe tritt bei Nierenerkrankungen auf, *gelblich-graue* Blässe bei Krebserkrankungen.

Die Gelbfärbung läßt sich besonders gut an der weißen Lederhaut des Auges (= Sklera) erkennen.

Pigmentveränderungen treten bei alten Menschen als Altersflecken auf. Es handelt sich um eine harmlose Überpigmentierung.

8.2.2 Spannungszustand

Der Spannungszustand der Haut ist abhängig von der Gewebsflüssigkeit und gibt so Aufschluß über den Wasserhaushalt des Körpers. Normalerweise ist die Haut glatt und elastisch. Bei alten Menschen nehmen Flüssigkeits- und Fettanteile in der Haut ab und sie wird trocken und faltig.

Austrocknung (= Exsikkose) entsteht durch Flüssigkeitsverlust, z. B. als Folge von Erbrechen, Durchfällen und Fieber, oder infolge mangelnder Flüssigkeitszufuhr (besonders bei alten und schwerbehinderten Menschen).

Merke:
Wenn sich die Haut leicht in Falten abheben läßt und diese Falten nicht sofort nach dem Loslassen wieder verstreichen, besteht hochgradige Austrocknung! Sofort den Arzt verständigen!

Wasseransammlungen im Gewebe (= Ödeme) führen zu einer erhöhten Spannung der Haut. Drückt man die Haut mit dem Daumen ein, so bleibt die Delle über kurze Zeit bestehen.

Ödeme kommen vor bei Herzkranken, besonders an den Füßen und Beinen; bei Bettlägerigen in der Kreuzbeingegend; bei Nierenkranken besonders im Gesicht und im Bereich der Augen; bei Leberkranken vor allem als Bauchwassersucht (= Aszites). Aber auch bei Allergien und bei entzündlichen Schwellungen kommt es zu Ödemen.

Merke:
Beim Auftreten von Ödemen ist der Arzt zu informieren! Die Ursache muß herausgefunden werden, um eine gezielte Behandlung zu ermöglichen.

8.2.3 Verletzungen

Wunden, Hautabschürfungen und Verbrennungen sind Verletzungen der Haut, die entsprechend behandelt werden müssen.

Kratzspuren können harmlos sein (z. B. infolge von Juckreiz durch Mückenstich), sie können aber auch auf Körperungeziefer, auf Allergien, Ekzeme, Pilzerkrankungen oder Stoffwechselerkrankungen, z. B. Diabetes mellitus, hinweisen.

Kratzspuren können auch Auswirkungen aggressiven Verhaltens sein. Es muß deshalb sorgfältig nach der Ursache geforscht werden, um diese durch entsprechende Maßnahmen abstellen zu können.

Gewebsdefekte mit schlechter Heilungstendenz sind Decubitus (= Druckgeschwür), Ulcus cruris (= Unterschenkelgeschwür) und Gangrän (= Gewebsbrand).

8.3 Schweiß und Körpergeruch

8.3.1 Schweißabsonderung

Schweiß ist das Sekret der **Schweißdrüsen,** die im Unterhautbindegewebe eingelagert sind. In den Hand- und Fußinnenflächen, in den Achselhöhlen und den Leistenbeugen, am Nasenrücken und an der Stirn befinden sich Schweißdrüsen in größerer Zahl.

Schweiß besteht zu etwa 98% aus Wasser. Außerdem sind Kochsalz und Harnstoff, sowie Fettsäuren enthalten. In der Haut der Achselhöhle befinden sich große Schweißdrüsen, deren Sekret einen besonderen Duft aufweist (= Duftdrüsen). Durch bakterielle Zersetzung von Schweiß auf der Haut und durch Beimengung dieser Duftstoffe entsteht der Körpergeruch.

Über die Schweißdrüsen werden in 24 Stunden bei normaler Körper- und Außentemperatur etwa 500 ml Flüssigkeit ausgeschieden.

Durch die Schweißabsonderung werden verschiedene Körperfunktionen unterstützt:

- *Wärmeregulation* durch Verdunstungskälte
- *Nierenfunktion* durch Salz- und Harnstoffausscheidung
- *Schutzfunktion der Haut* durch Erhaltung des Säuremantels

Die Schweißsekretion wird durch das vegetative Nervensystem gesteuert. So ist z. B. das Auftreten von Schweißausbrüchen bei Angst oder Aufregung zu erklären.

Vermehrte Schweißabsonderung tritt auf bei

- Fieber (während des Fieberabfalls)
- Schilddrüsenüberfunktion
- Rheuma
- Fehlregulation über das vegetative Nervensystem, z. B. bei vegetativ labilen Menschen, nach schweren Krankheiten, bei Frauen im Klimakterium. Nachtschweiß kann ebenfalls ein Zeichen vegetativer Fehlregulation sein.
- Tuberkulose (Nachtschweiß)

Kalter Schweiß tritt auf bei

- Ohnmacht
- Kreislaufschwäche
- Schock
- Absinken des Blutzuckers bei Diabetikern

Merke:
Kalter, klebriger Schweiß ist immer ein Alarmzeichen und deutet auf Kreislaufversagen hin!

Verminderte Schweißabsonderung kommt vor bei hoher Außentemperatur und gleichzeitig hoher Luftfeuchtigkeit und führt zu Wärmestau und Hitzschlag.

Der Körper kann die Wärme nicht abgeben. Die Körpertemperatur steigt auf über 40 °C an, die Haut ist gerötet, trocken und heiß. Der Puls ist beschleunigt, es kommt zu Kopfschmerzen, Übelkeit und schließlich zur Bewußtlosigkeit.

Sofortmaßnahmen: kalte Umschläge zur Abkühlung, sofort den Arzt verständigen!

8.3.2 Körpergeruch

Jeder Mensch hat einen individuellen Körpergeruch, der jedoch in der Regel unauffällig ist.

Schweißgeruch entsteht durch bakterielle Zersetzung des an sich geruchlosen Schweißes auf der Haut. Deshalb ist eine gute Körperpflege bei starkem Schwitzen unbedingt nötig.

Auffällige Körpergerüche entstehen durch Ausscheidungen von Stoffwechselprodukten über die Haut und können deshalb ein Hinweis auf Krankheiten sein:

Körpergeruch	Vorkommen
Azeton- oder Obstgeruch	bei Diabetikern, wenn der Blutzuckerspiegel ansteigt
Harngeruch	bei Nierenversagen
säuerlicher Geruch	bei rheumatischen Erkrankungen
stinkender, übler Geruch	bei Gewebszerfall, z. B. bei Krebs, Gangrän (= Gewebsbrand)

Pflegerische Hinweise

Menschen, die stark schwitzen,
- müssen vor Zugluft geschützt werden (Verhütung von Erkältungen),
- brauchen eine gute Körperpflege und häufig frische Wäsche (Verhinderung von Erkältung und Förderung des Wohlbefindens),
- haben einen großen Flüssigkeits- und Salzverlust, der ausgeglichen werden muß durch reichliches Angebot von Flüssigkeit und Salzgebäck,
- werden auf längere Sicht hin geschwächt (um 1 Liter Flüssigkeit zu verdunsten benötigt der Körper ca. 2500 kJ (≙ 600 kcal) und brauchen daher Schonung und entsprechende Ernährung.

8.4 Probleme bei der Körperpflege

Die Körperpflege ist in Heimen ein wesentlicher Bestandteil des Tagesprogramms. Für den Pflegebedürftigen ist die Art und Weise der Durchführung und seiner Beteiligung daran mit ausschlaggebend für seine Ängste und Widerstände bzw. für sein Wohlbefinden, insgesamt also für seine Lebensqualität.

Ist jemand in seiner Selbständigkeit soweit eingeschränkt, daß er die Pflege seines Körpers einem anderen Menschen überlassen muß, so muß er die unmittelbare Nähe des Pflegenden zulassen und aushalten; es bleibt ihm keine andere Wahl.

Das täglich sich wiederholende körperpflegerische Tun läßt auf seiten des Pflegenden die Gefahr aufkommen, die Gefühle des Menschen, der gepflegt wird, unbedacht, unbeachtet zu lassen und ihn zum Pflegeobjekt, zum *Gegenstand* des Handelns zu machen.

Deshalb setzt die Durchführung einer guten Körperpflege nicht nur entsprechendes Wissen und Können, d. h. praktische Übung, voraus, sondern auch einfühlendes Handeln. Da Körperpflege körperliche Nähe bedeutet, die bis in den Intimbereich hineinreicht, sollte sie entsprechend reflektiert durchgeführt werden.

Einfühlendes Handeln erfordert zunächst ein Bewußtmachen und eine Auseinandersetzung mit den Schwierigkeiten.

- Obwohl wir den Intimbereich anderer Menschen respektieren, muß er bei der Körperpflege entblößt werden, und das vor häufig wechselnden Mitarbeitern.
- Obwohl wir wissen, daß pflegerische Handlungen im Genitalbereich und an anderen erogenen Zonen als stimulierende Handlungen erlebt werden können, dürfen wir diese Bereiche bei der Pflege nicht auslassen.
- Obwohl die Pflege eines Menschen anderen Geschlechts uns vielleicht Schwierigkeiten macht, müssen wir sie durchführen.
- Obwohl unser ästhetisches Empfinden manchmal bis an die Grenze der Belastbarkeit strapaziert wird (z. B. beim Anblick eines mit Kot oder Erbrochenem beschmierten Menschen), sollten wir uns bemühen, die notwendigen Pflegemaßnahmen ohne innere Abwehr durchzuführen.

Bewältigung der Probleme

Auch wenn es keine allgemeingültigen Rezepte für den Umgang mit solchen Schwierigkeiten geben kann, sollen doch Möglichkeiten zu deren Überwindung aufgezeigt werden. Um uns der eigentlichen Aufgabe in der Pflege und Betreuung zuwenden zu können, müssen wir lernen, uns von belastenden Gefühlen und Eindrücken zu distanzieren. Das wird besonders für junge und unerfahrene Mitarbeiter nicht leicht sein. Ältere Mitarbeiter erklären häufig, das sei alles eine Sache der Gewöhnung. Dem soll hier nachdrücklich widersprochen werden.

Es ist keine Sache der Gewöhnung, sondern eine immer wieder neu zu leistende Abgrenzung. Distanzieren meint hier nicht gleichgültig werden, sondern sich der Grenzen zwischen dem eigenen Leben und dem Leben des anderen stets bewußt zu bleiben. Distanzieren heißt also, sich nicht so in den anderen einzufühlen und sich mit ihm zu identifizieren, daß sein Leid die eigenen Kräfte lähmt. Die Fähigkeit zum Helfen wird dadurch sonst immer geringer und die berufliche Belastung bald untragbar.

Vor der Gewöhnung sollten wir uns jedoch hüten, denn sie führt letztendlich dazu, den andern als Objekt zu betrachten und zu behandeln! Wenn wir den anderen Menschen so annehmen können, wie er ist, werden wir es auch schaffen, Ekel und Abneigung zu überwinden. Das setzt jedoch voraus, daß wir uns unsere Gefühle erst einmal eingestehen können, um uns dann ehrlich zu bemühen Abneigung zu überwinden. Ekel und Abscheu sind keine in der Pflege verbotenen Gefühle! Oft hilft es, wenn die Mitarbeiter untereinander über diese Gefühle sprechen und sich darüber austauschen, was ihnen besondere Schwierigkeiten macht. Oft ist gegenseitige Entlastung möglich.

Es kann auch hilfreich sein, in der konkreten Situation negative Gefühle dem Betroffenen gegenüber auszusprechen, z. B. indem wir sagen: „Das stinkt hier ja sehr, außerdem ist alles beschmiert. Das ist für Sie sicher auch unangehm, deshalb nun schnell ans Saubermachen!" Über eine solche Kontaktaufnahme bringen wir unsere Gefühle und zugleich unsere Anteilnahme zum Ausdruck; die Situation wird entspannter, wir überwinden unseren Ekel leichter im Tätigwerden.

Hinweisen möchte ich noch darauf, daß wir über dem, was uns Pflegenden täglich zugemutet wird, nicht vergessen sollten, was wir den Pflegebedürftigen zumuten! Nur wenn wir alle die Pflegemaßnahmen, die wir tagtäglich ausführen, auch einmal am eigenen Körper erfahren haben, können wir einschätzen, wie sie auf den anderen wirken. Deshalb können Übungen zur Selbsterfahrung in diesem Bereich sehr hilfreich sein.

8.5 Eigenaktivität bei der Körperpflege

Jedem Menschen sollte das Recht zugestanden werden, auf die Verrichtungen seines täglichen Lebens soweit als möglich einzuwirken. Da jedoch bestimmte Fertigkeiten erforderlich sind, um eine gewisse Selbständigkeit zu erlangen, ist systematische Unterstützung notwendig.

Nach Möglichkeit sollte jeder hilfsbedürftige Mensch in die Pflege seines eigenen Körpers mit einbezogen werden. Vielleicht kann er, wenn wir ihm den Waschlappen über die Hand streifen, sein Gesicht selber waschen, oder er kann den Arm herreichen, der gewaschen werden soll. Die Seife läßt sich z. B. mit einer Kordel an einem seitlichen Haltegriff aufhängen, so daß der pflegebedürftige Mensch beim Einseifen mithelfen kann, indem man seine Hand wiederholt an die Seife heranführt, so daß er das Einseifen hautnah miterleben kann.

Es ist wichtig, die zielgerichtete Abfolge bestimmter Bewegungen immer wieder zu üben und dieses über eine lange Zeit fortzuführen, um eine gewisse Selbständigkeit zu erreichen.

Gut erreichbare Körperpartien lassen sich mit unterstützender Handführung waschen. Um den Vorgang des Waschens und Abspülens zu verdeutlichen, kann eine farbige Seife oder Waschlotion eingesetzt werden. Schwer erreichbare Körperteile, wie z. B. der Rücken, können von Menschen, die sonst einigermaßen selbständig sind, mit Hilfe von Bürsten oder Schwämmen mit gebogenem Stiel erreicht werden.

Viele der stark pflegebedürfigen Menschen werden nie in der Lage sein, ihre Körperpflege selbständig vorzunehmen, sondern immer von einem Bereuer gewaschen werden müssen. Auch für sie kann dieser Vorgang zu einem bewußt wahrgenommenen Erlebnis werden, an dem sie sich aktiv beteiligen können. Dazu gehört zunächst die Zuwendung, die sie bei der Körperpflege vom Betreuer erfahren. Die sprachliche Begleitung bezieht den zu Pflegenden in den Waschvorgang mit ein: Er ist nicht ein Objekt, das gesäubert wird, sondern ein Mensch, mit dem man sich beschäftigt.

Die Haut ist ein wichtiges **Kommunikationsorgan.** Körperliche Kontakte in Form von Berührung, Streicheln, Festhalten sind für das Befinden und die Weiterentwicklung von Menschen, die kaum andere Möglichkeiten der Kommunikation haben, von großer Bedeutung. Berührung ist die einzige Möglichkeit, gemeinsam mit ihnen zu agieren.

Wir können dem Pflegebedürftigen das Wasser über die Hände fließen lassen, seine Gliedmaßen einzeln im Wasser bewegen, herausheben und wieder eintauchen. Beim

Einseifen kann er die streichenden oder kreisenden Bewegungen auf seiner Haut fühlen. Ein weicher Frotteelappen oder Schwamm und eine härtere Bürste im Wechsel dienen nicht nur der Massage und damit der Förderung der Hautdurchblutung, sondern vermitteln zugleich über den Hautsinn die Empfindungen „weich" – „hart" als Gegensätze. Auch der Geruch der Seife oder der Badezusätze reizt die Sinne.

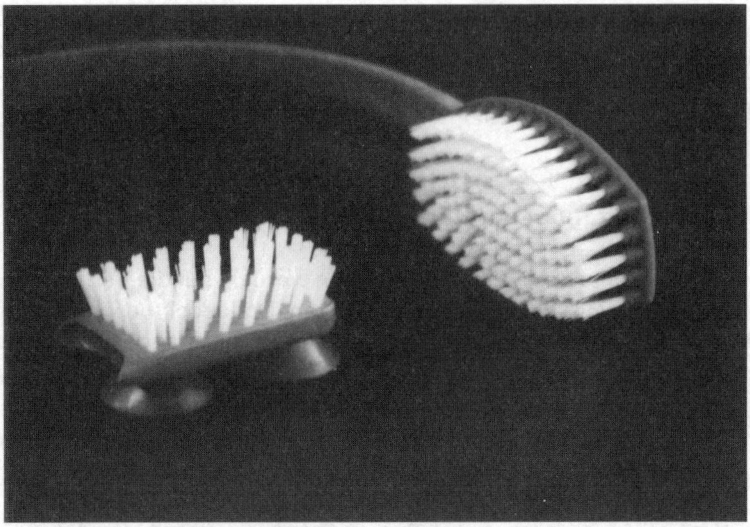

Mittels der Saugnäpfe läßt sich die Handbürste in Griffweite auch an den Kacheln oder der Wanne selbst anbringen. Die Bürste mit dem gebogenen Stiel ermöglicht es, selbständig jede Region des Rückens zu ereichen.

Das Gefühl des Naßwerdens, evtl. verbunden mit Plantschen, Spritzen, Begießen, Abbrausen mit einem weichen oder harten Strahl, und hinterher das Gefühl des Trockenwerdens (Trockenrubbeln mit einem weichen, evtl. vorgewärmten Badetuch, Trockenfönen der Haare) werden ebenfalls wahrgenommen. Den Höhepunkt und gleichzeitig den Abschluß des Badegeschehens bildet das Eincremen. Beim Verteilen und Verstreichen der Creme auf der Haut erfährt der pflegebedürftige Mensch intensive Zuwendung (Streicheleinheiten), so daß er sich hinterher sehr wohl fühlen kann.

8.6 Prophylaktische Maßnahmen bei der Körperpflege

8.6.1 Hautpflege

Decubitusgefährdete Stellen sind bei jeder pflegerischen Verrichtung, besonders aber bei der Körperpflege, genau anzusehen, um Veränderungen möglichst schnell zu erkennen. Die ersten Symptome sind eine vorübergehende Blässe der Haut, danach eine Rötung oder eine rötlich-blaue Verfärbung.

Da Mangeldurchblutung der Haut begünstigend wirkt, kann nach warmem Baden oder Duschen die ~~Haut mit Eis abgerieben werden~~. Dadurch wird zunächst eine kurzfristige Engstellung der Blutgefäße mit nachfolgender Erweiterung erreicht und damit eine bessere Durchblutung und Sauerstoffversorgung. Um der Entstehung von Dekubitalgeschwüren vorzubeugen, ist besonders auf die Lagerung zu achten (s. S. 155 ff.).

8.6.2 Durchblutung

Zur Förderung der Durchblutung und besseren Belüftung der Lungen, und somit zur **Erkältungs- und Pneumonieprophylaxe** (= Vorbeugung einer Lungenentzündung), dient das kühle Abbrausen nach Beendigung des Duschens oder Badens.

Hierbei ist die Regel aller Kneipp-Anwendungen zu beachten: Kaltes Wasser nur am warmen Körper! Um die Anregung des Kreislaufs dabei noch zu unterstützen, wird der Körper hinterher gut abfrottiert. Der Kältereiz führt zur vertieften Durchatmung und damit zur besseren Sauerstoffversorgung des Blutes und des Herzens. Die verstärkte Hautdurchblutung dient gleichzeitig der Decubitus-Prophylaxe.

Wenn wir pflegebedürftige Menschen kühl abbrausen, während sie noch in dem abfließenden warmen Badewasser sitzen, so hat das den Vorteil, daß nur ein kleiner Teil des Körpers zur Zeit abgekühlt wird. Das reicht aus, um die erwünschte Engstellung der Gefäße zu erreichen, die zur besseren Durchblutung führt, verhindert aber eine zu starke Reaktion und damit die Gefahr der bleibenden Gefäßverengung (Decubitus!). Adern verengen sich Blut läuft schneller. Bei gut durchblutet wird / Eiswürfel rauf / Gefäß zu eng / schlechte Durchblutung / Decubitus entsteht dort, wo eine schlechte / keine Durchblutung ist.

Vorgehensweise beim kühlen Abbrausen in der Wanne:

- Stöpsel aus der Badewanne ziehen, damit das warme Wasser ablaufen kann,
- Dusche kühl (nicht zu kalt) einstellen, Strahl auf mittlere Härte drehen.
- Rechts beginnend mit dem Duschstrahl von körperfern nach körpernah gehen, also
  - von der rechten Hand über den Arm zur rechten Schulter und wieder abwärts, danach links ebenso,
  - anschließend rechte und linke Brustseite,
  - dann den Rücken von unten nach oben,
  - zuletzt rechtes und linkes Bein vom Fuß zur Hüfte.

Man beginnt am rechten Arm oder Bein, um das abgekühlte Blut nicht zu schnell wieder zum Herzen hin zu bringen.

8.6.3 Bauchmassage

Die Bauchmassage dient zur **Anregung der Darmtätigkeit**. Menschen, die sich sehr wenig bewegen, neigen in der Regel zur Verstopung. Beim Duschen oder Baden bietet sich die Gelegenheit, eine Bauchmassage mit dem Duschstrahl durchzuführen. Es ist darauf zu achten, daß der Brausekopf dabei im Verlauf der Dickdarmabschnitte, d. h. im Uhrzeigersinn, bewegt wird.

8.6.4 Fußpflege

Auf **Fußpilzbefall** muß geachtet werden, deshalb sind besonders die Zehenzwischenräume beim Abtrocknen zu inspizieren. Prophylaktisch sollte auf gutes Abtrocknen dieser Stellen und auf Einpudern mit einem guten, feuchtigkeitsaufsaugenden Fußpuder Wert gelegt werden. Ist Pilzbefall vorhanden, so muß eine gezielte Behandlung mit Antimykotika (pilzbekämpfende Mittel) über mindestens drei Monate erfolgen. (s. S. 115)

8.6.5 Bewegungsübungen

Versteifungen (= Kontrakturen) können durch Bewegungsübungen im warmen Wasser besonders gut verhindert werden. Dabei berate man sich entsprechend mit der Krankengymnastin.

Neben solchen gezielten Maßnahmen lassen sich jedoch auch noch eine Reihe von **spielerischen Übungen** durchführen, die der allgemeinen Mobilisierung dienen, z. B. die Gliedmaßen abwechselnd aus dem Wasser heben und wieder eintauchen, nach kleinen, in der Wanne schwimmenden Gegenständen (Bälle, Schwimmtiere) greifen, einen Schwimmring unter Wasser drücken und dergleichen mehr.

Ein aufmerksamer, phantasievoller Betreuer wird jede Gelegenheit im Tagesablauf zur Mobilisation nutzen.

8.7 Reinigungs- und Pflegemittel

Hautreinigung dient dazu, den von außen anhaftenden Staub und Schmutz sowie die Ausscheidungsprodukte der Haut, Schweiß und Talg, und abgestorbene Hautschüppchen zu entfernen.

8.7.1 Mittel zur Hautreinigung

Wasser und Seife schaden einer normalen Haut zwar nicht, jedoch wird in unserer Gesellschaft im allgemeinen zuviel und zu intensiv gewaschen, geduscht und gebadet. Schon **Wasser allein** kann bei längerer Einwirkung, z. B. bei einem Bad, das länger als 10 Minuten dauert, zur Herauslösung von wasserbindenden Substanzen und dadurch zur Aufweichung und Quellung der Haut führen. Die Haut wird trocken, juckt und ist durch den gestörten Säuremantel anfällig für Ekzeme.

Seifen sind alkalisch und verändern für eine gewisse Zeit den Säuremantel der Haut. Dieser Säuremantel ist ein Film aus Fett- und Schweißabsonderungen, der eine saure Reaktion zeigt (pH-Wert um 5). Er bildet einen Schutz gegen schädliche Mikroorganismen. Ist er nicht mehr intakt, so ist die Abwehrkraft gegen Pilze und Bakterien herabgesetzt und die Haut wird anfälliger für Erkrankungen.

Durch die alkalische Seife wird die Haut entfettet und bei ungenügendem Abspülen der Seife leicht gereizt. Dies kann bei trockener Haut und Altershaut leicht zu Spannungsgefühl führen, da sich die Haut kaum rückfetten kann. Deshalb sollten rückfettende Seifen, z. B. Babyseifen, verwendet werden. Diese enthalten auch keine Farbstoffe, Parfüm- und Desinfektionsmittelzusätze, die ebenfalls leicht zu Hautreizungen führen können.

Syndets sind synthetische, pH-neutrale Waschsubstanzen (pH-Wert 7). Sie beeinträchtigen den Säuremantel der Haut kaum, wirken aber auch entfettend und können daher empfindliche Haut reizen.

Leicht sauer reagierende Wasch- und Pflegemittel (pH-Wert 5–6) sollten bevorzugt werden, wenn häufig gewaschen werden muß, z. B. bei Inkontinenz oder bei häufigem Händewaschen (Pflegepersonal).

8.7.2 Mittel zur Hautpflege

Eine individuelle Hautpflege sollte sich stets am Hauttyp, am aktuellen Hautzustand und an der persönlichen Empfindlichkeit orientieren.

Hautpflegemittel sollen die Funktion der Haut aufrecht erhalten. Sie müssen in die Hornhaut eindringen, damit sie elastisch bleibt.

Cremes und Emulsionen sind Zubereitungen aus *Wasser in Öl* (= W/O, 30% Wasser) oder *Öl in Wasser* (= O/W, 60% Wasser). Sie dringen gut in die Haut ein.

Merke:

Öl-in-Wasser-Präparate (O/W) wirken durch den hohen Wasseranteil stark austrocknend und sollten daher nur bei fettiger Haut angewandt werden! (Feuchtigkeitscreme)

Leicht saure (pH-Wert 5) Wasser-in-Öl-Zubereitungen eignen sich dazu, den Fett- und Feuchtigkeitsgehalt der Haut zu regulieren, den Säuremantel zu stabilisieren und die Regeneration zu fördern. Sie können gut in die Haut eindringen und überziehen sie mit einem Fettfilm.

Soll die Haut vor Witterungseinflüssen geschützt werden, so verwendet man eine Tagescreme. Sie hinterläßt einen feinen, schlecht abwaschbaren Schutzfilm auf der Haut.

Salben sind ebenfalls für trockene Haut geeignet, z. B. Pflegesalben mit Linolsäure oder Euzerin, die leicht sauer sind (pH-Wert 5).

Öle für die Körperpflege finden wir in Kinderpflegeserien. Auch Mandelöl ist gut geeignet. Bei sehr trockener Haut, gerade auch bei alten Menschen, kann man abends nach der Körperreinigung Rizinusöl einmassieren und über Nacht einwirken lassen. Es glättet die Haut und macht sie weich und geschmeidig.

Durch Zusätze ätherischer Öle (15 Tropfen ätherisches Öl auf 100 ml Körperöl) lassen sich bestimmte Wirkungen erzielen.

Beispiel:

Je 5 Tropfen Eukalyptus-, Salbei- und Thymian-Öl als Zusatz ergibt ein Öl zum Einreiben bei Erkältungen.

Je 10 Tropfen Rosmarin- und Zitronenöl geben eine anregende Wirkung. Dieses Öl ist zur Kreislaufanregung geeignet und sollte nach dem morgendlichen Duschen einmassiert werden.

8.7.3 Badezusätze

Kräuterzusätze oder aromatische Badeöle wirken wohltuend und haben, wenn sie gezielt eingesetzt werden, auch eine therapeutische Wirkung.

Wirkung	Zusatz
entzündungshemmend	Salbei, Kamille
gewebefestigend	Ackerschachtelhalm
beruhigend	Lavendel, Melisse, Hopfen
durchblutungsfördernd und entspannend	Wacholder, Fichtennadeln
anregend und durchblutungsfördernd	Rosmarin (nicht für abendliche Bäder)
lindernd bei Erkältungen	Thymian, Fichtennadeln

Badeöle gibt es in großer Auswahl zu kaufen. Sie lassen sich jedoch auch preiswert selber herstellen. Da sich Öle nicht im Wasser verteilen, müssen sie mit Hilfe eines Emulgators dem Wasser zugefügt werden.

Einfaches Ölbad
In einen Liter kochendheiße Milch 1–2 Eßlöffel Speiseöl einrühren und diese Mischung dem Badewasser zugeben.

Duftendes Ölbad
In einem Eßlöffel Sahne etwa 15–20 Tropfen eines ätherischen Öls, z. B. Lavendelöl, verrühren und ins Badewasser geben.

Merke:
Ölbäder sind hautpflegende Bäder, keine Reinigungsbäder! Zur vorherigen Körperreinigung ist ein Abduschen nötig.

8.8 Durchführung der Körperpflege

Die Art der Durchführung der Körperpflege richtet sich nach den Fähigkeiten der Selbstversorgung und den Bewegungsmöglichkeiten des zu Pflegenden. Dabei sollte der Grundsatz gelten, daß bei allen, die das Bett verlassen können, die tägliche Körperpflege im Bad oder unter der Dusche vorgenommen werden soll. Nur bei Menschen, die so schwach sind, daß die Körperreinigung in der Badewanne oder unter der Dusche eine zu große Anstrengung für sie bedeutet, führt man eine Ganzwäsche im Bett durch.

Ob jemand gebadet oder geduscht werden soll, ist eine Entscheidung, die unter Berücksichtigung des Pflegeziels, des Allgemeinzustandes, der notwendigen bzw. zur Verfügung stehenden Hilfsmittel und – wenn vertretbar – der persönlichen Wünsche des Pflegebedürftigen entschieden werden muß. In der Regel wird man für die Körperreinigung das Duschen vorziehen.

8.8.1 Duschen

Spezielle **Duschhocker** oder **Klappsitze,** die an der Wand befestigt werden können, sind Hilfsmittel für Menschen, die nicht gut stehen können. Für Menschen, die nur in halbsitzender oder in liegender Stellung geduscht werden können, gibt es spezielle **fahrbare Duschstühle;** auf ihnen läßt sich der zu Betreuende unter die Dusche fahren und abbrausen. Daneben gibt es spezielle **Duschwagen.** Der Pflegebedürftige kann vom Bett aus auf diesen, mit weichen Gummimatten gepolsterten Wagen gelegt und entweder ins Bad gefahren oder mit Hilfe einer an den Wasserhahn im Zimmer anzuschließenden Handbrause dort abgeduscht werden.

Das Duschen in der Wanne wird häufig dann vorgenommen, wenn keine andere Duschmöglichkeit vorhanden ist. Der Pflegebedürftige wird dazu auf einen Hocker gesetzt, der seitlich am Kopfende der Badewanne steht (auf Wannenhöhe des Hockers achten!). Über die Wanne wird ein Badebrett gelegt, das seitlich mit rutschfester Folie oder mit Saugnäpfen versehen ist. Der Betreuer hebt zuerst die Beine des Pflegebedürftigen über den Wannenrand und hilft ihm dann, vom Hocker auf die Mitte des Sitzbretts zu rutschen (Handtuch unterlegen!). Nun kann er im Sitzen abgeduscht werden.

8.8.2 Baden

Ist der Pflegebedürftige in der Lage, sich kurze Zeit vom Stuhl anzuheben, so wird unter das Sitzbrett ein niedriger **Badehocker** in die Wanne gestellt oder ein **Badewannensitz** eingehängt. Nachdem man den zu Pflegenden wie oben beschrieben in die Wanne gebracht hat, beugt er sich nun weit nach vorn (an den seitlichen Haltegriffen festhalten!) und hebt kurz das Gesäß an, so daß der Betreuer das Sitzbrett wegnehmen und ihm helfen kann, sich auf den Badewannensitz oder -hocker zu setzen.

Das Aussteigen aus der Wanne geschieht in umgekehrter Reihenfolge. Wenn möglich, sollten die hierfür erforderlichen Bewegungen immer wieder unter Anleitung geübt werden, z. B. das Festhalten und Abstützen beim Ein- und Aussteigen, um die

Hilfestellung allmählich zurücknehmen zu können. Gute Haltegriffe und rutschfeste Badematten geben dabei mehr Sicherheit.

Nicht gehfähige Menschen werden mit dem Rollstuhl oder Lifter ins Bad gefahren. Sinnvoll ist ein System, bei dem der Transport-Lifter mit einer Hubwanne kombiniert werden kann, so daß der Hilfsbedürftige vom Bett in die Sitz- oder Liegeschale des Lifters gebracht, ins Bad gefahren und hier mit der Kunststoffschale des Lifters in die hochgefahrene Badewanne getaucht und gewaschen, danach ebenso zurück ins Bett transportiert werden kann.

Das Baden wird von den meisten Menschen als etwas sehr Angenehmes erlebt. Auch für alte und stark pflegebedürftige Menschen ist es sehr wohltuend und vom gesundheitlichen Standpunkt her unbedenklich, wenn man es richtig durchführt und einige grundlegende Dinge beachtet:

- Die Badetemperatur sollte bei 35–37 °C liegen.
- Die Badedauer nicht über 10 Min. ausdehnen, damit das Bad möglichst wenig belastend wirkt.
- Die Badewanne sollte nicht zu voll gefüllt sein, damit die Atmung nicht behindert wird;
- bei Herzschwäche darf die Badewanne nur halb gefüllt werden.
- Es muß auf entsprechende Sicherheitsvorkehrungen geachtet werden:
  - rutschfeste Badematte (mit Saugnäpfen) für den Wannenboden, Badekissen als Stütze für den Kopf;
  - aufblasbarer Gummikragen, der sehr stark Hilfsbedürftigen und Epileptikern um den Hals gebunden wird, damit der Kopf nicht unter Wasser geraten kann;
  - Sicherheitsgriffe an der Wanne und an der Wand,
  - Badehilfen für das Ein- und Aussteigen

Merke:
Bei Menschen mit Herz- oder Lungenkrankheiten, sehr hohem Blutdruck und Anfallsleiden muß die ärztliche Erlaubnis für ein Vollbad eingeholt werden.

In der Wärme des Badewassers werden die Blutgefäße erweitert und das Blut fließt vermehrt in die Peripherie (= Außenkreis) des Körpers. Dadurch kommt es zu einer stärkeren Hautdurchblutung, zum Blutdruckabfall und zur Ermüdung.

Oft ist es bekömmlicher, wenn das Vollbad temperaturansteigend gemacht wird, d. h. man beginnt mit einer indifferenten Temperatur von 34°C, die weder als zu warm, noch als zu kalt empfunden wird, und steigert dann durch Zulaufenlassen warmen Wassers die Temperatur auf 37°C (evtl. auch etwas höher). So kann sich der Körper langsam anpassen, wobei sich die Gefäße langsam erweitern.

Das Bad wird mit einem kurzen, kalten Abguß beendet.

8.8.3 Körperpflege bei Bettlägerigen

Bevor mit der Körperpflege begonnen wird, sind im Zimmer die nötigen Vorbereitungen zu treffen:

- Fenster schließen,
- auf angemessene Zimmertemperatur achten,
- benötigte Gegenstände bereitlegen:
  - Waschschüssel mit lauwarmem Wasser
  - Seife oder Waschzusatz
  - Waschlappen, Handtücher
  - Zahnputzzeug und Nierenschale
  - Kamm und Bürste
  - für Männer Rasierapparat

Danach entkleidet man den Bettlägerigen, deckt ihn aber wieder zu. Nun werden die einzelnen Körperpartien nacheinander gewaschen und dabei nur der jeweils zu waschende Körperteil aufgedeckt und nach dem Waschen und Trockenfrottieren wieder zugedeckt. Sowohl für die Pflegeperson als auch für den zu Pflegenden ist es günstig, eine bestimmte Reihenfolge bei der Körperganzwäsche einzuhalten, auf die sich beide einstellen können.

Beim Baden und Waschen von Menschen mit Hemiplegie (= Halbseitenlähmung) ist es wichtig, immer mit der gesunden Seite zu beginnen und jeweils anschließend die gelähmte Seite zu waschen, damit sie eine bessere Vorstellung von ihrem Körper (Körperschema) bekommen.

Reihenfolge bei der Körperganzwäsche:

1. *Gesicht und Hals:*	Augen von außen nach innen, auf Halsfalten achten
2. *Arme und Hände:*	gut zwischen den Fingern waschen und abtrocknen
3. *Brust und Bauch:*	auf Hautfalten achten
4. *Rücken:*	dazu auf die Seite drehen
5. *Beine und Füße:*	Zehenzwischenräume beachten
6. *Intimbereich:*	bei Frauen von bauch- nach rückenwärts, um eine Keimverschleppung zur Harnröhre zu vermeiden bei Männern die Vorhaut zurückziehen und nach dem Waschen wieder vorstreifen

Bei der täglichen Körperganzwäsche sollte mit einem Waschlappen von oben nach unten gewaschen und mit einem Handtuch abgetrocknet werden. Beides wird danach in die Wäsche gegeben, um Keimverschleppungen zu vermeiden.

Mit bestimmten Zusätzen zum Waschwasser lassen sich gute Wirkungen erzielen. Salbeitee wirkt starker Schweißabsonderung entgegen, Pfefferminztee wirkt erfrischend und leicht fiebersenkend (jeweils 1 Liter Tee auf 3 Liter Wasser). Obstessig erfrischt und belebt und macht die Haut weich und glatt (1 Eßlöffel auf 1 Liter Wasser).

8.8.4 Haarwäsche bei Bettlägerigen

Bei Menschen, die zum Haarewaschen nicht das Bett verlassen können, geht man folgendermaßen vor:

- Den Bettlägerigen nach unten rutschen lassen, Knie anbeugen, Knierolle unterlegen

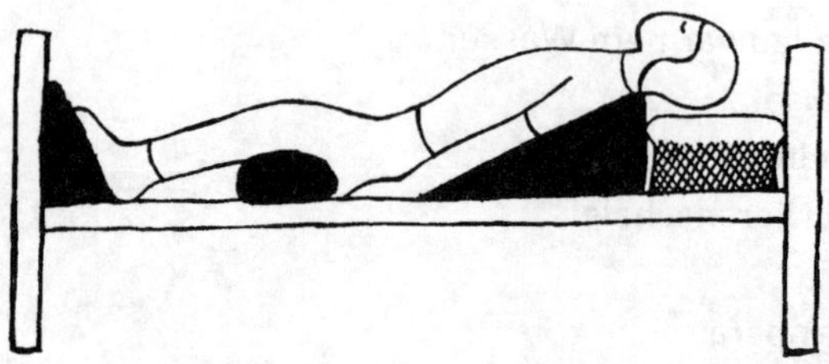

- Oberkörper hochlagern und so unterpolstern, daß der Kopf frei hängt (eine Pflegeperson stützt den Kopf).
- Waschschale (möglichst eckig) auf das mit Schutztüchern abgedeckte obere Matratzenteil des Bettes stellen.
- Eine Pflegeperson stützt den Kopf und hält ihn über der Schale, gleichzeitig schützt sie die Augen mit Hilfe eines Waschlappens. In die Ohren wird zum Schutz Watte gesteckt.
- Die zweite Pflegeperson beginnt mit der Haarwäsche:
- Haare durch Übergießen mit Wasser anfeuchten.
- Shampoo einmassieren und anschließend so lange ausspülen, bis keine Shampoorückstände mehr da sind.
- Haare ausdrücken und frottieren,
- fönen und frisieren.

8.8.5 Intimpflege bei Inkontinenten

Intimpflege bei Inkontinenten muß besonders sorgfältig und mehrmals am Tag durchgeführt werden.

- Bei Stuhlverschmutzung zunächst mit Zellstofftüchern und Öl reinigen.
- Intimbereich mit milder Seife (Babyseife) oder hautfreundlicher Waschlotion (pH 5–6) waschen und sorgfältig abtrocknen.
- Waschlappen und Handtuch wegen der Gefahr einer Keimverschleppung **nur** für den Intimbereich benutzen und nach Gebrauch sofort in die Wäsche geben.
- Nach jeder Hautreinigung eine Hautschutzsalbe (z. B. Lebertran-Zink) auftragen.

8.9 Haare

8.9.1 Haarpflege

Die Haare prägen unsere Erscheinung wesentlich. Sie gehören, ebenso wie die Nägel, zu den Hautanhangsgebilden. Haare sind Hornfäden, die aus der Haarzwiebel (in der Kopfhaut) heraus wachsen und auch von dort ernährt werden. Sie enthalten Pigmente (= Farbstoffe) von unterschiedlicher Beschaffenheit. Im Alter gehen diese Pigmente zugrunde und die Haare werden grau oder weiß. Durch Unterversorgung mit Nährstoffen kann es zu Haarausfall kommen. Wenn mehr Haare ausfallen als nachwachsen, werden die Haare schütter oder es entsteht eine Glatze.

Haarpflege gehört zur täglichen Körperpflege.

Sie besteht im Kämmen und Bürsten der Haare und in Haarwäschen nach Bedarf.

8.9.2 Beobachtung der Haare

Gesunde Haare haben Spannkraft und glänzen.
Spröde und glanzlose Haare sind meist ein Zeichen des gestörten Allgemeinbefindens oder besonderer Belastungen, evtl. auch ein Hinweis auf Erkrankungen:

- *physische und psychische Belastungen,* z. B. Streß, mangelnder Schlaf, Depression
- *falsche Ernährung,* z. B. Vitamin-, Eisen-, Eiweißmangel
- *physikalische Belastungen,* z. B. UV-Strahlen, Hitze, Kälte, ständiger Druck
- *chemische Belastungen,* z. B. durch Beruf oder falsche Haarbehandlung
- *Erkrankungen,* z. B. Eisenmangelanämie, Schilddrüsenunterfunktion

Starke Schuppenbildung der Kopfhaut tritt im Zusammenhang mit fettiger Haut (= Seborrhoe) auf.

Haarausfall, besonders wenn er sehr plötzlich auftritt, kann durch Medikamente verursacht sein (z. B. bei der Chemotherapie), ebenso durch Röntgenbestrahlungen oder Vergiftungen.

Haarwuchs an unerwünschten Stellen, z. B. Bartwuchs bei Frauen, ist hormonell bedingt.

8.9.3 Kopflausbefall

Kratzeffekte am Kopf können ein Hinweis auf Kopfläuse sein. Wo viele Menschen eng beisammen sind, werden Läuse schnell übertragen. Deshalb sollte bei entsprechendem Verdacht hinter den Ohren, in der Nacken- und Schläfengegend nachgesehen werden. Dort finden sich die Nissen (Eier der Kopflaus) besonders zahlreich. Sie sind weiß, wie Kopfschuppen, und an den Haarschäften befestigt, weshalb sie sich nicht aus den Haaren herausschütteln lassen.

Die Läuse sind 3–4 mm lang und von ovaler Form. Sie setzen Bißwunden, aus denen sie Blut saugen. Dies führt zu starkem Juckreiz. Durch Kratzen kommt es bald zu entzündlich geröteten Stellen, Hauteiterungen und Krustenbildung. Die Lymphknoten hinter den Ohren und im Nacken können angeschwollen sein.

Zur **Entlausung** wird ein entsprechendes Mittel aus der Apotheke gut in Kopfhaut und Haare eingerieben. Darüber wird ein Dreiecktuch als Kopfhaube gebunden oder ein Stülpa-Kopfverband gezogen und die vorgeschriebene Einwirkzeit abgewartet.

Danach müssen die Haare gründlich gewaschen und mit einem Staub- oder Läusekamm Strich für Strich ausgekämmt werden, um die Nissen zu entfernen. Damit die Nissen sich besser lösen, kann man das Haar mit warmem Essigwasser spülen.

Merke:
Nach 8–10 Tagen ist die Entlausung zu wiederholen, da beim Übersehen einiger Nissen dann die nächste Läusegeneration da ist!

8.10 Nägel

Nägel sind leicht gewölbte Hornplatten, die Finger- und Zehenkuppen schützend bedecken. Sie werden von der Nagelwurzel her erneuert. Wird dieser Bereich zerstört, so wächst der Nagel nicht mehr nach.

8.10.1 Nagelpflege

Fingernägel werden oval geschnitten und hinterher glattgefeilt.

Fußnägel kürzt man am besten mit der Nagelzange. Sie sollen eine gerade Form haben, so daß ihre Seiten das Nagelbett überragen und die Ecken nicht einwachsen.

Da die Zehennägel oft sehr hart sind und sich schlecht schneiden lassen, ist vorher ein Fußbad angezeigt.

8.10.2 Beobachtung der Nägel

Veränderung	Vorkommen
stark gewölbte Nägel (= Uhrglasnägel)	bei Herzkranken
löffelartig geformte Nägel (= Löffelnägel)	bei Eisenmangel
spröde, brüchige Nägel der Finger	bei Eisen- und/oder Kalziummangel
abgeflachte Nägel der Finger	bei alten Menschen
stark verhornte Nägel der Zehen	bei alten Menschen
bröckelige, stark verdickte Nägel	bei Pilzbefall

8.11 Füße

8.11.1 Fußpflege

Gerade bei besonders pflegebedürftigen Menschen, die in ihrer gesamten Mobilität eingeschränkt sind, darf die Fußpflege nicht vernachlässigt werden.

Die Füße sind täglich zu waschen. Nach dem warmen Fußbad werden die Füße kalt abgebraust, damit die Hautporen sich schließen. Hinterher gut abtrocknen, besonders in den Zehenzwischenräumen, um einer Pilzinfektion vorzubeugen. Nach dem Bad werden die Zehennägel nach Bedarf gekürzt. Dabei sollte auf spitze und scharfe Gegenstände (Nagelschere) verzichtet werden, um Verletzungen zu vermeiden.

Stark verhornte Stellen bearbeitet man mit einem Bimsstein und massiert sie nach dem Abtrocknen mit fetthaltiger Salbe ein, damit keine Risse entstehen. Rizinusöl, täglich einmassiert, macht die verhornte Fußhaut weicher und geschmeidiger.

Bei starker Hornhaut an den Füßen trägt man abends 3%ige Salizylvaseline auf, zieht einen Schlauchverband darüber und läßt die Salbe über Nacht einwirken. Am nächsten Tag werden die Füße gebadet und die erweichte Hornhaut abgerubbelt.

Ein warmes Fußbad am Abend

- wirkt chronisch-kalten Füßen entgegen
- fördert das Einschlafen
- beugt Erkältungen vor.

Merke:

Eingewachsene und pilzbefallene Nägel, extrem verhornte Stellen und Hühneraugen sollten vom Fußpfleger behandelt werden.

8.11.2 Fußpilz

Pilzerkrankungen nehmen immer mehr zu. Sie treten als oberflächliche Infektionen sowohl an den Füßen, als auch an den Händen und zwischen den Oberschenkeln oder in den Leistenbeugen auf.

Pilzinfektionen sind sehr ansteckend und können von Mensch zu Mensch oder über Gegenstände übertragen werden. Handschuhe tragen

Feuchtwarmes Milieu bietet den Hautpilzen ideale Wachstumsbedingungen: In Schwimmbädern und Saunen, in Sanitärräumen und Umkleidekabinen, finden sich fast immer Pilzsporen!

Fußpilz führt zu

- Juckreiz und Brennen
- Hautrötungen und Bläschenbildung
- nässenden, schmerzhaften Einrissen der Haut.

Der Fußpilz ist meist zuerst zwischen der 4. und 5. Zehe zu finden, da diese so eng aneinander stehen.

Vorbeugung

- Füße täglich waschen und besonders zwischen den Zehen gut abtrocknen!
- Täglich frische Strümpfe anziehen (keine Synthetics)
- Möglichst luftdurchlässiges Schuhwerk tragen (Sandalen).
- Schuhe öfter am Tag wechseln und auslüften lassen.
- Wenn sich Gelegenheit bietet, draußen barfuß laufen (am Strand, im Garten).

Behandlung

- Tägliches Fußbad mit Salbeitee wirkt leicht desinfizierend und macht die Haut widerstandsfähiger, oder mit Kaliumpermanganat (schwachrosa Lösung), wirkt desinfizierend, oder mit einem vom Arzt verordneten Mittel.
- Füße anschließend sorgfälitg abtrocknen, Handtuch sofort in die Kochwäsche geben!
- Füße mit einem Anti-Pilz-Medikament einpinseln oder eincremen.

8.12 Mund- und Zahnpflege

Ein intaktes (bzw. entsprechend saniertes) Gebiß und eine intakte Mundschleimhaut sind grundlegende Voraussetzungen für eine beschwerdefreie Nahrungsaufnahme und wirken sich auch auf die Sprechfähigkeit aus. Die Reinigung von Mund und Zähnen sollte jeweil *nach* der Mahlzeit erfolgen. Morgens nach dem Aufstehen genügt ein Ausspülen des Mundes – das Zähneputzen nach dem Essen dient der Entfernung der Nahrungsreste.

Die *natürliche Reinigung* der Mundhöhle geschieht beim Kauen durch

- Scheuerwirkung härterer Nahrung
- Spülwirkung des Mundspeichels.

Zur Anregung der Kautätigkeit und damit des Speichelflusses kann man Dörrobst oder zuckerlosen Kaugummi geben. Eine verstärkte Speichelsekretion erzielt man durch Zitronensaft, der aber auf gereizten Schleimhäuten Schmerzen verursacht.

8.12.1 Hilfsmittel

Die **Zahnbürste** sollte, wenn die Zähne selbständig geputzt werden können, einen dicken, griffigen Stiel haben, der gut in der Hand liegt. Der Kopf der Zahnbürste muß klein sein, um die Bürste im Mund gut bewegen zu können. Die Borsten sollten aus Kunststoff bestehen (Naturborsten bieten Mikroorganismen einen idealen Nährboden) und an den Enden abgerundet sein, damit sie das Zahnfleisch nicht verletzen können.

Die Zähne werden durch die mechanische Wirkung des Bürstens und mit Hilfe der Zahnpasta gereinigt.

Elektrische Zahnbürste: Ist Mithilfe beim Zähneputzen möglich oder besteht die Aussicht, daß der Pflegebedürftige es selbst durchführen kann, so ist zu überlegen, ob nicht eine elektrische Zahnbürste angeschafft werden sollte. Sie bringt einige wichtige Vorteile:

- gute Putzwirkung in verhältnismäßig kurzer Zeit
- keine manuellen Bewegungen beim Putzen erforderlich, da der Bürstenkopf sich rotierend bewegt
- sehr kleiner Bürstenkopf, der sich gut bis zu den Backenzähnen bringen läßt
- dicker Griff, der sich gut halten läßt.

Es sollte beim Kauf einer elektrischen Zahnbürste unbedingt beachtet werden, daß sie sich aufladen läßt (also ohne Kabel benutzt werden kann) und daß der Knopf leicht zu bedienen ist.

Zahnpasta enthält Putzkörper, die die reinigende Wirkung beim Bürsten unterstützen. Die schäumenden Substanzen in der Zahnpasta spielen für die Reinigung keine Rolle; sie sind eher schädlich als nützlich, weil sie die Mundflora verändern können. Dies geschieht auch durch „antibakteriell" wirkende Zahnpasta. Auch die teuerste Zahnpasta kann Karies nicht verhindern! Karies ist stets die Folge schlechter Zahnpflege und zuckerreicher Ernährung.

Mundduschen dienen dazu, die vorher mit Hilfe der Zahnbürste gelösten Speisereste fortzuspülen. Der Wasserstrahl sollte dabei nicht zu stark eingestellt sein.

Bei alten und behinderten Menschen stößt eine Munddusche anfangs häufig auf Ablehnung, nach langsamer, vorsichtiger Gewöhnung wird sie jedoch meist toleriert. Mit dem Wasserstrahl der Munddusche läßt sich eine gute Massagewirkung auf das Zahnfleisch ausüben.

8.12.2 Zähneputzen

Außenflächen putzen bei geschlossenem Gebiß, von hinten (letzter Zahn) nach vorn, „von Rot nach Weiß", d. h. in senkrechten, kreisenden Bewegungen. Dabei werden die Lippen vom Betreuer entsprechend hochgezogen.

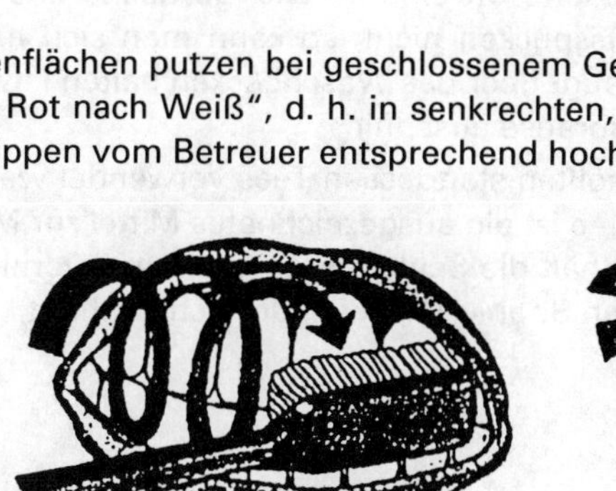

Putzen der Außenflächen

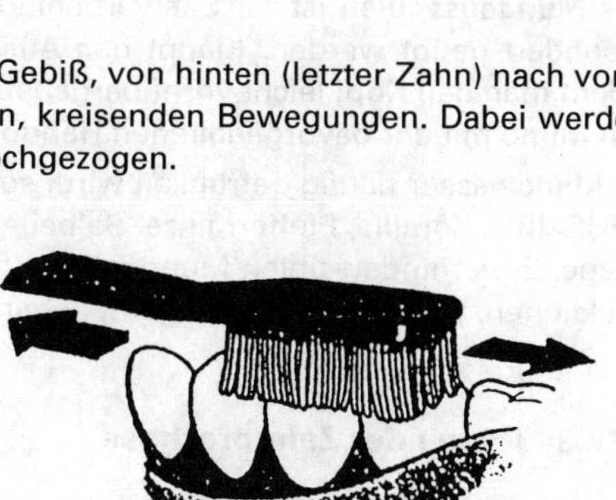

Putzen der Kauflächen

Zahninnenflächen bei weit geöffnetem Mund putzen. Dabei ist darauf zu achten, daß nicht zu kräftig gebürstet wird (Zahnfleischbluten) und daß die Bürste nicht an den Gaumen gerät (Kitzeln). Die gesamte Putzzeit sollte 3 Minuten dauern.

Ein „Selbstversuch" ist empfehlenswert! Nur wer sich schon einmal von einem anderen die Zähne hat putzen lassen, weiß, wie unangenehm das sein kann!

Es ist ratsam, anfangs eine weiche Zahnbürste mit einem möglichst kurzen, gut abgewinkelten Bürstenkopf zu verwenden. Man kommt damit am besten an alle Zähne heran und tut dem anderen am wenigsten weh.

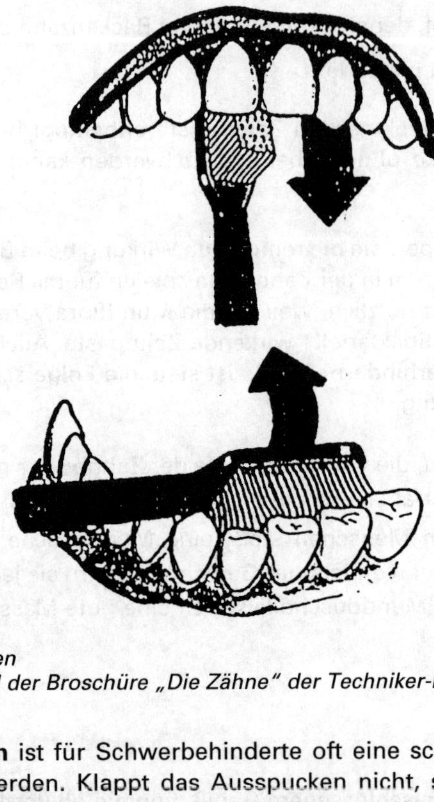

Putzen der Innenflächen
(Die Abbildungen sind der Broschüre „Die Zähne" der Techniker-Krankenkasse, Hamburg, entnommen).

Das **Mundausspülen** ist für Schwerbehinderte oft eine schwierige Sache und muß gesondert geübt werden. Klappt das Ausspucken nicht, so kann man sich helfen, indem man den Kopf leicht vornübergebeugt über das Waschbecken halten läßt und den Mund mit der davorgehaltenen Handbrause ausspült.
Da Mundwasser häufig getrunken wird, sollten stattdessen Tees verwendet werden, z. B. Salbei, Kamille, Pfefferminze. Salbeitee ist ein ausgezeichnetes Mittel zur Mundpflege. Er verhindert üblen Mundgeruch, hält die Schleimhaut intakt und verhindert Infektionen, wirkt sogar vorbeugend gegen Soor (= Pilzbefall der Schleimhaut).

8.12.3 Pflege der Zahnprothese

Ebenso wie die Zähne müssen Zahnprothesen nach jeder Mahlzeit gereigt werden. Das geschieht unter fließendem Wasser. Es gibt dazu spezielle **Prothesenbürsten**.

Um das Zerbrechen der Zahnprothese zu vermeiden, falls sie einmal ins Waschbecken fällt, läßt man zunächst etwas Wasser ins Waschbecken einlaufen. Das Wasser dämpft den Aufprall.
Kann die Prothesenreinigung mit Zahnbürste und Zahnpasta nicht selbständig ausgeführt werden, so verwendet man **Reinigungstabletten** oder **-pulver**.
Zu beachten ist, daß eine Zahnprothese ständig getragen werden muß, da sich der Kiefer sonst rasch verformt und der Zahnersatz dann nicht mehr paßt.

8.12.4 Mundschleimhaut

Die Mundschleimhaut und die Zunge sind normalerweise rosig und feucht und frei von Belägen. Kleinstlebewesen (= Mikroorganismen) sind immer in der Mundhöhle zu finden. Sie befinden sich bei einer gesunden Mundflora jedoch untereinander im Gleichgewicht.

Veränderungen der Mundschleimhaut

Bei gestörter Abwehrkraft des Organismus kann es zu Veränderungen und Erkrankungen der Mundschleimhaut kommen.

Eine **belegte Zunge** weist nicht immer auf Krankheiten hin, kann aber ein Zeichen für Magen-Darm-Erkrankungen sein.

Eine **narbige Zunge** beobachten wir bei Epileptikern als Folge von Zungenbissen im Anfall.

Weißliche, festhaftende Beläge an Zunge, Gaumen und Wangenschleimhaut sind ein Zeichen für Soorpilzbefall. Die Beläge werden durch einen Pilz (Candida albicans) hervorgerufen. Begünstigt wird diese Erkrankung z. B. durch Antibiotica- oder Cortisonbehandlung, aber auch durch Diabetes mellitus.

Gerötete und geschwollene Schleimhäute kommen vor bei Mundschleimhautentzündung (= Stomatitis). Es können auch kleine Geschwüre (= Aphthen) entstehen. Außerdem beobachten wir dabei Mundgeruch. Diese Munderkrankung ist sehr schmerzhaft und daher oft ein Grund die Nahrung zu verweigern.

Schmerzen beim Mundöffnen (bis hin zur Kieferklemme), schmerzhafte Schwellung der vor dem Ohr liegenden Ohrspeicheldrüse und Abstehen des Ohrläppchens sind Symptome der Entzündung der Ohrspeicheldrüse (= Parotitis).

Bei den Kaubewegungen wird die Ohrspeicheldrüse „massiert" und der Speichel durch den Ausführungsgang in den Mund gepreßt. Bei Verminderung des Speichelflusses (z. B. durch ungenügende Kaubewegungen) und geschwächter Abwehrkraft können Bakterien aus der Mundhöhle in die Ohrspeicheldrüse hineinwandern und dort zu Entzündungen führen.

Mundspülungen

Mundspülungen können mit Tee oder einer entsprechenden Lösung (evtl. ärztlich angeordnet) durchgeführt werden.

Merke:
Wenn nicht sicher ist, ob das Mundspülwasser wieder ausgespuckt wird, darf nur Tee zum Mundspülen verwendet werden!
Kamillentee wirkt entzündungshemmend und wachstumshemmend auf Bakterien und Pilze in der Mundhöhle.

Salbeitee stabilisiert die Mundschleimhaut, wirkt ebenfalls antibakteriell. Eine gute Mundspüllösung ist ein Tee aus gleichen Teilen Salbei und Kamille.

Da Salbeitee einen etwas bitteren Geschmack hat, kann man Zitronensaft hinzufügen. Damit erreicht man – außer der Geschmacksverbesserung – auch eine Verbesserung des sauren Milieus im Mund und eine Anregung des Speichelflusses.

Wasserstoffsuperoxid (H_2O_2) in 1–2 %iger Lösung löst durch Freisetzung von Sauerstoff unter heftigem Sprudeln Rückstände und Beläge von Mundschleimhaut und Zähnen. Von einer routinemäßigen Anwendung ist jedoch abzuraten, da es zu Schleimhautreizungen kommen kann.

Antiseptische Lösungen (z. B. Hexoral®) sind nur auf Anweisung des Arztes einzusetzen. Es kommt leicht zu einer Störung der natürlichen Bakterienflora des Mundes. Außerdem werden diese Mittel meist als zu scharf empfunden.

Pinselungen

Pinselungen werden zur Behandlung von Munderkrankungen durchgeführt.

Myrrhentinktur wirkt desinfizierend und heilungsfördernd auf die Mundschleimhaut und ist geeignet bei kleinen Verletzungen und Geschwüren (Aphthen).

Gentiaviolettlösung (2%ig) oder *Borax-Glyzerin* werden bei Soorpilz eingesetzt.

Glyzerin mit Zitrone dient zum Befeuchten der Mundhöhle, wirkt aber bei häufigerer Anwendung eher austrocknend.

Für die Mundpflege bei sehr hilflosen Menschen ist die Verwendung von Klemmen (Zangen) mit Tupfern nicht zu empfehlen. Es besteht die Gefahr, daß man bei heftigen Kopfbewegungen mit dem Ende der Klemme zu stark an Zahnfleisch oder Schleimhaut stößt und diese verletzt.

Die Reinigung der Mundhöhle läßt sich mit den Fingern (Einmalhandschuh überziehen) und in Tee getauchten Tupfern sehr viel einfühlsamer vornehmen.

Zum Schutz der Finger vor Bißverletzungen (bei Verwirrten oder geistigbehinderten Menschen) sollte ein Gummikeil (ersatzweise eine mit Pflasterstreifen umklebte, zusammengerollte Mullkompresse) seitlich zwischen die Zähne geschoben werden.

8.12.5 Lippen

Die Lippen bilden den Übergang von der Schleimhaut der Mundhöhle zur Haut des Gesichts. Sie sind aufgrund ihrer stark durchschimmernden Blutgefäße eine wichtige Stelle für die Beobachtung der Durchblutung.

Lippenpflege kann mit Lippenpomade oder Vaseline durchgeführt werden, um ein Trocken- und Sprödewerden zu verhindern.

Veränderung der Lippen

Veränderung	Ursache
plötzliche Blässe	Kreislaufversagen
ständige Blässe	Blutarmut
Blaufärbung (= Zyanose)	Sauerstoffmangel im Blut
trockene, rissige Lippen Einrisse (= Rhagaden) an den Mundwinkeln	Austrocknung Eisen- oder Vitaminmangel
Bläschenausschlag (= Herpes labialis)	allgemeines Unwohlsein (Ausschlag beruht auf Virusinfektion)
einseitig hängender Mundwinkel	einseitige Lähmung des mimischen Gesichtsnervs (= Fazialisparese), z. B. bei Hemiplegie

8.13 Pflege von Augen, Nase, Ohren

Die Augen werden normalerweise nur mit klarem Wasser gewaschen. Bei übermäßiger Absonderung und Verklebung reinigt man sie mit Augentrosttee.

Die Nase bedarf zumeist keiner besonderen Pflege. Sollte es doch nötig sein, so ist sie mit Watte und Öl zu reinigen.

Die Ohren werden mit zusammengedrehter Watte gereinigt und überschüssiges Ohrschmalz entfernt. Haben sich Ohrschmalzpfröpfe gebildet, die beim Zusammentreffen mit Wasser, z. B. beim Duschen, quellen und den Gehörgang verschließen (Rauschen im Ohr, Schwerhörigkeit), so müssen diese vom Arzt durch eine Ohrenspülung entfernt werden. Auf keinen Fall darf man selbst mit ungeeigneten Hilfsmitteln versuchen, solche Pfröpfe zu entfernen. Es besteht dabei die Gefahr der Trommelfellverletzung.

Zusammenfassung:

Die tägliche Körperpflege ist für jeden Menschen eine unerläßliche hygienische Forderung. Gleichzeitig bietet sie Gelegenheit, die Haut zu beobachten und entsprechend zu pflegen.
Für pflegebedürftige Menschen ist die Körperpflege ein wesentlicher Bestandteil ihres Tagesablaufs. Mit der Körperpflege ist unmittelbarer Kontakt, körperliche Zuwendung und Nähe verbunden, mit allen sich daraus ergebenden Problemen – dies sollte sich jeder in der Pflege und Betreuung hilfsbedürftiger Menschen Tätige immer wieder klarmachen.
Zur Erleichterung der Körperpflege gibt es Hilfsmittel, die der Betreuer kennen und richtig einsetzen sollte. Dabei ist darauf zu achten, daß auch sehr hilflose Menschen stets, soweit möglich, beteiligt werden und ihre Selbständigkeit gefördert wird.

Die Körperpflege bietet eine regelmäßig wiederkehrende, günstige Gelegenheit, prophylaktische und mobilisierende Maßnahmen durchzuführen.

Neben der gründlichen und angepaßten Hautpflege ist auch eine individuelle Haarpflege mit guten Haarpflegemitteln wichtig, denn Haut und Haare prägen das Erscheinungsbild eines Menschen.

Besondere Aufmerksamkeit ist der Fußpflege und der Vermeidung von Fußpilz zu schenken.

Eine gute Mund- und Zahnpflege ist wichtig für die Erhaltung eines gesunden Gebisses und einer intakten Mundschleimhaut. Beides wiederum sind Voraussetzungen für eine beschwerdefreie Nahrungsaufnahme und für die Sprechfähigkeit.

Literatur:

- Breidenbach, Friedel: Grundlagen der allgemeinen Krankenpflege, Stam-Verlag, Köln, München, 1992
- Das neue Lehrbuch der Krankenpflege (Autorenkollektiv), 3. Aufl., Kohlhammer-Verlag, Stuttgart 1993
- Gillmann, H.: Physikalische Therapie, 5. Aufl., Thieme-Verlag, Stuttgart 1981
- Informationsblätter der Kassenzahnärztlichen Vereinigung Niedersachsen (mit Abbildungen)
- Jecklin, Erica: Arbeitsbuch Krankenbeobachtung, G. Fischer-Verlag, Stuttgart 1988
- Juchli, Liliane: Allgemeine und spezielle Krankenpflege, 3. Auflage., Thieme-Verlag, Stuttgart 1979
- Juchli, Liliane: Krankenpflege, 6. Aufl., Thieme-Verlag, Stuttgart 1991
- Kappelmüller, Irmgard: Allgemeine Krankenpflege, Verlag Urban und Schwarzenberg 1978
- Köther, Ilka/Gnamm, Else: Altenpflege in Ausbildung und Praxis, Thieme-Verlag, Stuttgart 1990
- Porschen, Margret: Allgemeine Krankenpflege in Frage und Antwort, Kohlhammer-Verlag, Stuttgart 1991
- Sieber, Hannes, Weh, B.: Lehrbuch der Altenpflege, Vincentz-Verlag, Hannover 1987

9 Bewegung

Ziele:

Der Leser soll
- die Bedeutung der Motorik für die Gesamtentwicklung des Menschen kennen
- Störungen der Körperhaltung und -lage erkennen und Ursachen dafür nennen können
- Störungen der Beweglichkeit erkennen und begründen können
- über die Entstehung und die Auswirkungen zentraler Bewegungsstörungen Bescheid wissen
- typische Störungsmuster nach frühkindlichen Hirnschäden und nach Apoplexie kennen
- bewegungsfördernde Maßnahmen richtig einsetzen können
- bewegungsbehinderte Menschen angemessen unterstützen und dabei rückenschonende Arbeitsweisen anwenden können
- unterschiedliche Gehhilfen kennen und einsetzen können
- die Folgen von Bewegungsstörungen für das An- und Ausziehen kennen und entsprechende Hilfestellungen geben können
- die Vor- und Nachteile verschiedener Bekleidungsstücke für bewegungsbehinderte Menschen kennen.

9.1 Sich bewegen

Die Fähigkeit, seinen Körper bewegen zu können, ist eine der grundlegendsten Lebensaktivitäten. Sie ermöglicht es dem Menschen, sich selbst und seine Umwelt kennenzulernen, denn jede Auseinandersetzung mit der Umwelt ist an Bewegungsvorgänge (= Motorik) gebunden.

Die Bedeutung der Motorik für die Gesamtentwicklung des Menschen wird schon durch unsere Sprache deutlich:

be-*greifen*, er-*fassen*, ver-*stehen.*

Wie Untersuchungen (Piaget 1948) gezeigt haben, beginnt das Lernen beim Kind mit der motorischen Aktivität, die auf das Kennenlernen der Umwelt ausgerichtet ist.

Die motorischen Aktionen des Menschen sind sehr komplex, sie reichen von den einfachsten Bewegungsformen – den angeborenen Reflexen – bis zu den kompliziertesten Willkürbewegungen.

9.2 Kurze Physiologie der Motorik

Für das Verständnis der verschiedenen Formen von Bewegungsstörungen sind Grundkenntnisse der Entwicklung und Funktion der menschlichen Motorik notwendig.

Die Motorik wird vom Zentralnervensystem gesteuert.

Es gliedert sich in

- *Stammhirn:* ältester Hirnteil, Sitz der vitalen Funktionen. Zusammen mit den extrapyramidalen Bahnen werden hier die primitiven Haltungs- und Bewegungsmuster des Neugeborenen gesteuert.
- *Großhirn:* höchstentwickelter Teil des Gehirns, Bewußtseinsebene und impulsgebendes Zentrum.
- *Kleinhirn:* dient der Überprüfung des Gleichgewichts und des Muskeltonus und der Koordinierung der Bewegungen.

Das sensorische System (= Empfindungssystem)

Von den Sinnesorganen und den Rezeptoren (= Reizempfängern) der Haut und Muskeln werden Reize aufgenommen: optisch (= durch Sehen), akustisch (= durch Hören), olfaktorisch (= durch Riechen), gustatorisch (= durch Schmecken), haptisch (= durch Tasten), vestibulär (= durch das Gleichgewichtsorgan).

Diese Informationen gelangen über sensorische Nervenbahnen durch die Hinterhörner ins Rückenmark und von dort über aufsteigende Leitungsbahnen zur Hirnrinde in das übergeordnete sensorische Zentrum, die hintere Zentralwindung. Dort werden sie geordnet und verarbeitet.

Informationen über die Lage, die Stellung der Gelenke u. ä. werden gespeichert, so daß sie bei Bedarf wiedererkannt werden können.

Das motorische System (= Bewegungssystem)

Von der vorderen Zentralwindung der Hirnrinde wird die Bewegung gesteuert. Bewegungen müssen als motorische Antworten auf sensorische Reize aufgefaßt werden. Die Bewegungsantwort wird von der vorderen Zentralwindung über motorische Nervenbahnen (= Pyramidenbahn) zu den Vorderhörnern des Rückenmarks und von dort weiter über periphere Nerven zu den Muskeln geleitet.

Für eine Bewegungsantwort auf einen Reiz sind Erfahrungen über frühere ähnliche Situtationen wichtig.

Die Pyramidenbahn ist die motorische Hauptbahn des Zentralen Nervensystems (ZNS). Sie leitet nicht nur die Impulse für die willkürlichen Bewegungen, sondern sie hemmt auch gleichzeitig die Reflexe.

Zum Zeitpunkt unserer Geburt ist das Gehirn funktionell noch unreif, d. h. es sind noch keine Willkürbewegungen möglich. Das Neugeborene verfügt jedoch über bestimmte Bewegungsmuster, die es vorgeburtlich erworben hat, die angeborenen Reflexe. Sie bilden die Elementarmotorik und sind damit Grundlage für die gesamte weitere Bewegungsentwicklung. In den ersten Lebenswochen und -monaten übernimmt die Pyramidenbahn nach und nach die Kontrollfunktion und unterdrückt gleichzeitig die niederen reflektorischen Haltungs- und Bewegungsmuster. Im Verlauf der weiteren Entwicklung werden die Möglichkeiten der Hemmung größer, dadurch können Massenbewegungen immer besser unterdrückt bzw. sinnvoll integriert werden. Bleiben primitive Bewegungsmuster bestehen, so ist das hinderlich für die Entwicklung von differenzierten Bewegungsmöglichkeiten. Deshalb werden sie als pathologisch angesehen, wenn sie bis zum 6. Lebensmonat nicht durch höhere Bewegungsformen abgelöst worden sind.

Beispiel:

Solange der tonische Greifreflex (= reflektorischer Faustschluß bei Berührung der Innenhandfläche) besteht, ist gezieltes Greifen und Loslassen nicht möglich.

Das Bestehenbleiben des Greifreflexes über den 4. Lebensmonat hinaus gilt daher als pathologisch.

Da die Fasern der Pyramidenbahn zum größten Teil auf die andere Körperseite kreuzen, findet auch die Bewegung stets auf der gegenüberliegenden Seite statt. Ebenso entsteht bei einer Hirnschädigung die Bewegungsstörung auf der dem Ort der Schädigung gegenüberliegenden Körperseite.

Bei Schädigung der Pyramidenbahn treten, unabhängig von der Stelle und der Ursache, Reflexsteigerungen mit spastischen Lähmungen (= Krampflähmungen) auf.

Das extrapyramidale System

Extrapyramidal besagt, daß es sich um Zentren handelt, die nicht in der motorischen Willkürbahn, der Pyramidenbahn, liegen. Das extrapyramidale System steuert nicht die Bewegungsimpulse, sondern koordiniert die Muskelgruppen und reguliert den Muskeltonus (= Spannung), so daß zielgerichtete, harmonische Bewegungen zustandekommen.

Schädigungen des extrapyramidalen Systems (besonders frühkindliche Hirnschäden) führen zu unwillkürlichen, langsamen, wurmförmigen Bewegungsabläufen (= Athetose).

Weil die für die Willkürmotorik zuständige zentrale motorische Bahn, die Pyramidenbahn, in enger Nachbarschaft zu den extrapyramidalen Hemmungsbahnen liegt, entstehen bei Schädigungen meist gleichzeitig

Parese → Ausfall der Willkürmotorik und

Spastik → Tonuserhöhung der Muskulatur (durch Wegfall der Hemmung)

Beim gesunden Menschen herrscht ein ausgewogenes Gleichgewicht in der Zusammenarbeit aller Zentren, Schäden führen zu mangelhafter Koordination und damit zu Fehlleistungen.

Infolgedessen sind Störungen im motorischen Bereich immer nur eine Teilsymptomatik. Wir müssen davon ausgehen, daß bei allen Bewegungsstörungen der Mensch auch in weiteren Teilen seiner Lebensrealität beeinträchtigt ist.

9.3 Körperschema

Nur weil wir die Möglichkeit haben, unseren Körper zu bewegen, können wir ihn richtig „erfassen" und bekommen einen räumlichen Begriff von ihm, das sog. **Körperschema.**

Beeinträchtigungen des Körperschemas können entstehen durch:

- *frühkindliche Hirnschäden*
- *geistige Behinderung*
- *Hemiplegie*
- *Schizophrenie*

} verlorengegangenes Körperschema (Hemiplegie, Schizophrenie)

Störungen im Körperschema wirken sich aus; so wird die gelähmte Gliedmaße von dem betroffenen Menschen „vergessen", andererseits hat der Amputierte Phantomschmerzen, d. h. Schmerzen an einer Gliedmaße, die nicht mehr existiert. Deshalb brauchen schwerbehinderte Menschen Hilfe und Unterstützung bei der Erkundung des eigenen Körpers.

Zunächst muß die Körpergrenze, d. h. die Abgrenzung nach außen, erfahrbar gemacht werden, was auch für die Ich-Entwicklung von großer Bedeutung ist.

Durch Berühren, Streicheln, Massieren, Beklopfen, Bürsten, Wärme- und Kältereize wird die Körperoberfläche wahrnehmbar.

Gleichzeitig bekommt der betroffene Mensch hierbei Zuwendung und erlebt die Möglichkeiten nonverbaler Kommunikation (s. S. 17).

Informationen über Kopf, Rumpf und Gliedmaßen werden vermittelt, indem man, der physiologischen Entwicklung folgend, vom Zentrum (Kopf und Rumpf) zur Peripherie (Gliedmaßen) hin arbeitet. Wenn möglich, sollten beim Erkunden des Körpers die eigenen Hände des behinderten Menschen mit eingesetzt werden. Dies ist eine erste Anleitung, die Hände zur Informationsbeschaffung zu benutzen und evtl. auch zum „Handeln" (Werkzeuggebrauch der Hände).

Lage- und Ortsveränderungen können von Menschen mit schwerer Behinderung meist selber nicht vorgenommen werden. So unterbleiben auch Wahrnehmungen über die Position des eigenen Körpers (Ort – Lage – Stellung im Raum). Das erschwert wiederum das Erlernen zielgerichteter Bewegungen.

Fehlen Erfahrungen mit der Schwerkraft, z. B. das Auf und Ab in der Bewegung, das Stoppen eines Bewegungsablaufs, dann wird die Kopfkontrolle nur schwer erlernt werden können.

Bereits im Mutterleib hat das Kind Bewegungserfahrungen gemacht. Hier können elementare Förderangebote, z. B. nach Andreas Fröhlich, ansetzen. Wichtig ist aber auch, daran zu denken, daß bei unsachgemäßer Körperpflege oder unangepaßten Bewegungen dem schwerbehinderten Menschen unangenehme Reize und mißverständliche Informationen vermittelt werden.

9.4 Körperhaltung

Die Körperhaltung wird bestimmt durch das Zusammenwirken von Muskeln, Knochen und Gelenken. Eine gute Haltung ist sowohl Ausdruck physischen als auch psychischen Wohlbefindens: die Körperhaltung ist gerade und aufrecht, die Bewegungen harmonisch.

Da der Mensch seinen ganzen Körper benutzt, um sich auszudrücken (Körpersprache), können wir an der Haltung z. B. Freude oder Niedergeschlagenheit erkennen, an den Bewegungen Ausgeglichenheit oder Nervosität und Anspannung. Ein gebeugter Rücken mit hängenden Schultern ist eine Haltungsschwäche, die sowohl Bequemlichkeit und Schlaffheit, als auch Kummer, Angst, Depression als Ursache haben kann.

9.4.1 Haltungsschäden

Haltungsschäden entstehen meist dadurch, daß die Kraft der Muskulatur nicht im richtigen Verhältnis zur Stärke der Knochen steht; das führt zu Formveränderungen des Skeletts.

Häufige Haltungsschäden:

- *Rundrücken* (= Kyphose der **B**rust**w**irbel**s**äule, BWS)
- *Hohlrücken* (= Lordose der **L**enden**w**irbel**s**äule, LWS)
- *Hohlrundrücken* (= LWS-Lordose und BWS-Kyphose)
- *Schiefrücken* (= Skoliose)

Verspannungen durch Muskelschmerzen (= Myalgien) treten besonders im Schulter-Nacken-Bereich auf und können die Körperhaltung und die Beweglichkeit vorübergehend verändern.

9.4.2 Deformierungen

Deformierungen sind Formveränderungen der Knochen und/oder Gelenke. Sie entstehen durch:

- **Veränderungen der Knochenstruktur,**

  z. B. durch Vitamin-D-Mangel. Durch den Vitamin-D-Mangel wird die Einlagerung von Kalzium gestört. Die Knochen bleiben oder werden zu weich und verbiegen sich.

  Beim Kind führt Vitamin-D-Mangel zur Rachitis, beim Erwachsenen zur Osteomalazie (= Knochenerweichung).

- **Osteoporose** (= Knochenschwund)

  Der Kochenschwund entsteht, wenn der Knochenabbau schneller vonstatten geht als der Knochenaufbau. Dies kann ein Alterungsprozeß sein, aber auch infolge von Hormonmangel, kalziumarmer Ernährung und körperlicher Inaktivität ablaufen. Der Prozeß des Knochenschwundes macht sich vor allem als Rundrücken mit Rückenschmerzen und durch erhöhte Knochenbrüchigkeit bemerkbar.

- **Degenerative und entzündliche Gelenkerkrankungen**
  - *Arthrose:* Knorpelschäden im Gelenkbereich, die besonders im Alter auftreten. Die betroffenen Gelenke schmerzen, sind in ihrer Funktion eingeschränkt und versteifen schließlich.
  - *Rheumatische Erkrankungen:* Entzündliche und entzündlich-degenerative Erkrankungen, die schubweise verlaufen und zu Schmerzen, Schwellungen und Bewegungseinschränkungen, schließlich zur Deformierung der Gelenke führen.

- **Verletzungen des Bewegungsapparates**
  - *Verstauchung (= Distorsion):* Vorübergehendes Herausrutschen des Gelenkkopfes aus der Gelenkpfanne.
  - *Verrenkung (= Luxation):* Herausrutschen des Gelenkkopfes aus der Pfanne mit bleibender Fehlstellung.

    Sie kann erworben oder angeboren sein, z. B. Hüftluxation.
  - *Knochenbruch (= Fraktur):* Aufhebung des Knochenzusammenhangs (dadurch Funktionsunfähigkeit)

    Zeichen eines Knochenbruchs sind

    Schwellung, Schmerz, Fehlstellung, Formveränderung, abnorme Beweglichkeit.

9.4.3 Zwangs- und Schonlage

Die Lage, die der Mensch im Bett einnimmt, läßt oft Rückschlüsse auf seinen Zustand zu.

Die **aktive Lage** beim Gesunden läßt es zu, daß er seine Lage selbständig verändert wie und so oft er will.

Die **passive Lage** bei schwerkranken, schwerbehinderten oder gelähmten Menschen gestattet das nicht. Sie bleiben so liegen, wie sie hingelegt werden. Deshalb ist für angemessene Lagerung und regelmäßiges Umlagern zu sorgen.

Zwangs- und Schonlagen werden eingenommen, um Schmerzen zu verringern.

Zwangslagen werden dem Menschen aufgrund seiner Beschwerden aufgezwungen, Schonlagen dienen der Entlastung.

Ursache	Lage
Atemnot	halbsitzend um besser Luft zu bekommen
einseitige Lungenentzündung	seitlich auf der erkrankten Seite, um diese ruhigzustellen und Schmerzen beim Atmen zu verringern
Bauchschmerzen	Beine angezogen, um die Bauchdecken zu entspannen
Appendicitis (Blinddarmentzündung)	rechtes Bein angezogen, um rechtseitige Schmerzen zu verringern
Meningitis (Hirnhautentzündung)	Kopf nach hinten ins Kissen gebohrt
Gelenkschmerzen	Gliedmaßen leicht gebeugt (Mittelstellung)

9.5 Störungen der Beweglichkeit

Die Bewegungsstörungen können in ihrer Ausprägung sehr unterschiedlich sein. Sie können

- einen Teil oder den ganzen Körper betreffen
- in verminderter oder gesteigerter Beweglichkeit bestehen
- angeboren oder erworben sein
- nur die Feinmotorik (z. B. Greifen), oder auch die Grobmotorik (z. B. Gehen) betreffen
- von leichten Funktionsstörungen (z. B. Verspannung, Ungeschicklichkeit, leichte Koordinationsstörungen) bis zu schwersten Bewegungseinschränkungen (z. B. nicht sitzen, sich nicht aufrichten, sich nicht fortbewegen können) reichen.

9.5.1 Überschießende Bewegung

Die Störung geht von der Steuerzentrale aus, dem extrapyramidalen System (s. S. 124), das vor allem Körperbewegungen und Muskeltonus beeinflußt.

Athetose
Bewegungsunruhe, unkoordinierte, überschießende Bewegungen, verzerrte Mimik.

Ataxie
Störung der Bewegungskoordination und des Gleichgewichts (Kleinhirnschädigung).

Hyperaktivität
Kann aufgrund von Stoffwechselstörungen entstehen, z. B. Schilddrüsenüberfunktion, evtl. auch nach epileptischen Anfällen.

9.5.2 Verminderte Beweglichkeit

Schmerzende Knochen, Gelenke und Muskeln führen zur „Ruhigstellung", d. h. zur Bewegungsarmut. Diese **Inaktivität** führt wiederum zu:

- **Muskelabnahme** (= Atrophie)

  Damit verbunden ist eine Verminderung der Bewegungsfähigkeit.

- **Osteoporose** (= Knochenschwund)

  Mangelnde Muskeltätigkeit und fortschreitender Verlust von Knochensubstanz führen wiederum zu Schmerzen und Bewegungseinschränkung.

- **Bewegungsverlangsamung**

  Bewegungsverlangsamung und auch Verlangsamung der geistigen Funktionen beobachten wir z. B. bei Schilddrüsenunterfunktion.

- **Bewegungsarmut und Bewegungshemmung**

  Diese treten beim Parkinson-Syndrom auf: Die Haltung ist vornübergebeugt, der Gang kleinschrittig, die Bewegungen hölzern, das Gesicht maskenartig.

  Bewegungsverarmung finden wir auch bei Menschen mit Depressionen.

9.5.3 Kontrakturen

Kontrakturen sind fehlerhafte Gelenkstellungen aufgrund bindegewebiger Veränderungen, die durch längere Ruhigstellung entstehen.
Durch Inaktivität schrumpfen Gelenkkapsel und Bänder, die Muskeln verkürzen sich (besonders die Beuger).

Beuge-Kontakturen
Die Gelenke befinden sich in Beugestellung, versteifen so und können nicht mehr gestreckt werden, z. B. bei Rollstuhlfahrern Versteifungen in Hüft- und Kniegelenken, oder bei Menschen mit spastischen Lähmungen Versteifungen im Bereich der oberen Gliedmaßen.

Streck-Kontrakturen
Die Gelenke versteifen in Streckstellung und können nicht gebeugt werden, z. B. bei spastischer Lähmung der Beine oder beim Spitzfuß (= Verkürzung der Achillessehne).

Merke:
Falsche Lagerung, z. B. keine Fußstütze bei längerer Bettlägerigkeit, längere Schonhaltung (leicht gebeugt) oder Ruhigstellung im Gipsverband können zu Kontrakturen führen.
Sofortige Mobilisation nach Aufhebung einer verordneten Ruhigstellung ist wichtig.

9.5.4 Lähmungen

Lähmungen sind Ausfälle motorischer Funktionen. Je nach Lokalisation der Lähmungsursache unterscheidet man:

- **Periphere Lähmungen**
  Unterbrechungen zwischen den Vorderhörnern des Rückenmarks und den muskulären Erfolgsorganen, führen zu **schlaffen Lähmungen.**

- **zentrale Lähmungen**
  Schädigungen der motorischen Zentren der Hirnrinde (pyramidales oder extrapyramidales System, s. S. 124) führen zu **spastischen Lähmungen.**

Die größte Gruppe hierbei bilden die cerebralen Bewegungsstörungen, die durch Schädigungen der zentralen, bewegungssteuernden Systeme des Gehirns entstehen. Sie sind meist Folge einer angeborenen oder frühkindlichen Hirnschädigung, können aber auch im späteren Lebensalter entstehen, z. B. aufgrund eines Schädel-Hirn-Traumas oder einer Apoplexie (= Schlaganfall).
Alle cerebralen Bewegungsstörungen gehen mit einer veränderten Muskelspannung einher, bei der sowohl die Grob- als auch die Feinmotorik betroffen ist.
Viele dieser Menschen sind zusätzlich behindert durch Seh-, Hör- und Sprechstörungen, Anfallsleiden und geistige Behinderung.

9.6 Zentrale Bewegungsstörungen

Unsere Bewegungen geschehen in Bewegungsmustern, d. h. es werden nie einzelne Muskeln bewegt. Die grundlegenden **Bewegungsmuster,** die die Basis für alle späteren Fertigkeiten bilden, werden im ersten Lebensjahr erworben und im Zentralnervensystem verankert.

Werden falsche Bewegungsmuster eingesetzt, z. B. weil das Kind infolge einer Hirnschädigung von Geburt an bewegungsbehindert ist, so sind auch alle später erworbenen Bewegungsmöglichkeiten unkoordiniert und falsch. Es ist nicht möglich, solch ein abnormes Muster später durch ein normales Muster zu überdecken, sondern es muß zunächst das abnorme Muster unterdrückt werden, ehe ein normales Muster gebahnt werden kann!

Deshalb ist die Frühförderung bewegungsbehinderter Kinder von so großer Bedeutung. Je jünger das Kind, desto eher lassen sich normale Bewegungsmuster anbahnen. Bei einer später erworbenen zentralen Schädigung, z. B. durch einen Schlaganfall, funktionieren bestimmte Bewegungsmuster nicht mehr und müssen ebenfalls wieder gebahnt werden.

Es ist deshalb von großer Bedeutung, w i e behinderte Menschen bei der alltäglichen Versorgung bewegt werden („Handling"). Durch Unwissenheit der Betreuer können evtl. falsche Bewegungen eingeübt werden. Das Zusammenspiel der Muskeln bei den einzelnen Bewegungsvorgängen wird kontrolliert durch das sensorische System, d. h. wir fühlen die Bewegung und entwickeln für jedes Bewegungsmuster, z. B. Gehen, das richtige Gefühl. – Bei behinderten Menschen muß dieses Gefühl von außen her, durch Unterstützung bzw. Korrektur der Bewegung, entwickelt werden.

Betreuer, die mit Menschen mit zentralen Bewegungsstörungen arbeiten, sollten sich deshalb stets mit Krankengymnasten bzw. Ergotherapeuten in Verbindung setzen und sich eingehend beraten und anleiten lassen.

Von besonderer Bedeutung für die praktische Arbeit ist, daß alle Mitarbeiter die wesentlichen Merkmale der Bewegungsbehinderung kennen und über die daraus abgeleiteten Maßnahmen der Hilfe bei den alltäglichen Verrichtungen informiert sind.

Bei Menschen mit zentralen Bewegungsstörungen, entweder infolge frühkindlicher Hirnschädigung oder Apoplexie (= Schlaganfall), kommt es zu spastischen Haltungs- und Bewegungsmustern (= Krampflähmung). Außerdem können aber auch Hör- und Sehvermögen, Sprache und geistige Fähigkeiten beeinträchtigt sein.

9.6.1 Frühkindliche Hirnschädigungen

Hier ist die Steuerung über die Hirnrinde nicht richtig zustandegekommen. Infolgedessen bleiben Primitivreflexe bestehen, die dann als pathologisch bezeichnet werden, weil sie nicht durch willkürlich gesteuerte Bewegungen überwunden werden können.

Die frühkindliche Hirnschädigung (= Infantile Cerebral-Parese = ICP) führt zu sensomotorischen Fehlregulationen und zur Entwicklungsverzögerung, da die sensomotorischen Erfahrungen, die ein gesundes Kind machen kann, fehlen. Die Lähmungen sind meist spastisch oder spastisch-athetotisch, weil der hemmende Einfluß bestimmter Hirnzentren (extrapyramidales System) wegfällt.

Je nach Ausprägung lassen sich folgende Lähmungen unterscheiden:

Tetraplegie	Beine und Arme stark betroffen
Diplegie	Beine stärker betroffen als Arme
Paraplegie	ausschließlich Beine betroffen
Hemiplegie	eine Körperseite betroffen, dabei Arme meist stärker als Beine.

Die typische Verteilung ist hierbei:

obere Extremitäten:	Beugemuster
untere Extremitäten:	Streckmuster.

9.6.2 Hirndurchblutungsstörungen im Erwachsenenalter

Infolge von Mangeldurchblutung aufgrund einer Arteriosklerose (= Arterienverkalkung), einer Embolie (= Verstopfung eines Blutgefäßes durch ein Gerinnsel) oder als Konsequenz einer zerebralen Massenblutung (= im Gehirn entstehende große Blutung, meist infolge eines Bluthochdrucks, bei gleichzeitiger Arteriosklerose auftretend) gehen die Kontrollfunktionen der Hirnrinde verloren und die Primitivmotorik kann wieder auftreten.

Da die Schädigung hierbei immer nur eine Hirnhälfte betrifft, kommt es zur *Hemiplegie* auf der der geschädigten Hirnhälfte gegenüberliegenden Körperseite.

Grundsätzlich ergeben sich bei allen diesen Bewegungsbehinderungen für die betroffenen Menschen folgende Schwierigkeiten:

- Überstreckung von Kopf und Schultern.
- Beugespasmus der Arme, d. h. die Arme befinden sich in Beugestellung und können nicht gestreckt werden.
- Streckspasmus der Beine, d. h. die Beine befinden sich in Streckstellung und können nicht gebeugt werden.

Typisches Beugemuster der oberen Gliedmaßen

Die Schulter ist an die Wirbelsäule heran- und gleichzeitig herabgezogen.
Folge: Der Arm kann nicht gehoben und nicht nach vorn gebracht werden.

Der Arm ist im Ellenbogengelenk gebeugt, nach innen gedreht und an den Körper herangezogen.
Folge: Der Arm kann nicht nach außen gedreht, nicht zur Seite bewegt und nicht gestreckt werden.

Die Hand ist im Handgelenk nach innen gebeugt, zur Kleinfingerseite hin abgewinkelt und in Faustellung, wobei der Daumen nach innen eingeschlagen ist.
Folge: Die Hand kann nicht geöffnet, die Finger können nicht gestreckt werden.

Typisches Streckmuster der unteren Gliedmaßen

Das Becken ist ist nach hinten oben gezogen.
Folge: Die betroffene Seite verkürzt sich.

Die Beine sind bei Hemiplegie im Kniegelenk überstreckt, bei Diplegie und Tetraplegie sind sie leicht nach innen gedreht und werden beim Liegen oft überkreuzt.
Folge: Das Gewicht wird auf die Zehen bzw. den inneren Fußrand verlagert, wodurch das Gehen erschwert oder unmöglich wird.

Bei Hemiplegie wird das gestreckte Bein beim Gehen aus der Hüfte heraus kreisförmig nach vorne bewegt.

Bei Diplegie und Tetraplegie gibt es zusätzlich Schwierigkeiten beim Sitzen.

Der Fuß wird nach unten, in Spitzfußstellung gedrückt, wobei die Zehen verkrallt sind.
Folge: Spitzfuß, der beim Gehen hindert, bei Diplegie Spitz-Klumpfuß.

9.7 Bewegungsförderung

Bei jüngeren Kindern muß immer angestrebt werden, durch entsprechende Bewegungsförderung zu einer möglichst normalen motorischen Entwicklung zu kommen. Die Motorik beeinflußt die Ausbildung von Fähigkeiten und Fertigkeiten auf vielen anderen Gebieten, – das sollte stets bedacht werden.

Bei älteren und schwerer behinderten Menschen können die Ziele aber nicht so hoch gesteckt werden, man wird Kompromisse schließen müssen. Jedoch sollten die wichtigsten Probleme dabei stets im Blick bleiben, um eine Verschlechterung, z. B. durch Ausbildung von Kontrakturen (= Gelenkversteifungen), zu vermeiden.

Als oberster Grundsatz gilt: Unter dem Einfluß von pathologischem Muskeltonus (= krankhafter Muskelspannung) können keine normalen Bewegungsmuster erwartet und erreicht werden. Der funktionelle Einsatz von falschen Bewegungsmustern führt wiederum zur Verschlechterung: die Spastizität nimmt zu, die Bewegungen werden weniger und variationsärmer. Fest eingefahrene pathologische Bewegungsmuster sind nicht mehr auszulöschen, hier ist lediglich eine funktionelle Anpassung möglich.

Die nachfolgenden Hinweise sollen und können nicht die Tätigkeit und Anleitung von Krankengymnasten und Ergotherapeuten ersetzen. Sie wollen vielmehr dazu anregen, sich von Fachkräften anleiten zu lassen. Vor allem wollen sie jedoch alle Betreuer von schwerbehinderten und stark pflegebedürftigen Menschen darauf aufmerksam machen, daß nur durch sehr flexible Anwendung von Übungen und stark personenzentrierte Vorgehensweise Veränderungen zu bewirken sind.

Der Betreuer sollte stets versuchen, die bestmögliche Form der Bewegung für den Pflegebedürftigen herauszufinden.

Da die Ursache jeder zerebralen Bewegungsstörung eine Zerstörung von Hirnzellen ist (und nicht eine Schädigung der Gliedmaßen), sind die Folgen zwar eingrenzbar, der Schaden als solcher aber nicht reparabel, weil Nervenzellen sich nicht regenerieren. Ziel aller Bemühungen muß es daher sein, weitere Folgeschäden zu verhindern, verbliebene Funktionen zu üben und, soweit möglich, neue anzubahnen, indem andere Hirnteile aktiviert werden (besonders bei jüngeren Kindern).

Wenn wir davon ausgehen, daß die motorische Dysfunktion stets den Menschen in seinen gesamten Lebensbezügen beeinträchtigt, so ergibt sich hieraus die Notwendigkeit einer ganzheitlichen Unterstützung des betroffenen Menschen. Die Feststellung von Defiziten in den Körperbewegungen reicht nicht aus, denn es sollen nicht nur bestimmte Körperteile behandelt werden, sondern über eine Verbesserung der Bewegungsmöglichkeiten neue Erlebnis- und Verhaltensweisen erschlosssen werden. Dazu ist eine Orientierung an der persönlichen Lebenssituation des Betroffenen nötig.

Körperliche Behinderungen schränken die Fähigkeiten des Menschen ein:

Einschränkung	**Folgen**
Handlungsfähigkeit	Handlungsziele sind nicht oder schlecht erreichbar
Begegnungsmöglichkeiten	erschwert, Kontakte reduziert
Ausdrucksmöglichkeiten	vermindert, geringe Verständigungsmöglichkeiten → geringe Entfaltung sozialer Kontaktfähigkeit

Das führt insgesamt zu einem gestörten Selbstbild und einem verminderten Selbstwertgefühl. In Verbindung mit dem durch die Behinderung bedingten Erfahrungsdefizit schafft das mangelhafte Vertrauen zu sich selber und den eigenen Fähigkeiten einen nur geringen Antrieb, sich seine Umwelt zu „erobern".

Für viele Therapeuten sind Behinderungen und Störungen nur dann „interessant", wenn sie Reparationsaussichten bieten; sind sie irreparabel, so werden die Bemühungen nach einiger Zeit eingestellt.

Hier müssen nun die pflegerischen Überlegungen einsetzen. Wichtig ist es, den Tageslauf so zu gestalten, daß er für den Betroffenen möglichst abwechslungsreich und damit anregend und motivierend wird. Dadurch kann am ehesten eine ganzheitliche Ansprache erreicht werden.

9.7.1 Förderung bettlägeriger Menschen

Für inaktive Menschen ist es wichtig, daß ihre Lage möglichst häufig verändert wird. Als prophylaktische Maßnahme zur Anregung der Durchblutung und damit der Kreislaufstabilisierung, zur Verhütung von Dekubiti, Thrombose und Pneumonie sowie zur Verhinderung von Kontrakturen, ist Umlagerung unumgänglich. Eine korrekte Lagerung kann die Spastizität gelähmter Gliedmaßen vermindern und somit der Beweglichkeit förderlich sein. (Hier informiere man sich bei entsprechenden Fachkräften!)

Es sollte aber nicht nur umgelagert werden, sondern dabei auch die Stellung und der Platz gewechselt werden.

Ein Mensch, der auch tagsüber ans Bett gefesselt ist, hat nur sehr mangelhafte Wahrnehmungsmöglichkeiten. Er kann daher nicht annähernd soviele Erfahrungen sammeln wie andere Menschen. Wird er jedoch zeitweise aus seinem Bett genommen und in den Tagesraum auf eine Liege oder Matte gelegt, so ist er in einer anderen räumlichen Umgebung, erfährt mehr Ansprache, sieht und hört mehr, wird eher in das Tagesgeschehen einbezogen und wird dadurch meist auch aktiver.

Wenn möglich, sollte nicht immer nur die horizontale Lage eingenommen werden (Bett, Liege), sondern zwischendurch sitzende oder wenigstens halbsitzende Stellung angestrebt werden.

Auch dieses ist nicht nur im Rahmen der prophylaktischen Pflege wichtig, sondern verändert den Blickwinckel. Die Räume werden aus einer anderen Perspektive heraus erlebt. Mit dem Rollstuhl lassen sich hilfebedürftige Menschen in verschiedene Räume bringen.

Sie erfahren so etwas über das Haus, in dem sie leben, und über die Mitbewohner. Wenn der Betreuer den Rollstuhl an bestimmte „Brennpunkte" stellt, können auch Bewegungsunfähige viel vom Alltagsgeschehen miterleben. Auch bei passivem Zuschauen kann man aktiv beteiligt sein.

Für Menschen mit Hemiplegie kann die Umgebung so gestaltet werden, daß alle für sie bedeutsamen Dinge sich auf der gelähmten Seite befinden, z. B. Fernseher, Mobile, Nachttisch. Auf diese Art werden Bewegungen provoziert, da Kopf und Körper dorthin gewendet werden müssen.

Es muß jedoch darauf geachtet werden, daß die erforderlichen Bewegungen mit einiger Anstrengung auch leistbar sind. Ist dies nicht der Fall, so wird der betroffene Mensch eher frustriert als motiviert.

Passive Bewegungsübungen

Es ist eine alte Weisheit, daß nur Bewegung die Beweglichkeit erhält. Deshalb sollten bei Menschen, die sich selber nur wenig bewegen können, alle Gelenke wenigstens einmal täglich durchbewegt werden. Dabei sollte der Betreuer immer wieder versuchen, den behinderten Menschen zum aktiven Mitmachen anzuregen.

Mit den Bewegungsübungen wird immer *körpernah*, d. h. mit den großen Gelenken begonnen und weitergehend bis zu den *körperfernen,* kleinen Gelenken bewegt. Die Schmerzgrenze muß dabei beachtet werden!

Passive Bewegungsübungen dienen dazu, Gelenkfehlstellungen mit Weichteilschrumpfungen (= Kontrakturen) und Aktivitätsverlust der Muskulatur zu vermeiden. Für den Betroffenen ermöglichen sie zusätzlich neue, andere Wahrnehmungen, die wiederum ein Anreiz zur Eigenaktivität sein können. Deshalb ist es wichtig, bei den Übungen über das, was gerade gemacht wird, zu sprechen, um Körperwahrnehmung und Körpergefühl zu fördern.

Eine andere Möglichkeit besteht darin, nur wenig zu sprechen und stattdessen möglichst viel fühlen zu lassen: Verbale Unterstützung lenkt hierbei das Fühlen und fördert die Aufmerksamkeit dafür.

Bewegungsanreize

Besondere Anreize für eine Bewegung fehlen beim Liegenden meist. Ist die Beweglichkeit zudem noch stark eingeschränkt, so daß ein großer Kraftaufwand und/oder wiederholte Versuche nötig sind, um etwas zu erreichen, so wirken sich die häufigen Mißerfolgserlebnisse negativ auf die Motivation aus.

Ein Mensch, der nur unter erschwerten Bedingungen bestimmte Bewegungen ausführen kann, oder der überhaupt nicht in der Lage ist, gezielte Bewegungen zu machen, lernt die Eigenschaften und Funktionen der Dinge des täglichen Lebens nur bruchstückhaft kennen (durch die fehlenden Tasterfahrungen kann wenig Wissen über die Dinge erworben werden). Dieses wiederum führt zur Interesselosigkeit und Antriebsarmut. Es gilt daher, zunächst das Interesse zu wecken und dann die entsprechende Bewegung einzuüben.

Zwei Beispiele sollen zeigen, welche Bewegungsanreize der Alltag bietet:

Beispiele:

Das Fernsehbild kann nur gesehen werden, wenn der Pflegebedürftige sich herumdreht.

Das Bonbon ist nur zu erreichen, wenn er den Arm ganz lang ausstreckt.

Ziel aller Bemühungen muß es sein, die betroffenen Menschen in den alltäglichen Verrichtungen möglichst selbständig zu machen. Das bedeutet zunächst, sie aus ihrer Passivität herauszulocken und ihre Eigeninitiative zu fördern.

Leider wird manches von den Pflegenden getan – „weil es schneller geht" –, was der körperbehinderte Mensch vielleicht selber tun oder lernen könnte. Gerade wenn wir an die *„Selbstbedienung"* denken, sollten wir darauf achten, daß jedem Menschen auf diesem Gebiet wenigstens kleinste Erfolgserlebnisse vermittelt werden. Die Erfahrung, selbst tätig werden zu können, stärkt das Selbstbewußtsein.

Dazu gehört zunächst viel Übung und auch die nötige Konsequenz, denn man kann nicht heute etwas verlangen, was morgen, weil weniger Zeit da ist, wieder vom Betreuer gemacht wird.

9.7.2 Bewegungsfördernde Maßnahmen

Da sich die Bewegungsentwicklung nach bestimmten Gesetzmäßigkeiten vollzieht, sollten die Bewegungsmöglichkeiten zunächst genau analysiert und den entsprechenden Entwicklungsstufen zugeordnet werden. Erst danach können Überlegungen und Planungen, die Bewegungsförderung betreffend, angestellt werden.

Beispiel:

Das Kind lernt das Sitzen, nachdem es das Überrollen von der Rücken- in die Bauchlage beherrscht, dann folgt der Vierfüßlerstand, danach Seit- und Langsitz → freies Sitzen. Das Stehen wird aus dem Vierfüßlerstand oder vom Seitsitz über den Knie- und Halbkniestand erlernt.

Zur Ausführung aller dieser Bewegungen bedarf es eines ausreichenden Muskeltonus und einer gewissen Mobilität.

Ein Erlernen bestimmter Bewegungen, z. B. Aufsetzen, ist analog der normalen Bewegungsentwicklung am ehesten möglich.

Krabbeln statt Gehen

Vierfüßlerstand und Kniestand werden eher erlernt als Stehen und Gehen. Wenn es nicht möglich ist, einen schwerbehinderten Menschen zum Gehen zu bringen, sollte überlegt werden, ob er nicht vielleicht das Krabbeln/Kriechen erlernen könnte. Wenn wir uns bemühen, jedem Menschen seinen Bedürfnissen und seiner Individualität angemessene Perspektiven zu eröffnen, dann werden wir auch neue Herangehensweisen finden, so daß z. B. das Krabbeln als Fortbewegungsart für Erwachsene nichts Befremdliches mehr hat. Maßgebend ist hier die Wichtigkeit der eigenen Fortbewegung und die damit verbundene Erweiterung der Handlungskompetenz.

Zur praktischen Durchführung sei noch darauf hingewiesen, daß Knieschützer, wie Basket-Ball-Spieler sie tragen, sich gut als Knieschutz beim Krabbeln eignen.

Das Rollbrett (nach Schede) ist zur liegenden Fortbewegung in Bauchlage, mit Hilfe der Arme, geeignet.

Aufsetzen auf dem Bettrand

Das Aufsetzen, sowie das Heraussetzen aus dem Bett erfordern vom Helfer bestimmte Kenntnisse über rückenschonende Arbeitsweisen. Der bewegungsbehinderte Mensch sollte – soweit es möglich ist – mit tätig werden, zumindest aber mitbeteiligt werden.

Bei Menschen mit Hemiplegie ist darauf zu achten, daß das Aufsetzen – wie alle pflegerischen Verrichtungen – über die gelähmte Seite erfolgen soll, damit die Spastizität gehemmt und gleichzeitig das Gefühl für diese Seite verbessert wird.

Passives Aufsetzen:

- Der Pflegebedürftige wird nahe an den Bettrand gezogen – und bei Hemiplegie auf die geschädigte Seite gedreht.
- Die Beine werden etwas angewinkelt und über den Bettrand gebracht (evtl. jetzt gleich Hausschuhe anziehen!).

- Nun greift der Betreuer mit einer Hand unter der (geschädigten) Seite durch zum Rücken hin, mit der anderen Hand von oben unter die Knie und richtet den Hilfsbedürftigen zum Sitzen auf.

Aktives Aufsetzen:
Halbseitig gelähmte Menschen, die sonst noch einigermaßen beweglich sind, können lernen, sich selbst aufzusetzen.

- Zuerst mit der gesunden Hand das geschädigte Bein über die Bettkante bringen, das gesunde hinterher.
- Mit der gesunden Hand von vorn über den Körper greifen und sich durch Abstützen aus der Seitenlage zum Sitzen aufrichten.

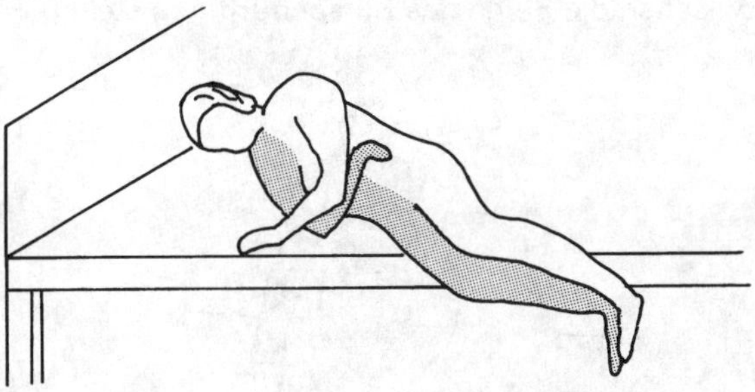

Selbständiges Aufsetzen auf dem Bettrand (die dunkle Seite ist die gelähmte Seite)

Vom Bett zum Stuhl oder Rollstuhl

Der Betreuer stellt den Stuhl/Rollstuhl am Fußende neben das Bett und geht folgendermaßen vor:

- Der Hilfsbedürftige wird zunächst auf die Bettkante gesetzt, bekommt Schuhe angezogen.

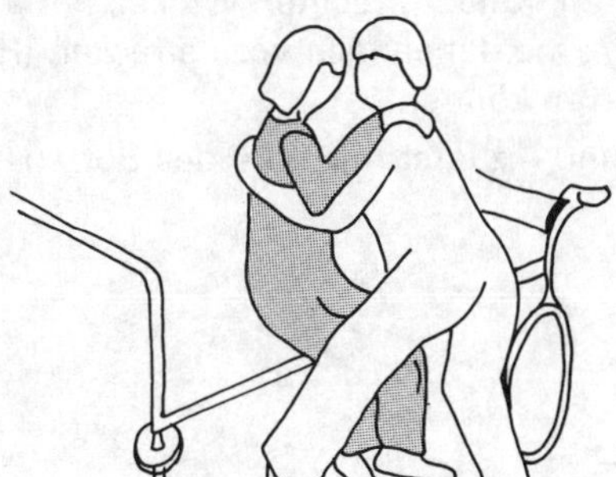

Richtiges Abstützen: Der Betreuer schiebt seine Arme unter die Achselhöhlen des Hilfsbedürftigen, der Hilfsbedürftige legt seinen Arm auf die Schultern des Betreuers.
Richtige Arbeitshaltung des Betreuers: mit geradem Rücken und angewinkelten Beinen arbeiten.

- Der Betreuer stellt sich mit gegrätschten Beinen davor, schiebt seine Arme durch die Achselhöhlen des Pflegebedürftigen bis auf dessen Rücken und zieht ihn hoch zum Stand.
- Nun dreht der Betreuer sich mitsamt dem Betreuten seitlich herum. Die Drehbewegung wird durch kleine Schritte vollzogen, der Rumpf des Betreuers bleibt gerade. Dann läßt er den Betreuten in den bereitstehenden Stuhl gleiten.

  Für den letzten Schritt kann u. U. eine „Drehscheibe" ein gutes Hilfsmittel sein.

Vom Stuhl zum Bett

Das Zurücksetzen vom Stuhl ins Bett geschieht in umgekehrter Reihenfolge wie oben beschrieben. Beim Hochziehen vom Stuhl sollte der Betreuer in Schrittstellung stehen und ein Bein zwischen die Beine des Hilfsbedürftigen stellen.

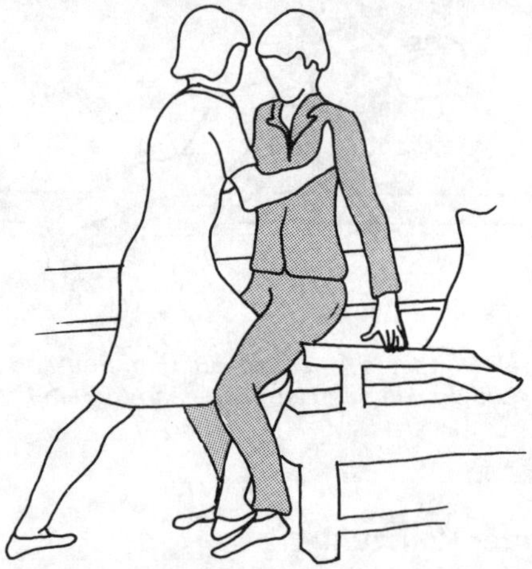

Richtige Arbeitshaltung des Betreuers: Schrittstellung mit angewinkelten Hüft- und Kniegelenken leicht nach vorn geneigt mit geradem Rücken.

Selbständiges Aufstehen

- Aufrecht auf dem Stuhl sitzen, Knie im rechten Winkel, Füße dicht vor dem Stuhl.
- Nach vorn neigen und die Arme dabei nach vorn strecken (Hände falten), um das Gleichgewicht besser halten zu können.
- Jetzt das Gesäß anheben und – zuerst mit Hilfe des Betreuers – zum Stehen aufrichten.

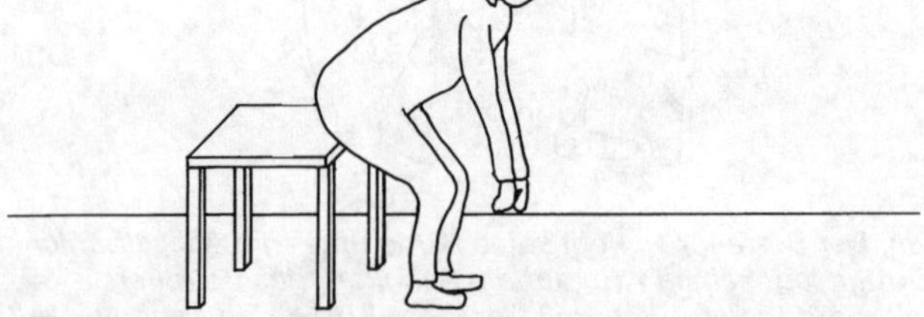

Aufrichten zum Stehen mit nach vorn gestreckten Armen

Gehübungen

Zuerst wird durch Stehübungen (evtl. am Stehbrett) eine Gewöhnung an die aufrechte Körperhaltung erfolgen, dann können Gehversuche unternommen werden.

Bei Menschen mit Hemiplegie ist darauf zu achten, daß die gelähmte Seite auch belastet (nicht entlastet!) wird. Der gelähmte Fuß soll stets mit der ganzen Sohle aufgesetzt werden. Meist wird das Bein aus der Hüfte heraus in einer kreisförmigen Bewegung nach vorn gebracht. Dieser falsche Bewegungsablauf muß korrigiert werden, indem man dem Pflegebedürftigen beibringt, das Bein in Knie und Hüfte zu beugen und etwas mehr anzuheben.

Als Hilfen können feste Bandagen, Gehschienen mit Federmechanismus oder Spezialschuhe mit Federklammer dienen.

Hilfsmittel zur aktiven Fortbewegung

- *Gehwagen* (nach Eulenburg)

  Die Achselstützen geben festen Halt. Der Gehwagen ist zum Selbständigwerden beim Gehen weniger geeignet.

- *Reciprocal-Gehhilfe*

  Bei diesem Gehgestell kann abwechselnd die eine oder die andere Seite vorgeschoben werden, so wie es den Gehbewegungen entspricht. Ausreichender Halt und Abstützen ist gegeben.

- *Rollator, Delta-Gehrad*

  Wenn eine ausreichende Aufrichtung des Rumpfes möglich ist, kann mit diesem Hilfsmittel das alternierende Gehen weiter geübt werden.

- *Gehbarren*

  Der Gehbarren ist ein Übungsgerät, das nicht nur in den Krankengymnastik-Räumen, sondern auch im Wohnbereich für Übungen zum Erlernen des selbständigen Gehens zur Verfügung stehen sollte. Er kann gegebenenfalls selbst gebaut werden.

- *Unterarmgehstützen*

  Ermöglichen den sogenannten Vierpunktgang und dienen dabei der Gangsicherheit.

  rechtes Bein – linker Stock

  linkes Bein – rechter Stock

- *Dreifuß- oder Vierfuß-Gehstöcke*

  Sie sind standfest und kippsicher.

- *Handstöcke*

  Unterstützen zwar die Gangsicherheit, führen jedoch zu einer stark einseitigen Körperbelastung.

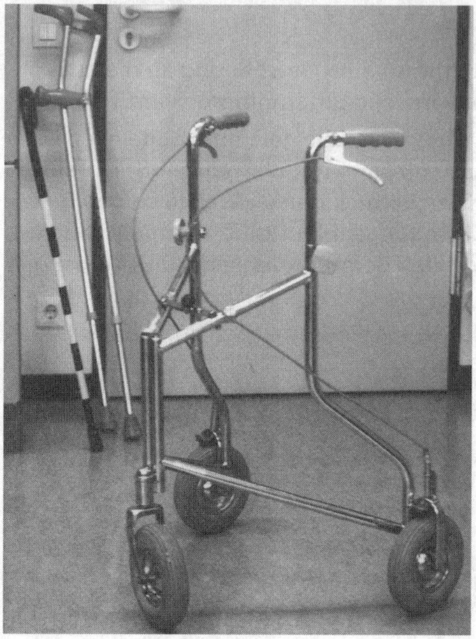

Delta-Gehrad. Im Hintergrund: Handstock und Unterarmgehstützen

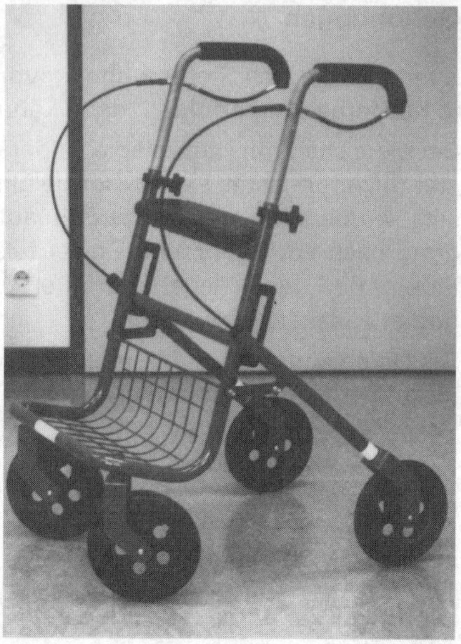

Neuartiger Rollator

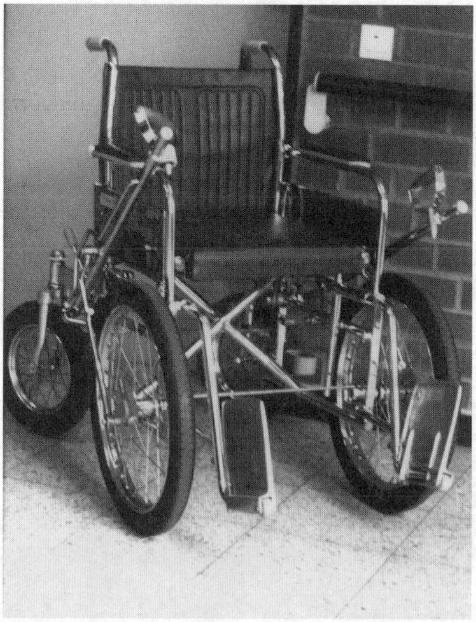

Rollstuhl für den Einsatz im Freien: handbetriebener Selbstfahrer

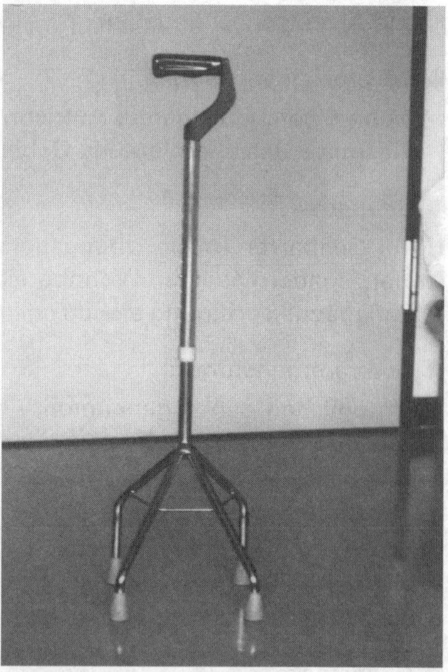

Vierfußstütze

9.8 An- und Ausziehen bei Menschen mit Bewegungsstörungen

Für die Betreuer ergeben sich häufiger Schwierigkeiten beim An- und Ausziehen stark pflegebedürftiger Menschen.

Für das An- und Ausziehen sowie für die meisten anderen Aufgaben des Alltags sind besonders wichtig:

Kopfkontrolle – aufrechtes Sitzen – Bewegungen der Arme und Hände.

Die Kopfkontrolle ist die Grundlage aller kontrollierten motorischen Funktionen. Kopfkontrolle bedeutet, den Kopf in jeder Stellung richtig zum Körper und Raum ausrichten zu können. Eine mangelhafte Kopfkontrolle erschwert gezielte Armbewegungen, sowie das Sitzen und die Fortbewegung.

Das Sitzen ist Voraussetzung für das freie Hantieren mit Gegenständen. Es erfordert Kopf-, Rumpf- und Gleichgewichtskontrolle.

Die Arm- und Handbewegungen sind Voraussetzung für alle Fertigkeiten des täglichen Lebens. Sie sind abhängig von dem harmonischen Zusammenspiel verschiedener Muskelgruppen und der Abstufbarkeit der Bewegungen.

Für das An- und Ausziehen sind folgende Fähigkeiten nötig:

- freies Sitzen und Stehen
- gute Kopf- und Rumpfkontrolle
- Gewichtsverlagerung
- Auge-Hand-Kontrolle
- unabhängige Bewegungen der einzelnen Gliedmaßen (z. B. Bein beugen und Arm strecken beim Hose- oder Strümpfe-Anziehen)
- Feinmotorik (für Verschlüsse)
- Kenntnisse über den eigenen Körper und über die Kleidungsstücke (zur richtigen Zuordnung).

Bei Menschen mit Bewegungsstörungen sind diese Fähigkeiten nur bruchstückhaft vorhanden. Sie sind deshalb auf Hilfestellung beim An- und Auskleiden angewiesen. Dabei muß sich die Art der Hilfestellung nach der Art der Bewegungsstörung richten.

Bei Menschen mit Hemiplegie:

- Es besteht eine Asymmetrie in der Haltung und Bewegung des gesamten Körpers.
- Das Gewicht wird zur gesunden Seite hin verlagert, es kann nur schwer Gleichgewicht gehalten werden. Nicht selten aber ist es umgekehrt: Übermäßig viel Gewicht wird auf die hemiplegische Seite verlagert, und zwar ohne Ausgleichreaktionen des Rumpfes.

  Dabei besteht die Gefahr des Fallens zur gelähmten Seite oder schräg nach hinten.
- Der Kopf wird ebenfalls zur gesunden Seite hin gedreht, gleichzeitig werden Schulter und Arm der geschädigten Seite nach hinten gezogen.
- Die Hand der gesunden Seite wird meist zum Abstützen gebraucht, ist daher nicht frei für das Greifen.

Folgen:

Es bestehen Schwierigkeiten beim An- und Ausziehen von Strümpfen, Schuhen, Hosen und Jacken, Schwierigkeiten beim Öffnen und Schließen von Verschlüssen.

Bei Menschen mit Diplegie oder Tetraplegie:

- Überstreckung von Kopf und Schultern,
- Arme in Beugemuster,
- Beine in Streckmuster, oft überkreuzt.

Folgen:

Alle Bewegungen sind sehr erschwert bis unmöglich, deshalb ist ein An- und Ausziehen ohne Hilfe nicht möglich.

9.8.1 Hilfen beim An- und Ausziehen

Für Menschen mit spastischer Hemiplegie, Diplegie und Tetraplegie gilt:

- *Rückenlage vermeiden,* da hierdurch eine zunehmende Verstärkung der Spastik eintritt.
- *In Seitenlage bringen.* Schultern dabei nach vorn schieben; der Kopf soll sich senkrecht über der Wirbelsäule befinden.

  Der Betroffene kann hierbei besser sehen, was mit ihm geschieht und ist so schon mitbeteiligt, und der Arm läßt sich im Ellenbogenbereich besser strecken und erleichtert das An- und Ausziehen.
- *Zum Sitzen bringen,* wenn möglich. Dabei muß das Gleichgewicht gesichert werden:

  Menschen mit Hemiplegie setzt man auf einen Stuhl mit gerader Rückenlehne und legt auf das Knie die Hand des geschädigten Arms. Unter das Gesäß der betroffenen Seite kann evtl. noch ein flaches Kissen geschoben werden, damit die Haltung möglichst symmetrisch wird.

  Für Menschen mit Diplegie ist es wichtig, mit gespreizten und gebeugten Beinen zu sitzen (Reitsitz) und den Rücken nach vorn zu beugen. So wird das Gleichgewicht gesichert und bei einer plötzlich einsetzenden reaktiven Streckung von Beinen und Rumpf der Sturz nach hinten vermieden.

  Für das Sitzen im Reitsitz eignen sich eine sogenannte Spastikerrolle, eine Reitbank oder ein kleiner Stuhl (Sitzhöhe für Erwachsene etwa 24 cm).

Ratschläge zum Anziehen einzelner Kleidungsstücke

Pullover, Hemden, Blusen

- Die Kleidung immer zuerst über den geschädigten Arm ziehen, dann über den gesunden, beim Ausziehen umgekehrt!
- Nicht den Arm durch den Ärmel ziehen, sondern den Ärmel über den Arm streifen.
- Niemals an den Fingern ziehen → Beugung des Ellenbogens durch einschießenden Spasmus.

- Der Betreuer faßt den Arm bei der Mithilfe von hinten, so daß seine Hand von der Streckseite her das Ellenbogengelenk umgreift, und schiebt dann den Arm durch den Ärmel.
- Stets darauf achten, daß der Kopf beim An- und Ausziehen immer nach vorn, niemals nach hinten gebeugt ist, Schultern ebenfalls.

Merke:
Um Kopf und Schultern nach vorn zu bringen, müssen bei Menschen mit Diplegie und Tetraplegie die Hüften ausreichend gespreizt und die Knie gebeugt werden → Reitsitz!

Um beim Anziehen der Ärmel den Arm und das Handgelenk zu strecken und die Faust zu öffnen, geht man folgendermaßen vor:

- Arm heben, über der Streckseite des Ellenbogengelenks halten und leicht nach außen drehen,
- mit der anderen Hand die Hand des behinderten Menschen von der Kleinfingerseite herum fassen, so daß der eigene Daumen über dem Daumengrundgelenk liegt und etwas Druck ausüben kann – so lassen sich Finger und Daumen leichter strecken.

Strümpfe und Schuhe

Anziehen im Sitzen bei Menschen mit *Hemiplegie:*

- Das geschädigte Bein über das gesunde schlagen und in dieser Lage bekleiden. Eine frühere Empfehlung lautete, das geschädigte Bein auf eine Fußbank zu stellen und dann mit dem Strumpf zu bekleiden. Dies führt zu asymmetrischem Sitzen: das Becken kippt in eine ungünstige Lage, der Patient „hängt" in Becken und Lendenwirkelsäule.

Anziehen im Liegen bei Menschen mit *Diplegie und Tetraplegie:*

- In Seitenlage bringen, oberes Bein anbeugen und anziehen,
- danach auf die andere Seite drehen und ebenso bekleiden.

Der Fuß wird durch die Hand des Betreuers von der Ferse her nach oben gedrückt, so daß er in Beugestellung gebracht wird und die verkrampften Zehen sich strecken.

Hosen

Das Anziehen der Hosen beginnt zunächst wie das Anziehen der Strümpfe.

Zum Hochziehen der Hose über das Gesäß muß der Pflegebedürftige sich entweder etwas hochstemmen können, so daß der Betreuer sie überziehen kann, oder er muß auf die Seite gedreht werden. Kann der Patient eine „Brücke" bauen, so ist auch dies für ihn eine Möglichkeit, mit eigener Aktivität das Anziehen zu unterstützen.

9.8.2 Auswahl der Bekleidung

Die Auswahl der Bekleidung kann wesentlich dazu beitragen, dem Menschen Wohlbefinden zu vermitteln. Bei der Wahl der Gewebe, aus denen die Kleidung besteht, ist an deren Eigenschaften zu denken:

Naturfasern haben ein hohes Wärme- und Feuchtigkeitsbindungsvermögen, sind aber nicht so strapazierfähig und pflegeleicht wie Chemiefasern.

Chemiefasern sind sehr strapazierfähig, pflegeleicht und kostengünstig. Nachteilig ist die Beeinträchtigung der Hautatmung und des Abdunstens, außerdem die elektrostatische Aufladung.

Mischfasern sind eine akzeptable Kompromißlösung, dabei sollte der Naturfaseranteil möglichst hoch sein.

Im Hinblick auf die Pflege und das Selbständigwerden der Betroffenen, muß bedacht werden, daß die Kleidungsstücke möglichst leicht an- und auszuziehen sind.

Soweit möglich, sollte jeder Mensch an der Auswahl seiner Kleidung beteiligt werden. Dabei ist natürlich auf eine Anpassung an die gesellschaftlich akzeptierten Normen zu achten (Erwachsene dürfen nicht wie Kinder angezogen werden!). Vor allem für alte und behinderte Menschen kann die Kleidung als Zeichen dienen, den Alltag vom Feiertag zu unterscheiden.

Folgendes ist bei der Auswahl der Kleidung zu beachten:

- *Stoffe* sollten nicht zu glatt sein (verrutscht zu leicht), außerdem atmungsaktiv und pflegeleicht (am besten Mischgewebe).
- *Die Kleidungsstücke* sollten möglichst bequem und nicht einengend sein (eine Konfektionsnummer größer als erforderlich).
- *Halsausschnitte* an Hemden, Pullovern, Kleidern müssen weit und gut dehnbar sein (z. B. U-Boot-Kragen, Hemdblusenkragen).
- *Ärmel* sollten so weit wie möglich und an Ansatz und Bündchen gut dehnbar sein (z. B. Raglanärmel, Fledermausärmel).

  Zu enge Bündchen oder Manschetten kann man auftrennen und mit einem Verschluß aus zwei mit einem Gummi verbundenen Knöpfen versehen. So wird das Auf- und Zuknöpfen unnötig und das Bündchen hat ausreichend Weite.
- *Hosen* sollten einen Reißverschluß mit großem Ring haben oder einen Klettverschluß. Außerdem gibt es Hosen mit elastischem Bund. Sehr praktisch sind Jogginghosen, da sie weit und elastisch sind. Auch Latzhosen kommen in Frage.
- *Kleider* sollten weit genug geschnitten und leicht an- und auszuziehen sein. Lange Reißverschlüsse, die es zulassen, daß das Kleid bis über die Taille hinaus geöffnet werden kann, sind sehr praktisch. Sehr gut geeignet sind auch Trägerkleider, unter denen Blusen, T-Shirts oder Pullover getragen werden können.
- *Verschlüsse* sollten zur leichteren selbständigen Handhabung stets vorn angebracht sein, z. B. bei Kleidern oder beim BH.
- *Reißverschlüsse* lassen sich durch einen großen Ring (z. B. einen Gardinenring) oder einen dicken „Bommel" an der Zunge besser greifen und zuziehen.
- *Knöpfe* sollten möglichst groß sein.

Erleichterungen an Verschlüssen

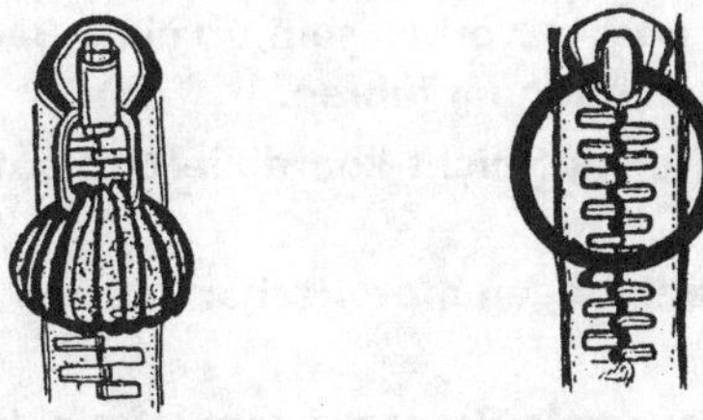

Bommel oder Ring am Reißverschluß

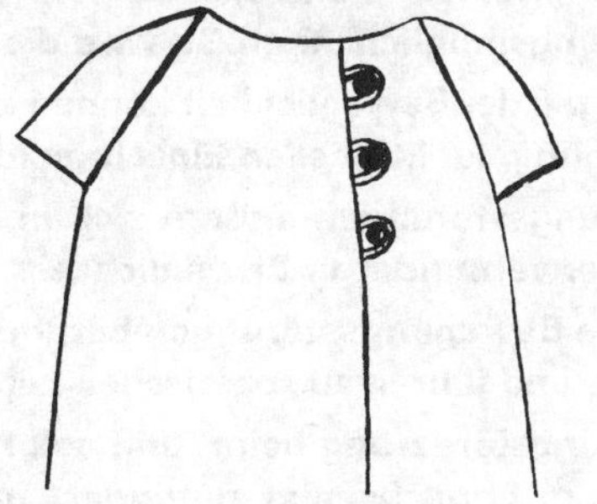

große Knöpfe

- *Strümpfe* ohne ausgearbeitete Ferse (Schlauchform) lassen sich einfacher anziehen als solche mit Ferse; Kniestrümpfe lassen sich (selber) leichter anziehen als Socken.
- *Schuhe* müssen fest am Fuß sitzen, ohne diesen jedoch einzuengen. Sie sollten eine biegsame, rutschfeste Sohle haben.

  Sie sollten möglichst weit (bis zu den Zehen) zu öffnen sein, seitliche Gummieinsätze oder Klettverschlüsse oder Reißverschlüsse haben.

  Sie sollten evtl. anstatt der Schnürbänder mit farblich passenden Rundgummibändern versehen werden, um ein selbständiges Aus- und Anziehen zu ermöglichen.

  Bei stark deformierten Füßen sind hohe „Birkenstock"-Sandalen geeignet, die gut anpaßbar und verstellbar sind, evtl. auch hohe Turnschuhe, da sie weich sind und trotzdem Halt geben.
  Hüttenschuhe geben zu wenig Halt!
- *Mäntel* sind schwer an- und auszuziehen, es könnte stattdessen vielleicht ein Umhang oder Poncho angeschafft werden. Für Rollstuhlfahrer eignen sich die sogenannten Heimmäntel zum Warmhalten sehr gut.
- *Mützen* sollten einfach überzuziehen sein; Strickmützen sind geeignet.
- *Handschuhe* sollten an einem langen Band miteinander verbunden sein, damit sie nicht verlorengehen. Fingerhandschuhe sind ungeeignet.

Obwohl die Kleidung für Menschen mit Bewegungsbehinderung so ausgewählt werden sollte, daß sie sich leicht an- und ausziehen läßt, ist auf persönliche Wünsche einzugehen. Schließlich hat die Kleidung nicht nur eine Schutzfunktion, sondern ist auch ein Schmuck und eine Ausdrucksmöglichkeit der Person.

Zusammenfassung:

Bewegung gehört zu den grundlegenden menschlichen Bedürfnissen. Der Erwerb motorischer Fähigkeiten ist beim Menschen ein komplizierter Prozeß, der nach und nach zu koordinierten Bewegungen führt. Dabei muß ein stetiger Wechsel zwischen Spannung und Entspannung der Muskulatur stattfinden.

Die Fähigkeit, sich bewegen zu können, ermöglicht es dem Menschen, seine Umgebung zu erforschen und sich körperlich, psychisch und sozial zu entwickeln. Fehlen Bewegungsmöglichkeiten, so wird die Entwicklung eingeschränkt.

Störungen der Beweglichkeit können angeboren oder erworben sein, zu einer Beeinträchtigung, funktionellen Einschränkung oder Behinderung führen.

Bewegungsstörungen äußern sich in überschießender, nicht koordiniert ablaufender, oder verminderter Beweglichkeit.

Zentrale Bewegungsstörungen beruhen auf Schädigungen motorischer Zentren des Gehirns und führen zu spastischen Lähmungen.

Bewegungsförderung beim Kind soll möglichst normale Bewegungsmuster anbahnen, beim Erwachsenen zumindest funktionelle Anpassung anstreben und Folgeschäden eines Bewegungsmangels verhindern helfen oder reduzieren.

Neben passiven Bewegungsübungen sind viele Anreize für aktive Bewegungen zu schaffen.

Damit richtige Bewegungsmuster eingeübt werden, sollten sich die Betreuer bewegungsbehinderter Menschen stets von Krankengymnasten beraten lassen. Auch Hilfsmittel und deren angemessener Einsatz sollten bekannt sein.

Für das An- und Ausziehen sind bestimmte motorische Fähigkeiten nötig, die bei Menschen mit zentralen Bewegungsstörungen beeinträchtigt sind. Ziel aller Bemühungen ist es, die Betroffenen möglichst zu verselbständigen.

Die erforderlichen Hilfen sollten angemessen sein und die Bewegungen dabei so ausgeführt werden, daß die Bewegungsmuster funktionell richtig sind.

Literatur:

- Arns, Wolfgang/Jochheim, Kurt-Alphons/Remschmidt, Helmut: Neurologie und Psychiatrie für Krankenschwestern und Krankenpfleger, 3. Aufl., Stuttgart 1975
- Berger, Annelis, und Autorenkollektiv: Rehabilitative Bewegungserziehung, VEB, Verlag Volk und Gesundheit, Berlin 1983
- Bobath, B./Bobath, K.: Die motorische Entwicklung bei Zerebralparesen, 2. Aufl., Thieme-Verlag, Stuttgart 1983
- Bobath, Bertha: Die Hemiplegie Erwachsener, 4. Aufl., Thieme-Verlag, Stuttgart 1985
- Buttkus, Liselotte: Rehabilitation hemiplegischer Patienten nach Bobath, Deutsche Krankenpflegezeitschrift 3/1987
- Davies, Patricia M.: Hemiplegie, Springer-Verlag, Heidelberg 1987
- Feldkamp, Margret/Danielcik, Inge: Krankengymnastische Behandlung der zerebralen Bewegungsstörung im Kindesalter, Pflaum-Verlag, München 1976
- Finnie, N. R.: Hilfe für das zerebralgelähmte Kind, Ravensburg 1976
- Fröhlich, Andreas (Hrsg.): Wahrnehmungsstörungen und Wahrnehmungstraining bei Körperbehinderten, Rheinstetten 1977
- Fröhlich, Andreas: Ansätze zur ganzheitlichen Förderung schwer geistig Behinderter unter sensomotorischen Aspekte. In: Hilfen für schwer geistig Behinderte – Eingliederung statt Isolation, Band 3, Schriftenreihe der Lebenshilfe, Marburg 1978
- Jacobsen, Uwe/Kalbe, Udo: Hilfsmittel für behinderte Kinder, Stuttgart 1984
- Kalbe, Udo: Die Cerebral-Parese im Kindesalter, Neustadt 1981
- Knupfer, H./Rathke, F. W.: Das spastisch gelähmte Kind, Stuttgart 1966
- Knupfer, H./Rathke, F. W.: Spastisch gelähmte Kinder im Alltag, Stuttgart 1986
- Knupfer, Helmut: Diagnostische und therapeutische Praxis bei spastischen Lähmungen, Stuttgart 1982
- König, Elsbeth, u. a.: Behandlung und Erziehung von Kindern mit cerebralen Bewegungsstörungen, Wegweiser für Eltern, Bundesvereinigung für spastisch Gelähmte und andere Körperbehinderte, e.V. (Hrsg.) 1977

- Kressin, W./Rautenbach, M.: Zerebrale Bewegungsstörungen im Kindesalter, VEB, Verlag Volk und Gesundheit, Berlin 1979
- Pape, Anne: Heben und heben lassen, Pflaum-Verlag, München 1983
- Rett, Andreas: Das hirngeschädigte Kind, Wien-München 1971
- Sieber, Hannes/Weh, B.: Lehrbuch der Altenpflege, Ganzheitliche Grund- und Behandlungspflege, Vincentz-Verlag, Hannover 1987
- Sowa, Martin/Metzler, Nikolaus H.: Der therapeutisch richtige Umgang mit behinderten Menschen, Verlag modernes lernen, Dortmund 1988
- Schillhuber-Hesse, Theresia: Die Bobath-Methodik in der Rehabilitation des Schlaganfalls, Die Schwester/Der Pfleger, 31. Jahrgang, 1/1992
- Schwörer, Christa: Der apallische Patient, Aktivierende Pflege und therapeutische Hilfe im Langzeitbereich, G. Fischer-Verlag, Stuttgart 1988
- Wagner-Fischer, Anne-Marie: Ärztlicher Rat für Halbseitengelähmte, Stuttgart 1973
- Gezielte Probleme des hemiplegischen Kindes (Vorträge), Bundesvereinigung für spastisch Gelähmte und andere Körperbehinderte e. V. (Hrsg.), o. J.
- Eine Praxishilfe der UCB: Der Schlaganfall – Anleitung zur 2. Hilfe, Rehabilitation des Halbseitengelähmten, 2. Auflage 1985
- Schweizerische Arbeitsgemeinschaft für Rehabilitation: Hemiplegie-Merkblatt, 5. Auflage, Bern 1983

10 Ruhen und Schlafen

Ziele:

Der Leser soll
- über Schlafrhythmen und Schlafphasen informiert werden
- Schlafbedarf und Schlafgewohnheiten beobachten und angemessen unterstützen können
- mögliche Ursachen von Schlafstörungen kennen und entsprechende pflegerische Hilfen einsetzen können
- Veränderungen des Bewußtseins erkennen und einschätzen können
- Lagerungsbedürfnisse erkennen und Lagerungsmaßnahmen durchführen können
- Lagerungshilfsmittel beurteilen und entsprechend anwenden können.

Alles Leben auf der Erde ist zyklischen Veränderungen unterworfen. Menschen, Tiere und Pflanzen leben in dem immer gleichen Wechsel von Tag und Nacht, Mondphasen und Jahreszeiten. Obwohl der Mensch häufig seinen Tagesablauf zeitlich verschiebt, unterliegen unabhängig davon die Organfunktionen einem bestimmten Rhythmus. Wie nach einer inneren Uhr arbeiten unsere Organe und folgen dem natürlichen Tag-Nacht-Wechsel, was sich an der Tätigkeit von Leber, Nieren und Blutkreislauf erkennen läßt, oder nehmen den Mondzyklus auf, wie der Menstruationszyklus der Frau.

Die Entwicklung der Technik hat uns dazu verleitet, diese natürliche Ordnung zu übersehen. So sind viele gesundheitliche Störungen auf Störungen der biologischen Rhythmen zurückzuführen. Wir brauchen für unser Wohlergehen die Aktivierung ebenso wie die Entspannung; diese Zustände halten sich innerhalb von 24 Stunden im Gleichgewicht. Diese rhythmische Abfolge steuert beim Menschen das vegetative Nerversystem mit dem Sympathicus, der die Aktivierung bewirkt, und dem Parasympathicus, der zu Ruhe und Entspannung verhilft. Nervosität, Gereiztheit, Schlaflosigkeit und gestörtes Allgemeinbefinden sind die Folgen der Abweichung von dem sinnvollen Tag-Nacht-Rhythmus.

10.1 Schlaf

Schlaf ist eine periodisch wiederkehrende, normale Unterbrechung des Wachseins, wobei die Organfunktionen herabgesetzt sind.

Während der Nacht überwiegt der Parasympathicus, der für das Kraftauftanken (Regeneration) verantwortlich ist.

Seine Wirkung macht sich bemerkbar durch:

- Verminderung der Erregbarkeit des Gehirns
- Verlangsamung der Herztätigkeit (Erweiterung der Blutgefäße, Absinken von Puls uns Blutdruck)
- Verlangsamung der Atmung
- Herabsetzung des Stoffwechsels und der Drüsenfunktionen
- Herabsetzung des Muskeltonus (= vollkommene Entspannung der Muskulatur).

So wird der gesamte Organismus auf Ruhe und Erholung eingestellt. Diese Zeit (insgesamt etwa ein Drittel unseres Lebens) braucht der Körper zur Regeneration.

10.1.1 Schlafbedürfnis

Das Schlafbedürfnis wird durch Müdigkeit und Erschöpfung hervorgerufen. Es richtet sich nach

- *Lebensalter*

  Kinder: 9–10 Std.

  Erwachsene: ca. 7 Std.

  Ältere: 5–6 Std.
- *Bewegung, körperlicher und geistiger Aktivität*

  Vorwiegend geistig arbeitende Menschen brauchen mehr Schlaf als körperlich arbeitende.
- *Gesundheit*

  Genesende haben ein gesteigertes Schlafbedürfnis, ebenso wie viele Menschen mit Neurosen (Flucht in den Schlaf).

10.1.2 Schlafrhythmus

Der Schlafrhythmus ist individuell verschieden. Es gibt

Morgenmenschen: früh aus dem Bett, früh ins Bett

Abendmenschen: spät ins Bett und spät aus dem Bett.

Wenn möglich, sollten wir unseren Arbeitsrhythmus dem individuellen Tagesprofil anpassen:

Morgentypen „Lerchen" sollten die Hauptarbeit vormittags verrichten, da sie in dieser Zeit ihren Leistungsgipfel haben.

Abendtypen „Eulen" kommen morgens schlecht in Gang. Sie sind nachmittags und abends zu besseren Leistungen fähig.

Eine gleitende Arbeitszeit bietet hier die Möglichkeit der Anpassung; Wechselschichtdienst stört den natürlichen Tagesrhythmus und das individuelle Tagesprofil.

Wenn noch Nachtdienst hinzukommt und die Schichten schnell wechseln (z. B. wöchentlich), kommt der Mensch mit den erforderlichen Umstellungen schlecht zurecht. Deshalb wird empfohlen, zwei bis drei Wochen Nachtdienst mit ein bis zwei Wochen Freizeit (= Anpassungszeit) abzuwechseln.

Kurzzeitige Belastungen und Störungen des normalen Rhythmus regen bei einem gesunden Menschen die Selbsthilfekräfte an, d. h. der Schlaf-Wach-Rhythmus pendelt sich rasch wieder ein. Dabei ist es wichtig, Schlafdefizite schnell, möglichst am anderen Tag, wieder auszugleichen.

Im Schlaf kann sich die Muskulatur besser erholen (100%) als Herz und Gehirn, die auch während dieser Zeit weiterarbeiten müssen und daher weniger Erholung bekommen (40%). Damit wird verständlich, daß ein Mensch mit überwiegender Muskelarbeit sich während des Nachtschlafs bei gleicher Schlafdauer besser und schneller erholen kann als einer mit vorwiegend geistiger Tätigkeit. Hierbei spielt allerdings auch die Schlaftiefe eine Rolle.

10.1.3 Schlaftiefe und Schlafphasen

Bei Untersuchungen im Schlaflabor wurde mit Hilfe von EEG-Ableitungen (= Hirnstromkurven) festgestellt, daß **Tiefschlaf** (= Traumschlafphasen) mit **Leichtschlaf** (= traumlosen Schlafphasen) in der Nacht etwa vier- bis fünfmal wechseln.

Die Schlaftiefe nimmt zunächst schnell zu. Die erste Tiefschlafphase ist nach etwa 40 Minuten erreicht und dauert eine halbe bis eine Stunde.

In den traumlosen oder Leichtschlafphasen ist der Schlaf weniger fest, aber erholsam.

Bei Erschöpfungszuständen tritt das Stadium des Tiefschlafs erst wesentlich später und langsamer ein.

Im Laufe der Nacht werden die Traumphasen immer länger, die Schlaftiefe nimmt jedoch ab, bis sie schließlich in den Wachzustand übergeht.

Dem Träumen kommt eine wichtige Funktion zu.

Im Traum werden Konflikte verarbeitet, aber auch neue Ideen geboren.

Traumentzugsexperimente haben gezeigt, daß die versäumten Traumphasen in der kommenden Nacht nachgeholt werden. Dauert der Traumentzug länger an, so führt dies zu emotionaler Labilität, Konzentrationsstörungen, Aggressivität und zur Schwächung des Abwehrsystems. Psychopharmaca und Schlafmittel verändern den Schlaf, indem sie die REM-Phasen und damit die Traumphasen vermindern. Das sollte bei der Medikamentenverordnung mit bedacht werden und auch dem Pflegepersonal bekannt sein.

10.1.4 Voraussetzungen für guten Schlaf

Guter oder schlechter Schlaf hängt auch von Umständen ab, die wir beeinflussen können. Für einen guten Schlaf sollten folgende Punkte beachtet werden:

- möglichst immer zur gleichen Zeit zu Bett gehen und aufstehen
- ausreichend körperliche Bewegung (ein Abendspaziergang wirkt schlaffördernd)

- nicht zu spät, nicht zu reichlich und zu schwer essen
- keine anregenden Getränke (Bohnenkaffee, schwarzen Tee) am Abend oder Spätnachmittag
- mäßig warme Bäder oder Duschen wirken entspannend, evtl. beruhigende Badezusätze anwenden (Melisse, Lavendel, Hopfen, Baldrian)
- keine Aufregungen am Abend (Fernsehen, Lektüre, aufregende Gespräche)
- frische Luft im Schlafzimmer, bequemes Bett
- regelmäßige „Abendgewohnheiten".

Abendritual

Jeder Mensch hat seine eigenen Abendgewohnheiten, denn Ruhe und Schlaf sind sehr individuelle Angelegenheiten.

In Heimen kann die Einhaltung eines bestimmten Abendrituals eine gute Hilfe sein. Der Tag kann z. B. mit einer abendlichen Teestunde (Anis, Lavendel, Melisse) ausklingen. Bei diesem ruhigen Beisammensitzen kann vielleicht nochmal über Tagesereignisse gesprochen werden, oder gemeinsam (ruhige) Musik gehört werden. Wichtig ist, daß in solch einer abendlichen Runde ein Gefühl der Geborgenheit vermittelt wird.

Auch das Eingehen auf die persönlichen Schlafgewohnheiten (Lage im Bett, Kuscheltier o. ä.) ist dem Einschlafen förderlich.

10.1.5 Schlafstörungen

Nach Umfragen leiden etwa 20% der Erwachsenen an Schlafstörungen. Hauptursache dafür sind nervöse Reizzustände.

Schlafstörungen treten auf als

- *Einschlafstörungen:* langes Wachliegen vor dem Einschlafen
- *Durchschlafstörungen:* häufiges nächtliches Erwachen
- *Schlafumkehr:* nachts vorwiegend wach, tagsüber schlafend. Häufig bei alten Menschen mit Arteriosklerose, ebenso bei hirnorganischen Störungen.

Ursachen für Schlafstörungen

umweltbedingt	körperlich bedingt	psychisch bedingt
● Licht, Lärm ● Wetterlage (Vollmond, Föhn) ● ungewohnte Umgebung ● unbequeme Lage im Bett ● Raumtemperatur	● kalte Füße ● Fieber ● Schmerzen ● Atemnot ● Hunger, Durst ● Kreislaufstörungen ● Blutleere im Gehirn ● Verdauungsstörungen ● Juckreiz	● Sorgen, Ängste ● Aufregungen ● große Erwartungen ● Depressionen

10.1.6 Schlafförderung

Alle Maßnahmen zur Schlafförderung richten sich nach den individuellen Erfordernissen. Daher muß man zunächst versuchen, sich über die Ursachen der Schlafstörung klar zu werden.

Oft sind es kleine, kaum wahrnehmbare Störungen im Wohlbefinden. So lassen z. B. Verdauungsbeschwerden oder kalte Füße viele Menschen nicht einschlafen. Hier läßt sich leicht Abhilfe schaffen.

Schlafmittel

Schlafmittel müssen immer vom Arzt verordnet werden. Schlafmittel verändern den Ablauf der verschiedenen Schlafphasen. Deshalb kann man davon ausgehen, daß der durch Medikamente herbeigeführte Schlaf nicht voll erholsam ist. Außerdem ist an die Nebenwirkungen der meisten Schlafmittel zu denken. Oft tritt schon nach relativ kurzer Zeit eine Gewöhnung ein.

Merke:

Wirken Schlafmittel nicht (oder nicht mehr), so hilft eine höhere Dosierung auch nicht! Sie sollten nach Rücksprache mit dem Arzt abgesetzt werden.

Beruhigungstee

Heilpflanzentees können eingesetzt werden, um die Nervosität zu dämpfen und um den Betroffenen zu entspannen und zu beruhigen.

Empfehlenswert sind die beiden folgenden Teemischungen

		Passionsblume	
Hopfen		*Baldrian*	jeweils
Baldrian	oder	*Hopfen*	zu gleichen
Melisse		*Johanniskraut*	Teilen
		Melisse	

Gerade bei alten Menschen wirkt oft schon ein Glas gesüßter Pfefferminztee als gute Einschlafhilfe. Das ätherische Öl der Pfefferminze belebt den Herzmuskel und beruhigt das Gehirn, der Zucker verhindert einen zu starken Blutzuckerabfall.

10.2 Bewußtseinszustand

Müdigkeit und Schläfrigkeit beeinflussen sowohl die körperlichen als auch die geistigen Fähigkeiten. In der Bewußtlosigkeit sind alle psychischen Vorgänge erloschen.

Unter Bewußtseinsstörungen verstehen wir alle Abweichungen von der normalen Bewußtseinslage. Im Zustand des Wachseins oder Bewußtseins nehmen wir uns selbst und die Dinge der Umwelt wahr, sind zeitlich, örtlich und situativ orientiert, besitzen eine gewisse Merk- und Reproduktionsfähigkeit, können denken und handeln.

Wir unterscheiden quantitative und qualitative Bewußtseinsstörungen. Quantitative Bewußtseinsstörungen sind Störungen der Bewußtseinslage (hell-dunkel), qualitative Bewußtseinsstörungen sind Störungen der Bewußtseinsinhalte (klar-trübe).

10.2.1 Störungen der Bewußtseinslage

Störung	Symptome
Benommenheit	verlangsamte, unpräzise Reaktionen, Verständnisschwierigkeiten, erschwerte Orientierung, jederzeit weckbar.
Somnolenz	Schläfrigkeit, Reaktion auf laute Ansprache und Berührung, schwer weckbar
Sopor	Zustand des Tiefschlafs, Reaktion auf stärkste Schmerzreize, durch stärkste Reize weckbar.
Koma	tiefste Bewußtlosigkeit, keine Reaktion mehr auf Reize, Pupillenreflex erloschen, nicht mehr weckbar.

Ursachen von Störungen der Bewußtseinslage

Ursachen	Vergiftungen	Infektions-krankheiten	Stoffwechsel-entgleisungen	Hirnschäden
Beispiele	● Medikamente ● Drogen ● Alkohol ● Chemikalien	● Meningitis ● Typhus	● Diabetes mellitus ● Harnstoff-vergiftung	● Schädel-Hirn-Verletzungen ● Durchblutungs-störungen ● Epilepsie

Eine komplexe Störung der Gehirnfunktion, die mit Bewußtseinsverlust einhergeht, ist der generalisierte, hirnorganische Krampfanfall (= großer Anfall).

Der Grand-mal-Anfall (= großer Anfall) ist die bekannteste Form der Epilepsie. Ein Vorstadium, die *Aura,* geht dem Anfall voraus. Die Aura kann Stunden bis Tage dauern und ist verbunden mit besonderer Reizbarkeit (selten mit besonderen Sinneserlebnissen, z. B. Farben oder Tönen).

Der Anfall selbst beginnt meist mit einem plötzlichen *Schrei* (= Initialschrei) und Sturz zu Boden. Es folgt das *tonische Stadium* mit Streckkrämpfen, Atemstillstand, weiten, lichtstarren Pupillen.

Nach 10–30 Sekunden Dauer geht es über in das *klonische Stadium* mit rhythmischen Zuckungen. Durch die heftigen Zuckungen der gesamten Muskulatur kann es zu ernsthaften Verletzungen kommen, ebenso zum Zungenbiß (mit blutigem Schaum). Blase und Darm werden unwillkürlich entleert.

Nach einigen Minuten ist der Anfall vorbei.

Das *Erschöpfungsstadium mit Tiefschlaf,* der einige Stunden dauern kann, beendet das Geschehen.

10.2.2 Störungen der Bewußtseinsinhalte

Hierbei erscheint das Bewußtsein intakt, jedoch sind Sinnestäuschungen, Orientierungsstörungen und Veränderungen der Realitätswahrnehmung zu beobachten.

Störung	Ursachen	Symptome
Delirium	● hohes Fieber ● Alkoholismus ● Stoffwechselentgleisungen ● Hirnerkrankungen	Desorientiertheit ängstliche Erregung motorische Unruhe Halluzinationen
Dämmer- zustände	● Epilepsie ● Hirnschädigungen ● pathologischer Rauschzustand ● psychogen	Situationsverkennung Angst und Aggressivität sinnlose Handlungen
Verwirrtheit chronische akute	● hirnorganische Veränderungen ● Flüssigkeitsmangel ● Harnverhaltung ● Kreislaufstörung ● Stoffwechselstörung ● Vergiftung	Situationsverkennung Desorientierung Ratlosigkeit motorische Unruhe planlose Handlungen

Merke:
Die akute Vewirrtheit ist ein akut bedrohlicher Zustand, deren Ursache schnell gefunden und behandelt werden muß!

10.3 Liegen und Lagern

10.3.1 Das Bett

Das Bett ist für den Menschen eine Schlafstätte, die ihm zugleich Ruhe und Geborgenheit, Wärme und Sicherheit vermittelt. Diese Gesichtspunkte sollten besonders bei der Aufstellung von Betten in Wohnheimen, wo sich oft mehrere Personen ein Zimmer teilen müssen, bedacht werden. Es ist wichtig, daß jeder „seine" Bettecke hat, denn ein freistehendes Bett (wie in Krankenhäusern üblich) vermittelt nie ein Gefühl der Geborgenheit!

Bunte Bettwäsche, kleine Kissen und vielleicht noch ein Kuscheltier machen das Bett gemütlich. Für überwiegend bettlägerige Menschen sollten Decke und Wände so gestaltet werden, daß sie immer wieder einen „Blickfang" bieten. Über dem Bett läßt sich z. B. ein „Betthimmel" anbringen, daran könnte ein Mobile aufgehängt werden, oder er könnte dem Jahresablauf entsprechend immer wieder neu dekoriert werden. An der Wand lassen sich Bilder und Collagen, evtl. auch Tastbilder befestigen, so daß auch schwerbehinderten Menschen eine gewisse Abwechslung in ihrer Umgebung geboten wird.

Die Ausstattung des Bettes mit Kopfkissen und Zudecke sollte sowohl den individuellen als auch den gesundheitlichen Bedürfnissen entsprechen. So wird man darauf achten, daß das gesamte Bettzeug waschbar ist. Bei Inkontinenz ist als Schutz für die Matratze ein wasserundurchlässiger Überzug erforderlich. Matratzenbezüge oder Unterlagen mit gummierter Unterseite und frottierter Oberseite sind weicher und anschmiegsamer als einfache Plastiküberzüge oder -unterlagen.

Auf Kopfkissen sollte bei Menschen, die epileptische Anfälle bekommen, verzichtet werden. Sie könnten im Anfall mit dem Gesicht auf das Kissen zu liegen kommen und ersticken.

Krankenbetten

Krankenbetten sollten nur für überwiegend Bettlägerige angeschafft werden. Sie bieten durch die verstellbaren Rücken- und Fußteile bessere Lagerungsmöglichkeiten. Außerdem ist das Anbringen von Zubehörteilen, z. B. Seitengitter, leichter möglich. Auch bei Krankenbetten gibt es heute Modelle mit farbigen oder hölzernen Kopf- und Fußteilen, so daß eine Krankenhausatmosphäre vermieden wird.

Krankenbetten ermöglichen dem Pflege- und Betreuungspersonal ein rückenschonendes Arbeiten, was auch zu bedenken ist.

Natürlich gibt es heute eine Anzahl von Spezialbetten, die der gezielten Lagerung und der Decubitusprohylaxe dienen, jedoch sind diese Betten aufgrund ihres hohen Preises in Heimen meist nicht oder nur in Ausnahmefällen vorhanden. Im übrigen entbinden solche Betten auch keineswegs von sorgfältiger Pflege und regelmäßiger Umlagerung.

Aus einem üblichen Bett läßt sich mit etwas Geschick und Phantasie auch ein brauchbares Pflegebett machen.

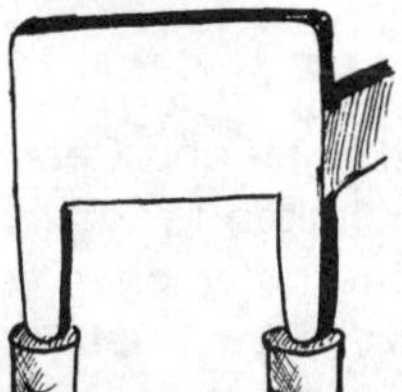

Betthöhe verändern

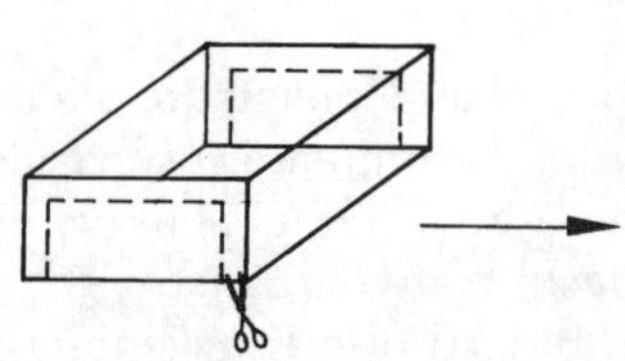

Selbst hergestellter Bettisch

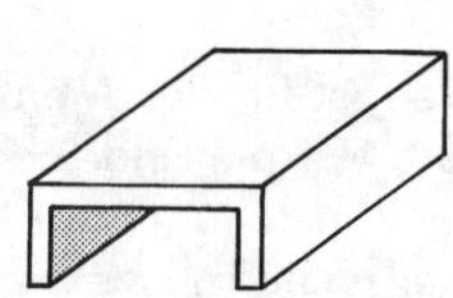

Fertiger Bettisch

Zunächst müßte die Liegefläche auf eine Höhe von 65–70 cm gebracht werden. Dies läßt sich bewerkstelligen, indem man vier gleichhohe Konserverndosen mit Sand füllt (bis etwa 2 cm unterhalb des oberen Randes) und den abgeschnittenen Deckel oder ein Holzstück auf den Sand legt. Nun setzt man diese Dosen unter die Bettfüße. Da die Bettfüße etwas tiefer in den mit Sand gefüllten Blechdosen stehen, ist ein Verrutschen oder Umkippen ausgeschlossen. Wenn die Dosen zusätzlich noch farbig angestrichen werden, wirken sie nicht so auffällig oder störend.

Auch **Bettische** kann man schnell selbst herstellen, indem man feste Pappkartons entsprechend ausschneidet und mit bunter, waschbarer Folie beklebt.

10.3.2 Lagerungshilfsmittel

Zur Unterstützung der gewüschten Lage werden, besonders wenn keine Spezialbetten zur Verfügung stehen, Lagerungshilfsmittel eingesetzt.

Hier gibt es inzwischen eine sehr große Auswahl. Neben Druckentlastung sollte auch auf Hautverträglichkeit, Handhabung, Reinigungsmöglichkeiten, Haltbarkeit und Wirtschaftlichkeit geachtet werden.

Wasserkissen, Wassermatratzen
Sie werden, ähnlich einer Wärmflasche, mit 40 °C warmem Wasser gefüllt. Die Luft muß mit Hilfe eines Rundholzes (Besenstiel) herausgerollt werden. Die richtige Füllmenge wird festgestellt, indem man beide Unterarme auf das Wasserkissen legt und aufdrückt: die Unterlage muß noch leicht spürbar sein.

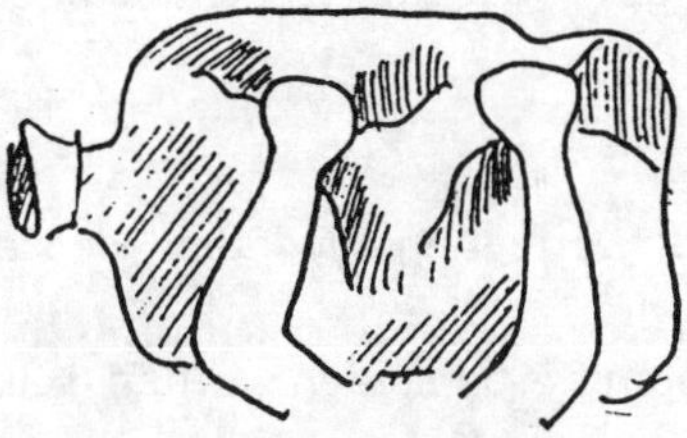

Feststellung der richtigen Füllmenge

Bei der Verwendung von Wasserkissen ist auf den Niveauausgleich zur übrigen Matratze zu achten (abpolstern). Wassermatratzen und großformatige Wasserkissen bewirken eine Druckverteilung, wodurch die Decubitusgefahr verringert wird. Nachteilig wirkt die gummierte Oberfläche, die die Feuchtigkeitsabgabe und die Belüftung der Haut verhindert. Um das zu vermeiden, können Wasserkissen und Antidecubitusfell zusammen benutzt werden.

Merke:
Wird das Bett für längere Zeit verlassen, so muß das Wasserkissen durch Hineinlegen einer Wärmflasche auf Körpertemperatur gehalten werden.

Antidecubitusfell

Als Antidecubitusfelle werden Natur- und Synthetikfelle eingesetzt.

Sie wirken:

- druckausgleichend und angenehm weich
- leicht massierend } durch feine Haare
- als Luftpolster } durch feine Haare
- feuchtigkeitsaufsaugend (nur Naturfelle)

Synthetische Felle sind zwar weniger feuchtigkeitsaufsaugend, dafür aber sehr gut waschbar (95 °C) und daher für Inkontinente besser geeignet als Naturfelle.

Merke:

Es darf keine Moltex®-Unterlage o. ä. auf das Fell gelegt werden!

Schaumstoffmatratzen und -kissen

Sie sind gut geeignet zur Druckentlastung und außerdem recht preiswert. Eine individuelle Anpassung ist möglich, indem man zwei Schaumstofflagen von 2 cm Dicke auf die übliche Matratze legt und in die obere für die besonders gefährdeten Körperstellen, z. B. Kreuzbein-Steißbein-Gegend, Ausschnitte nach Maß anbringt. So wird gleichzeitig eine Hohl- und Weichlagerung erreicht.

Merke:

Bei Schaumstoffunterlagen ist der Wärmeausgleich schlecht, daher muß auf Wärmestau geachtet werden, d. h. es muß in kurzen Zeitabständen umgelagert werden.

Gelkissen

Sie sollen eine ähnliche Druckverteilung bewirken, wie sie durch das Fettgewebe des Menschen geschieht.

Für die besonders gefährdeten Körperstellen werden Gelkissen in entsprechend ausgeschnittene Schaumstofflagen eingelegt.

Gelkissen sind leider sehr teuer.

Spezialkissen mit unterschiedlichen Füllungen

Naturlatexkissen sind für extraweiche Lagerung sehr geeignet, jedoch ziemlich teuer.

Kissen mit Luftzellenstäbchen sind ebenfalls zur Weichlagerung gut geeignet.

Kissen mit Polystyrolkügelchen passen sich dem Körper gut an, wirken druckentlastend, bewirken bei geringen Bewegungen eine leichte Hautmassage, sind gut zu reinigen, aber verhältnismäßig teuer.

Ähnliche Kissen, allerdings mit gröberer Füllung, lassen sich preiswert selbst herstellen. Man sammelt entsprechendes Verpackungsmaterial (weiche Polystyrolteilchen), z. B. in der Apotheke nachfragen, und füllt sie in entsprechend große, selbstgenähte Bezüge. Diese Kissen sind mit Füllung bei 95 °C waschbar.

Schaumstoffrollen

Sie dienen zur Unterstützung von Hohlstellen, z. B. Nacken, Knie. Sie sind weich und nachgiebig.

Fußstützen

Fußstützen werden zur Vermeidung einer Spitzfußbildung bei Menschen eingesetzt, die für längere Zeit bettlägerig sind.

- Bewegliche Fußstützen (käuflich) dienen gleichzeitig der Fußgymnastik.
- Feste Fußstützen können aus Holzkisten oder festen Pappkartons mit Schaumstoffüberzug selbst hergestellt werden, auch dicke Schaumstoffblöcke eignen sich. Sie werden mit waschbaren Überzügen versehen.

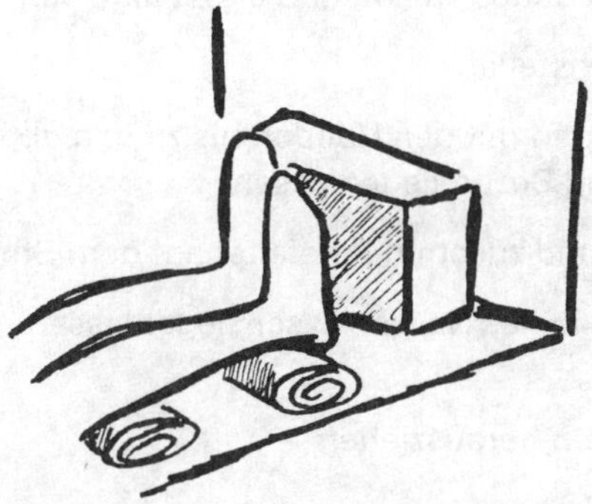

Knierolle, Fersenrolle und Fußstütze

Fersen- und Ellenbogenschützer

Fersen- und Ellenbogenschützer kann man fertig kaufen oder aus Fell selber nähen. Auch Schaumstoffringe eignen sich (mit Schlauchverband überziehen), oder selbstgefertigte Zellstoff-Watte-Ringe mit Mull umwickelt oder mit Schlauchverband überzogen.

Merke:

Diese Hilfsmittel müssen mit Schlauchverband oder Klettband befestigt werden, so daß sie an den gefährdeten Stellen verbleiben und nicht verrutschen.

Antidecubitus-Matratze

Es gibt eine Reihe von Spezialmatratzen, bei denen ein Pumpaggregat wechselweise Kammern mit Luft auffüllt oder entleert. Die Druckbelastung von Körperpartien wird so kontinuierlich gewechselt, d. h. die Stelle, die belastet war, wird bald wieder entlastet und eine andere, die vorher entlastet war, wird belastet.

Es wird dadurch immer wieder Druckentlastung erreicht, außerdem Belüftung, leichte Massage und Durchblutungsförderung der Haut und des darunterliegenden Gewebes.

Bei einem Kauf ist darauf zu achten, daß die einzelnen Luftkammern möglichst klein sind, der Wechsel nicht zu langsam erfolgt und der Matratzenüberzug hautfreundlich ist.

10.3.3 Richten des Bettes

Für das Bettenbeziehen und Bettenmachen gilt grundsätzlich dasselbe wie im Privathaushalt.

Wenn allerdings Bettlägerige zu pflegen sind, die nicht für kurze Zeit das Bett verlassen können, ist die Vorgehensweise eine andere.

Bettenbeziehen bei Bettlägerigen

- Stuhl ans Fußende des Bettes stellen und als Ablage benutzen
- Kopfteil das Bettes flachstellen
- Bettbezug aufknöpfen und mit den Händen bis zu den oberen Ecken hineingreifen, Decke herausziehen und Bezug liegenlassen
- Decke frisch beziehen und zusammengefaltet auf dem Stuhl ablegen
- Kopfkissen entfernen (kleines Nackenkissen liegenlassen), abziehen, frisch überziehen und ablegen
- Laken an allen vier Ecken herausziehen
- Kranken auf die Seite drehen
  - den der Pflegeperson abgewandten Arm nach oben angewinkelt neben den Kopf legen
  - den der Pflegeperson zugewandten Arm angewinkelt auf den Brustkorb legen
  - das der Pflegeperson zugewandte Bein angewinkelt aufstellen, das andere Bein gestreckt legen
  - die Pflegekraft greift mit einem Arm unter dem angewinkelten Knie durch und legt die Hand auf den gestreckten Oberschenkel
  - mit der anderen Hand greift sie unter die Schulter des Bettlägerigen
  - die Pflegeperson dreht nun, unter Ausnutzung der Hebelwirkung, den Kranken auf die Seite.
- Laken und Stecklaken in Längsrichtung zur Bettmitte rollen
- frisches Laken über der abgezogenen Matratzenhälfte einspannen und bis zur Bettmitte aufrollen, ebenso das Stecklaken
- Bettlägeringen auf die andere Seite drehen
- schmutzige Wäsche von der zweiten Betthälfte entfernen, saubere Wäsche darüberziehen und einspannen
- Bettlägerigen zurückdrehen in Rückenlage
- Kissen und Decke hineinlegen und den Kranken entsprechend lagern
- Schmutzwäsche in den Wäschesack legen.

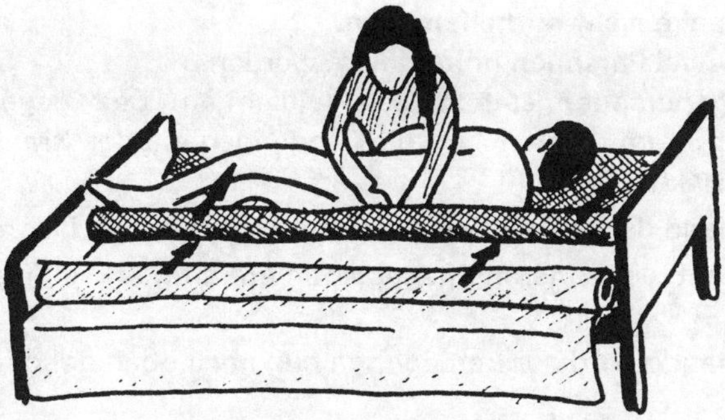

Bettlakenwechsel von der Seite her

Merke:
Aufpassen, daß der Bettlägerige nicht mit zuviel Schwung auf die Seit gedreht wird! Wenn an der gegenüberliegenden Seite keine zweite Pflegeperson steht, ist es ratsam, dort ein Bettengitter anzubringen!

Höherrutschen im Bett

- **Wenn der Kranke mithelfen kann:**
  - Der Kranke winkelt die Beine an und stellt die Füße auf.
  - Ein Arm der Pflegeperson wird unter den Kopf des Kranken gelegt, der andere greift von vorn unter der Achsel durch, so daß die Achsel auf dem Handgelenk liegt.
  - Der Bettlägerige hebt seinen Kopf an und hilft beim Höherrutschen mit, indem er sich mit den Füßen abstößt (Kommando geben).

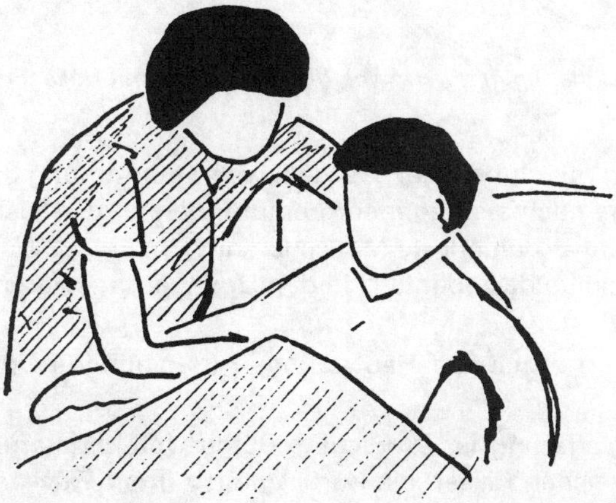

Höherrutschen mit der Mithilfe des Pflegebedürftigen

- **Wenn der Kranke nicht mithelfen kann,**
  sollte er von zwei Personen höhergelegt werden.
  - Zwei Pflegepersonen stehen sich seitlich am Bett gegenüber, unterfahren jeweils mit ihrem rechten Arm die Lendengegend des Kranken und fassen ihre Hände im Hakengriff,
  - Die linke Hand der einen Pflegeperson greift unter den Nacken,
  - die linke Hand der anderen Pflegeperson greift unter die Kniekehlen des Hilfsbedürftigen.
  - Auf Kommando wird der Bettlägerige nun nach oben gehoben.

10.3.4 Umlagerung

Bewegungsunfähige Menschen müssen mindestens alle zwei Stunden umgelagert werden, um einem Decubitus vorzubeugen. Dabei hat sich folgender Turnus bewährt:

Rückenlage → rechte Seitenlage 30° →
Rückenlage → linke Seitenlage 30° →

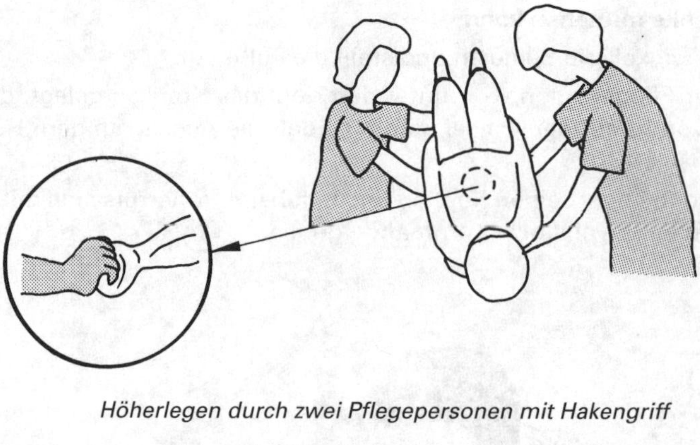

Höherlegen durch zwei Pflegepersonen mit Hakengriff

Die Bauchlage kann mit einbezogen werden, wenn die Atmung dadurch nicht behindert und diese Lage auch als angenehm empfunden wird. Meist kommt die Bauchlage für alte und schwerbehinderte Menschen nicht in Frage. Wenn kurzzeitiges Aufsitzen möglich ist, sollte das ebenfalls in den Umlagerungsplan mit einbezogen werden (zur Rückenentlastung).

Bei jeder Umlagerung muß auf Hautrötungen (beginnende Druckstellen) geachtet werden.

Bei der 30°-Schräglagerung ist es wichtig, durch Unterpolsterung einer Brustkorbhälfte mit einem weichen Kissen ein Zurückgleiten in die Rückenlage zu vermeiden. Unter und zwischen die Knie wird ebenfalls ein weiches Polster gelegt, Knöchel und Fersen werden durch Fellschuhe oder Wattepackungen geschützt.

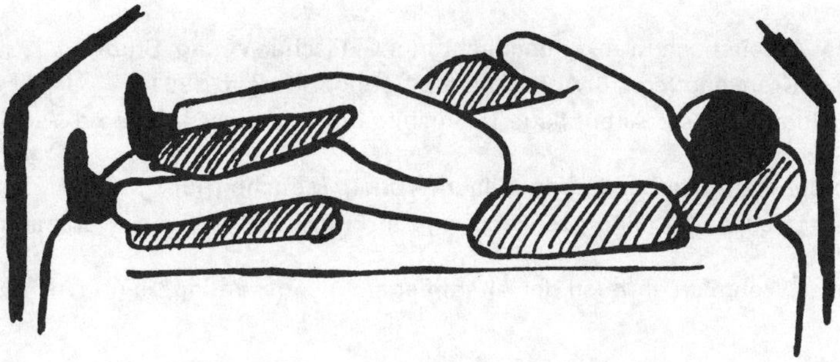

Lagerungshilfsmittel bei der 30°-Seitenlage

Auch an die Scherwirkung muß gedacht werden. Zum Abscheren der Haut kommt es beim Abwärtsrutschen im Bett oder im Stuhl. Dabei gleiten die unteren Gewebeschichten, besonders die Muskeln, nach unten, während die Haut, aufgrund der Feuchtigkeit, an derselben Stelle bleibt.

Diese Scherwirkung führt zur Durchblutungsstörung und dadurch zur Schädigung des Gewebes. Bei Bettlägerigen ist deshalb eine Fußstütze (Bettkiste) wichtig, bei halbsitzender Lagerung zusätzlich eine Knierolle, damit ein Hinunterrutschen verhindert wird.

Beim Sitzen im Stuhl oder Rollstuhl ist darauf zu achten, daß der Rücken vom Gesäß an aufwärts an der Lehne abgestützt wird. Dazu sollte die Sitzfläche um 30° nach hinten gekippt oder entsprechend unterpolstert werden. Außerdem gibt es an einigen Rollstühlen Spreizpolster und Fixiergurte für die Oberschenkel, die dazu dienen, den Rumpf in der richtigen Lage zu halten.

Wichtig ist es auch, Rollstuhlfahrer zwischendurch aus dem Rollstuhl zu nehmen und ins Bett oder auf eine Matte zu legen, um ihnen zu einer Lageveränderung zu verhelfen.

Zusammenfassung:

Schlaf braucht unser Körper zur Erholung und zur Regeneration. Der Schlafbedarf ist vor allem abhängig vom Lebensalter und der Aktivität des Menschen. Der Schlafrhythmus ist individuell verschieden, es gibt Morgen- und Abendmenschen. Guter oder schlechter Schlaf hängt auch von Umständen ab, die wir beeinflussen können. Hauptursachen für Schlafstörungen sind nervöse Reizzustände.

Bewußtseinsstörungen sind Abweichungen von dem normalen Bewußtseinszustand und lassen sich an den Gegensatzpaaren hell-dunkel und klar-trübe beschreiben.

Das Bett ist für den Menschen Schlafstätte, für schwer pflegebedürftige Menschen aber auch Aufenthaltsstätte. Bei ständig Bettlägerigen muß das Bett ihren Bedürfnissen entsprechend ausgestattet werden. Lagerungshilfsmittel dienen der Unterstützung und Erleichterung der Lage in bestimmten Positionen. Bewegungsunfähige müssen mindestens alle zwei Stunden umgelagert werden. Das Bettenbeziehen und Lagern von Menschen, die ständig bettlägerig sind, erfordert bestimmte Kenntnisse.

Literatur:
- Jecklin, Erica: Arbeitsbuch Krankenbeobachtung, G. Fischer-Verlag, Stuttgart 1988
- Juchli, Liliane: Krankenpflege, 6. Aufl., Thieme-Verlag, Stuttgart 1991
- Köther, Ilka/Gnamm, Else: Altenpflege in Ausbildung und Praxis, Thieme-Verlag, Stuttgart 1990
- Pape, Anne: Heben und heben lassen, Pflaum-Verlag, München 1983
- Porschen, Margret: Allgemeine Krankenpflege in Frage und Antwort, Kohlhammer-Verlag, Stuttgart 1991
- Sieber, Hannes/Weh, B.: Lehrbuch der Altenpflege, Vincentz-Verlag, Hannover 1987

11 Decubitus

Ziele:

Der Leser soll
- über die Decubitus-Entstehung informiert sein und entsprechende Gefährdungen erkennen
- Maßnahmen der Decubitus-Prophylaxe und -behandlung durchführen können

Unter Decubitus versteht man durch lange Bettlägerigkeit entstehende Hautdruckstellen und Geschwüre (lat. decubare = liegen).
Bei stark pflegebedürftigen Menschen sind prophylaktische Maßnahmen besonders wichtig, um das Auftreten von Begleiterkrankungen, die den Allgemeinzustand wesentlich beeinträchtigen, zu verhindern. Decubitusprophylaxe ist besonders nötig bei bettlägerigen und inkontinenten Menschen.
Die Durchführung der prophylaktischen Maßnahmen orientiert sich an den Entstehungsursachen.

11.1 Entstehungsursachen

Druckbelastung der Haut

Bei längerer Bettlägerigkeit oder infolge stärkerer Bewegungsbehinderung kommt es zur Druckbelastung der Haut. Sie führt zur Minderdurchblutung und dadurch zum Sauerstoffmangel im Gewebe. Läßt der Druck nach, so können sich die Zellen wieder erholen. Dauert die Mangeldurchblutung länger an (Grenzwert 2 Stunden), so kommt es zum Absterben der unterversorgten Zellen → Nekrose.

Hautschädigung

Hautschädigungen entstehen durch:
- *Feuchtigkeit* der Haut (bei starkem Schwitzen, Fieber, Inkontinenz). Die Haut wird aufgeweicht und angreifbar.
- *Reibung* durch Falten im Bettlaken, Krümel o. ä.
- *Kälte* Die Hautgefäße verengen sich, die Durchblutung verschlechtert sich.
- *Gewebeschwäche* (vor allem bei alten und abgemagerten Menschen)

Minderdurchblutung

Minderdurchblutung entsteht infolge von Arteriosklerose, Herzkrankheiten, Übergewicht und Bewegungsmangel.

Aus den Entstehungsmechanismen ergibt sich, daß Personen mit einem der folgenden Risikofaktoren besonders gefährdet sind:

- *Bewegungsmangel,* z. B. Bettlägerigkeit, Lähmungen, starkes Unter- oder Übergewicht, Bewegungsbehinderung
- *schlechter Allgemeinzustand*
- *gestörter Stoffwechsel und verminderte Abwehrleistung,* z. B. durch Diabetes mellitus, Nieren- und Herzkrankheiten, fieberhafte Erkrankungen
- *Durchblutungsstörungen,* z. B. bei alten Menschen und Menschen mit Sensibilitätsstörungen
- *Inkontinenz*
- *Hautschädigung,* z. B. durch Hautkrankheiten

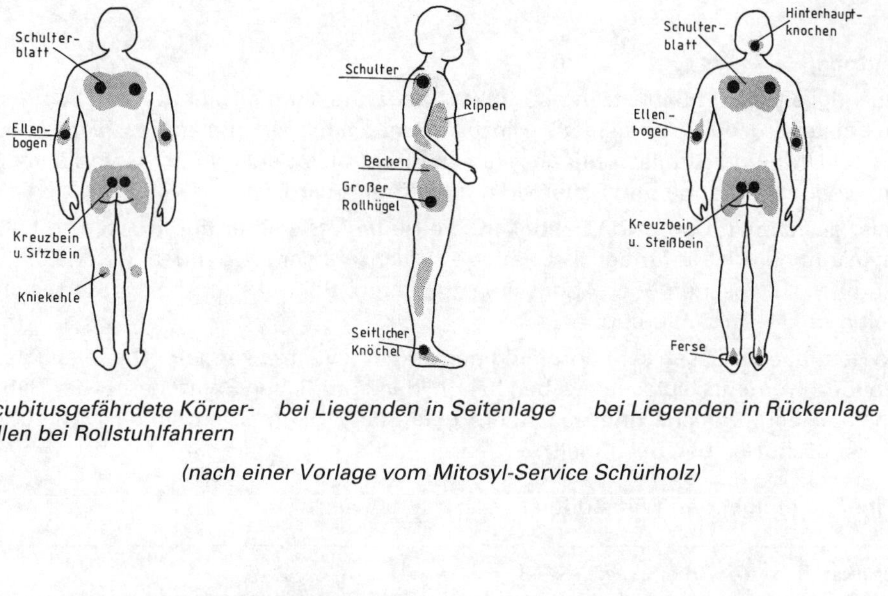

Decubitusgefährdete Körperstellen bei Rollstuhlfahrern *bei Liegenden in Seitenlage* *bei Liegenden in Rückenlage*

(nach einer Vorlage vom Mitosyl-Service Schürholz)

11.2 Prophylaktische Maßnahmen

Kommen mehrere Risikofaktoren zusammen, so muß die Haut ständig beobachtet und gleichzeitig eine fachgerechte Decubitusprophylaxe durchgeführt werden.

Druckentlastung

Besonders decubitusgefährdet sind die Körperstellen, an denen Knochenvorsprünge ohne Muskel- oder Fettpolster direkt unter der Haut liegen.

Während ein gesunder oder leichtkranker Mensch im Bett ständig seine Liegeposition wechselt, können Schwerkranke, Gelähmte oder Bewegungsbehinderte keine druckentlastenden Bewegungen durchführen. Demzufolge sind die wenig gepolsterten Körperstellen einem erheblichen Druck ausgesetzt.

Druckentlastung wird erreicht durch:

- *Mobilisierung*

  Bewegung jeder Art, aktive und passive Bewegungsübungen (Krankengymnastik).
- *Lagerung*

  Bewegungunfähige mindestens alle 2 Std. umlagern
  Lagerungshilfsmittel einsetzen (s. S. 155 ff.)

  Zur Weich- oder Hohllagerung besonders gefährdeter Körperstellen werden Lagerungshilfsmittel eingesetzt. Bei der Auswahl ist an die Liegedauer zu denken. Allerdings ersetzen auch die besten Lagerungshilfsmittel nicht die regelmäßige Umlagerung und die Mobilisation.

Merke:
Druckentlastung ist die wichtigste und wirksamste Maßnahme der Decubitusprophylaxe.
Sie geschieht vor allem durch Umlagerung (mindestens alle 2 Std.) und Mobilisation.

Hautpflege

Feuchtigkeit, durch Schwitzen oder Inkontinenz, weicht die Haut auf und begünstigt die Entstehung des Wundliegens. Hinzu kommt die Einwirkung aggressiver Substanzen bei Urin- und Stuhlinkontinenz. Feuchte Haut bleibt eher an der Unterfläche haften, wodurch Reibung und Scherwirkung gefördert wird.

Es ist deshalb von größter Wichtigkeit, die Haut stets sauber und trocken zu halten. Bei Inkontinenz ist auf möglichst häufiges Wechseln der saugenden Materialien und auf gutes Abwaschen oder Abduschen zu achten. Beim Abtrocknen fördert leichtes Frottieren die Durchblutung.

Die Hautfalten müssen sehr sorgfältig getrocknet (evtl. trockengefönt) und evtl. leicht gepudert werden. Hautschutzsalben helfen, den natürlichen Säuremantel der Haut zu erhalten. Empfindliche und besonders gefährdete Hautpartien sollten verbeugend mit Hautschutzsalben behandelt werden.

Salben mit folgenden Wirkstoffen haben sich bewährt:

Wirkstoff	Wirkungsweise
Lebertran	enthält viel Vitamin A und D, fördert die Regenerationsfähigkeit der Haut, erhält die Haut elastisch
Lanolin	wasserhaltiges Wollfett, dringt gut in die Haut ein und erhält sie elastisch
Zinkoxid	setzt Sauerstoff frei, regt den Stoffwechsel an, wirkt entzündungshemmend, bakterien- und pilzabweisend
Kamille	wirkt entzündungshemmend und heilend
Salbei	wirkt bakterientötend, glättet und festigt die Haut

Ernährung

Mangelernährung führt zum Verlust von Unterhautfettgewebe, das normalerweise die Haut abpolstert und gegen mechanische Beanspruchung schützt. Besonders der Mangel an

Eiweiß (= Baustein jeder Zelle) und

Vitamin C (= Abwehrfunktion), sowie

Vitaminen der B-Gruppen (= Unterstützung der Hautfunktionen) und

Vitamin A (= Regeneration) fördert die Entstehung von Decubiti. Auch eine ausreichende Flüssigkeitszufuhr ist wichtig (Hautspannung).

Durchblutungsförderung

Ergänzend zu den übrigen Maßnahmen der Decubitusprophylaxe kommt die Durchblutungsförderung hinzu. Allerdings sind die Möglichkeiten zur Verbesserung der Hautdurchblutung recht begrenzt.

Zu den durchblutungsfördernden Maßnahmen gehören:

- *Bewegung* aktiv und passiv (= Durchbewegen)
- *Mobilisierung* auch bei Bettlägerigen, soweit möglich
- *Bäder* zur Anregung der Hautdurchblutung, z. B. mit Rosmarin-Zusatz, und zur Kräftigung des Gewebes, z. B. mit Ackerschachtelhalm (= Zinnkraut) -Zusatz
- *Einreibungen der Haut* mit Ölen und durchblutungsfördernden Salben, z. B. mit Roßkastanienextrakt.

Merke:

Decubitusprophylaxe geschieht in der Hauptsache durch **Druckentlastung!** Alle anderen Maßnahmen sind als Ergänzung anzusehen.

Durchführung der prophylaktischen Maßnahmen

Alle Maßnahmen müssen regelmäßig und sorgfältig durchgeführt werden.

- Dreimal täglich die besonders gefährdeten Stellen kontrollieren.
- Körperpflege gewissenhaft durchführen.
- Auf die Ernährung achten: viel Flüssigkeit, viel Eiweiß, viele Vitamine.
- Menschen mit Bewegungsbehinderungen so häufig und so gut wie möglich mobilisieren.
- Bettlägerige entsprechend lagern und mindestens alle 2 Stunden umlagern.
- Bei Inkontinenz auf häufigen Wechsel der saugenden Materialien und entsprechende Hautpflege achten.

11.3 Decubitusbehandlung

Ist ein Decubitus aufgetreten, so muß umgehend ein entsprechender Behandlungsplan (nach Rücksprache mit dem Arzt) aufgestellt und konsequent durchgeführt werden, weil der Decubitus sonst sehr schnell fortschreitet.

Die lokale Behandlung richtet sich nach dem Ausmaß der Schädigung. Dazu wird eine Einteilung in vier Schweregrade vorgenommen.

Schweregrad I: Hautrötung

Die Rötung ist ein Hinweis darauf, daß der Körper versucht, eine vorangegangene Mangeldurchblutung (durch Drucküberlastung) mit Mehrdurchblutung auszugleichen, um die Zellen wieder besser mit Sauerstoff zu versorgen.

Behandlung:

- *Sofortige Druckentlastung!* Die Rötung klingt bei sachgerechter Druckentlastung innerhalb kurzer Zeit wieder ab.
- Weitere *Beobachtung* der Haut.
- *Schutz* der Haut durch Lebertran-Zink-Salbe o. ä.

Schweregrad II: Blasenbildung

Es kommt zur Ablösung der Oberhaut (Blase) mit rötlich-blauer Hautverfärbung der Umgebung (Sauerstoffmangel). Durch Öffnung der Blase wird die Wunde zusätzlich infiziert.

Behandlung:

- *Druckentlastung* bis zur Heilung.
- Verhinderung einer Infektion durch *steriles Abtragen* der Blase und Behandlung mit einer desinfizierenden Lösung.
- *Schutz der Umgebung,* z. B. durch Lebertran-Zink-Salbe.

Schweregrad III: Nekrosenbildung (trocken)

Der geschädigte Bezirk verfärbt sich infolge des Absterbens der Hautzellen schwarz, die Umgebung ist rötlich verfärbt und ödematös.

Behandlung:

- *Nekrosenabtragung* (Arzt),
- weiter, wie bei Stadium IV beschrieben.

Schweregrad IV: tiefe, feuchte Nekrose

Durch eine tiefe Nekrose entsteht ein großer Defekt, von dem Muskeln, Sehnen und Knochen betroffen sein können. Zusätzlich ist das Druckgeschwür infiziert.

Behandlung:

1. *Wundreiniung:*
   - Nekrosenabtragung (Arzt),
   - enzymatische Wundreinigung (Präparate nach ärztlicher Verordnung). Eiweißlösende Enzyme bewirken eine Spaltung der nekrotischen Gewebeteile, so daß sich diese besser lösen können.

- osmotische Wundreinigung, z. B. mit Haushaltszucker oder mit Honig. Honig bewirkt, daß vermehrt Lymphflüssigkeit an die betreffende Stelle geleitet wird und unterstützt die körpereigene Abwehr. Honig regt außerdem die Neubildung von Granulationsgewebe an, dadurch heilt die Wunde schneller.
- Spülungen mit physiologischer Kochsalzlösung (0,9%).

Merke:

Nekrotische Anteile müssen grundsätzlich entfernt werden, da sie Brutstätten für Erreger sind.
Jede Wunde muß sich erst reinigen, ehe sie heilen kann.

2. *Bekämpfung der Wundinfektion*

- Wunddesinfektion mit Wasserstoffsuperoxid, H_2O_2, 3%ig, (mit physiologischer Kochsalzlösung nachspülen).

  H_2O_2 führt beim Kontakt mit dem Gewebe zur Freisetzung von Sauerstoff (O_2). Dies macht sich durch heftiges Schäumen bemerkbar und führt zur Ablösung und Ausspülung von Verkrustungen und nekrotischen Gewebeteilen. Die gesteigerte O_2-Konzentration verhindert außerdem das Wachstum von anaeroben Keimen (= Erreger, die ohne O_2 leben).

  Merke:

  H_2O_2 nicht bei frischem Granulationsgewebe (= junges, gefäßreiches Gewebe) anwenden! Dieses zarte Gewebe könnte dadurch zerstört werden.

  Nach der Wundbehandlung mit H_2O_2 immer mit physiologischer Kochsalzlösung nachspülen. Physiologische Kochsalzlösung (0,9%ig) besitzt den gleichen Salzgehalt und den gleichen osmotischen Druck wie unsere Gewebsflüssigkeit. So wird ein besseres Wundmilieu geschaffen, das die Bildung von Granulationsgewebe fördert.

- Wundränder mit Zinkpaste (20–30%ig) abdecken.

  Lokaldesinfektionsmittel (z. B. Merfen®) sollten nicht verwendet werden. Sie schädigen das neu gebildete Granulationsgewebe und beeinträchtigen die körpereigene Abwehr.

- Wunde „anfrischen“ (nach ärztlicher Verordnung), d. h. beim Ausspülen mit H_2O_2 mittels steriler Tupfer auswischen (von außen nach innen, um Keimverschleppungen zu vermeiden). Dadurch wird die Wunde mechanisch gereinigt und gleichzeitig die Durchblutung angeregt.

3. *Förderung der Wundheilung*

Die granulationsfördernde Behandlung wird fortgesetzt bis zur Heilung. Sie geschieht z. B. durch

- Spülen mit physiologischer Kochsalzlösung
- Aufbringen von Perubalsam® oder anderen granulationsfördernden Präparaten (ärztliche Verordnung), dreimal täglich.

- Wundverband mit paraffinhaltigen Kompressen, die ein Verkleben mit der Wunde verhindern. Verband nach 24 Stunden wechseln. Verband niemals mit Pflaster fixieren (schädigt die Haut!), sondern selbsthaftende Materialien verwenden.

  Vorsicht beim Verbandwechsel, denn frisches Granulationsgewebe ist sehr empfindlich.

  Wenn möglich, hydrokolloide Verbandsysteme einsetzen (Firmenhinweise beachten).

  Hydrokolloide Verbandsysteme basieren auf der Überlegung, daß ein feuchtes Wundmilieu den Heilungsprozeß beschleunigt. Die Feuchtigkeit fördert das Wachstum von Granulationsgewebe. Außerdem wird durch den Abschluß der Wunde nach außen das Infektionsrisiko sehr reduziert (besonders bei Menschen mit Inkontinenz). Zusätzliche Schaumstoffringe wirken druckentlastend auf die unmittelbare Umgebung (dadurch Verbesserung der Durchblutung).

Häufige Fehler bei der Decubitus-Behandlung

- *Vernachlässigung der Druckentlastung*

  Neben der Behandlung des Druckgeschwürs müssen alle prophylaktischen Maßnahmen weitergeführt werden.
- *mangelhafte Hautpflege*

  Die sorgfältige Hautpflege ist, bis auf die unmittelbare Umgebung der Wunde, weiterzuführen.
- *Maßnahmen, die die Durchblutung verschlechtern,*

  z. B. Kälteanwendung.
- *mangelhafter Schutz der Wundränder*

  Zum Beispiel durch Antiseptica: sie machen die Haut trocken, hart und rissig. Oder durch Fettsalben: sie machen die Haut zu weich.

  (Richtiger Wundrandschutz: mit Zinkpaste abdecken.)
- *Auftragen von Salben*

  Dadurch werden „feuchte Kammern" geschaffen und somit die Wundinfektion gefördert.
- *Austrockung des frischen Granulationsgewebes*

  durch Anwendung von Puder oder Zinkpräparaten.

Merke:
Auf eine offene Wunde gehören grundsätzlich weder Salben noch Puder!

Zusammenfassung:

Bettlägerige Menschen und Menschen, die über längere Zeit die gleiche Sitzposition einnehmen müssen, benötigen Hilfsmittel zur Druckentlastung und zur Unterstützung bestimmter Positionen im Bett oder Rollstuhl. Falsche Lagerung und unkorrektes Liegen oder Sitzen führen zu Schäden, wie Kontrakturen, Decubiti. Die Betreuer hilfsbedürftiger Menschen müssen deren Lagerungsbedürfnisse und -erfordernisse erkennen und fähig sein, der Decubitus-Entstehung durch Druckentlastung, gute Hautpflege und Durchblutungsförderung vorzubeugen.

Literatur:
- Bienstein, Christel u. a.: Decubitus, Prophylaxe und Therapie, Dbfk-Verlag, Frankfurt/M., 1990
- Jecklin, Erica: Arbeitsbuch Krankenbeobachtung, G. Fischer-Verlag, Stuttgart 1988
- Juchli, Liliane: Krankenpflege, 6. Aufl., Thieme-Verlag, Stuttgart 1991
- Köther, Ilka/Gnamm, Else: Altenpflege in Ausbildung und Praxis, Thieme-Verlag, Stuttgart 1990
- Neander, K.-D./Strohmeyer, K.: Decubitusprophylaxe und Bobath-Lagerung – sich widersprechende Maßnahmen?, Die Schwester/Der Pfleger, 31. Jahrg. 1992
- Pape, Anne: Heben und heben lassen, Pflaum-Verlag, München 1983
- Peiseler, G. J.: Decubitus muß nicht sein, Publimed, München 1989
- Porschen, Margret: Allgemeine Krankenpflege in Frage und Antwort, Kohlhammer-Verlag, Stuttgart 1982
- Sieber, Hannes/Weh, B.: Lehrbuch der Altenpflege, Vincentz-Verlag, Hannover 1987
- Taube, Sigrid: Effektivität der Decubitusprophylaxe, Krankenpflege 3/87
- Ulbrich, Lothar/Rentmeister, Michael: Decubitusbehandlung nach standartisierten pflegetherapeutischen Richtlinien, Die Schwester/Der Pfleger, 31. Jahrg., 1/92

12 Schmerz

Ziel:

Der Leser soll Schmerzen erkennen und pflegerische Hilfen zur Schmerzlinderung anwenden können.

Freude und Leid gehören als Gegenspieler zu unserem Leben. Schmerz ist ein Ausdruck physischen und psychischen Leidens. Jedoch unterscheiden wir zwischen Schmerz und Leiden: Ein kurzer physischer Schmerz hinterläßt keine weiteren Spuren, wir leiden dabei nicht.

12.1 Kurze Physiologie des Schmerzes

Bedeutung des Schmerzes:

- Schmerz ist ein Warnsignal, das auf eine Schädigung hinweist.
- Schmerz hat somit eine Schutzfunktion. Wir erkennen die Gefahr oder den Schaden und handeln dementsprechend.
- Schmerz ist ein negatives Erlebnis. Es verursacht Unbehagen und Angst. Dadurch kommt es zur Abwehrhaltung, Verspannung und wiederum zur Schmerzverstärkung.

Schmerz ist eine Sinnesempfindung. Bei Gewebeschädigungen werden die Schmerzrezeptoren an den freien Nervenendigungen gereizt und vermitteln diese Botschaft über sensible Bahnen im Rückenmark weiter zum Gehirn. Erst wenn dort eine Umschaltung zur Hirnrinde stattfindet, wird uns der Schmerz bewußt. Wir werden dadurch auch in die Lage versetzt, den Ort des Schmerzes und seine Intensität zu erkennen.

Die Schmerzempfindung setzt ein funktionsfähiges Nervensystem voraus. Jede Störung der sensorischen Nervenendigungen oder -bahnen (z. B. bei Lähmungen) beeinträchtigt die Schmerzempfindung. Auch Schädigungen der entsprechenden Gebiete der Großhirnrinde (z. B. bei Hirnschäden) und Bewußtseinstrübungen verändern die Schmerzempfindung.

Außerdem wird angenommen, daß es im Rückenmark eine „Schwelle" gibt, die die Weiterleitung der Schmerzimpulse unterbrechen kann, wenn ein höherwertiges Bedürfnis da ist (z. B. Überleben).

Auch das Gehirn kann die Schmerzempfindung beeinflussen, indem es auf bestimmte Reize hin morphinähnliche Substanzen bildet, die eine Schmerzstillung bewirken.

Die Ausschaltung der Schmerzempfindung durch Akupunktur beruht auf einer gezielten Reiztherapie.

Für die Schmerzempfindung spielt auch die individuelle Bewertung der gemeldeten Wahrnehmung eine Rolle.

Merke:

Schmerz ist immer eine subjektive Empfindung, die kein Außenstehender objektiv beurteilen kann!

12.2 Schmerzempfindung

Schmerzempfindung ist abhängig von der

- *persönlichen Situation:*
  Erziehung, Selbstdisziplin
  Persönlichkeit,
  Einordnungsmöglichkeit (Erfahrungen, Wissen, Erklärungen)

- *physischen Situation:*
  Störungen der Nervenbahnen, des Bewußtseins oder der Hirnfunktionen können das Schmerzempfinden verändern.

- *psychischen Situation:*
  Angst, Traurigkeit, Sorgen und Streß wirken schmerzverstärkend;
  Zuversicht, Ruhe und Entspannung verringern die Schmerzempfindung.

- *sozialen Situation:*
  Einsamkeit, Fixierung auf den Schmerz und besondere Beachtung wirken schmerzverstärkend;
  Zuwendung, Verständnis und Ablenkung wirken verringernd auf die Schmerzempfindung.

Als Schmerzverstärker von außen können wirken:

- *Großwetterlage, Mondphasen*
- *klimatische Einflüsse* (Wärme, Kälte, Wind)
- *Bewegungsmangel* (z. B. bei Krampfadern)
- *zu viel Bewegung* (z. B. bei Verletzungen)
- *Ernährung* (z. B. blähende Speisen)

12.3 Beobachtung des Schmerzes

Da Schmerz das häufigste Symptom einer Krankheit ist, muß versucht werden, die Ursache herauszufinden. Durch gezielte Beobachtung und Nachfragen (soweit möglich) sind fogende Fragen abzuklären:

1. **Wo tritt der Schmerz auf?**
   - gut zu lokalisieren
   - diffus (= ausgebreitet)
   - ausstrahlend → wohin?
   - tief innen oder mehr an der Oberfläche?

Die Lokalisation des Schmerzes setzt Kenntnisse über den eigenen Körper (Körperschema) voraus. Kleine Kinder und Menschen mit geistiger Behinderung verfügen nicht oder nur unvollkommen über diese Kenntnisse, deswegen werden Schmerzen häufig in den Bauch „verlegt".
Hier ist es besonders wichtig, auf nonverbale Signale zu achten, z. B. Hinfassen an die schmerzende Stelle, Abwehrbewegungen, Schonhaltung.

2. **Wie tritt der Schmerz auf?**
   - klopfend, bei Eiterungen
   - bohrend, bei Knochen- und Zahnerkrankungen
   - ziehend, bei Muskel- und Zahnerkrankungen
   - stechend, bei plötzlichen Durchblutungsstörungen (z. B. Infarkt)
   - krampfartig, bei Erkrankungen von Hohlorganen, z. B. Gallenblase, Darm
   - brennend, bei Oberflächenschmerzen, z. B. bei Verbrennungen

3. **Wann tritt der Schmerz auf?**
   - plötzlich, anfallsweise
   - zu bestimmten Zeiten, in bestimmten Abständen
   - in Ruhe oder bei Bewegung
   - bei bestimmten Körperhaltungen oder -lagen
   - vor oder nach dem Essen oder bei nüchternem Magen
   - bei Anstrengungen oder Aufregungen
   - ständig, unabhängig von den aufgeführten Umständen

4. **Wie lange dauert der Schmerz ?**
- kurz, minutenlang
- stundenlang
- ständig

12.3.1 Schmerzarten

Schmerzart	Schmerzsymptome
Oberflächenschmerzen	Gehen von der Haut oder der Schleimhaut aus, sind genau zu lokalisieren, veranlassen Abwehrbewegungen, sind meist hell.
Tiefenschmerzen	Betreffen Muskeln und Gelenke, sind nicht genau zu lokalisieren, führen zu Schon- und Zwangshaltungen, sind meist dumpf.
Eingeweideschmerzen	Betreffen innere Organe, verursachen starke vegetative Begleitsymptome, sind oft typisch für ein bestimmtes Organ (z. B. Herzschmerz mit Engegefühl in der Brust, Angst, Ausstrahlung in den linken Arm), sind meist krampfartig.

12.3.2 Schmerzäußerungen

Schmerzen können **verbal** geäußert werden durch konkrete Angaben, aber auch durch Weinen, Jammern, Klagen.

Nonverbale Äußerungen über Mimik und Gestik sind besonders wichtig bei Menschen, die uns keine verbalen Mitteilungen machen können.
Zu achten ist dabei auf
- Gesichtausdruck
- Schonhaltung
- Zwangshaltung
- Abwehrbewegungen

Vegetative Begleitsymptome
Bei starken Schmerzen lassen sich darüberhinaus vegetative Begleitsymptome beobachten:
- Blässe (evtl. auch Rötung des Gesichts)
- Schweißausbruch
- schneller Puls
- niedriger (oder schwankender) Blutdruck
- allgemeine Unruhe
- evtl. Übelkeit und Erbrechen
- Schwäche

Beispiele für typische Schmerzzustände

Fußsohlen- und Wadenschmerzen beim Auftreten oder beim seitlichen Anheben des Fußes:
beginnende Venenthrombose in den Beinen.

Loslaßschmerz (Erschütterungsschmerz) bei Druck und Entlastung (= Loslassen) im *linken* Unterbauch tritt der Schmerz im *rechten* Unterbauch auf:
akute Appendicitis (= „Blinddarmentzündung").

Schmerz hinter dem Brustbein, ausstrahlend in den linken Arm, verbunden mit Engegefühl und Atemnot, sowie starkem Angstgefühl (oft Todesangst):
Angina pectoris (= Brustenge) oder Herzinfarkt.

Phantomschmerz (= Scheinschmerz) in einer nicht mehr vorhandenen Gliedmaße bei Amputierten.

12.4 Schmerzlinderung

Pflegerische Möglichkeiten der Schmerzlinderung

Wenn stärkere Schmerzen auftreten, sollte grundsätzlich der Arzt benachrichtigt werden, da der Schmerz häufig Symptom einer Krankheit ist.
Vor der Untersuchung darf kein Schmerzmittel verabreicht werden, um die Erkennung der Ursache nicht zu behindern. Erst nachdem diese gefunden ist, ist eine gezielte Behandlung möglich. Die Verabreichung von Schmerzmitteln ist immer nur eine symptomatische Behandlung.
Da Schmerz ein komplexes Geschehen ist, muß auch ganzheitlich darauf eingegangen werden; es geht immer um den Menschen, der Schmerzen hat.
Manche Schmerzen, wie z. B. Zahn- oder Wundschmerzen, haben eine eindeutige, meist schnell feststellbare Ursache. Andere, z. B. Bauch- oder Kopfschmerzen, können auch „Hilferufe" sein. Sie signalisieren, daß jemand unsere Zuwendung braucht.
Es ist wichtig, jeden Menschen mit seinen Schmerzen ernst zu nehmen und behutsam und einfühlsam zu versuchen herauszufinden, was diese Schmerzen verursacht.

Psychologische Möglichkeiten der Schmerzlinderung

- Zeit haben für den anderen, zuhören, auf ihn eingehen
- Zuwendung geben, Geborgenheit vermitteln
- versuchen, von der Fixierung auf den Schmerz abzulenken

Merke:
Keine „billigen" Trostworte gebrauchen, nie falsche Versprechungen machen!

Physiologische Möglichkeiten der Schmerzlinderung

- für Ruhe und entspannende Lage sorgen
- Änderung der Körperhaltung
- Wärmeanwendungen, besonders bei Muskelschmerzen
- Kälteanwendungen, besonders bei akuten Schmerzen
- leichte Massagen
- entspannende Bäder

Merke:
Wenn wir wissen, was den Schmerz verstärkt, können wir uns überlegen, was den Schmerz vermindert!

Schmerzbehandlung

Schmerzbehandlung ist Sache des Arztes. Er verordnet physiotherapeutische Maßnahmen, z. B. Massagen, Bewegungsübungen, Elektrotherapie, Hydrotherapie, oder die Verabreichung von Schmerzmitteln (= Analgetica). Dabei macht es einen wesentlichen Unterschied, ob es sich um akute oder chronische Schmerzen (= länger als sechs Monate bestehend) handelt. Chronische Schmerzen verändern das gesamte Leben eines Menschen. Hier muß ein Behandlungsplan zur ganzheitlichen Schmerzbekämpfung entwickelt werden, der vor allem auf Anleitung und Einübung von Verhaltensänderung abgestellt ist.

Zusammenfassung:
Durch aufmerksame Beobachtung können Schmerzen und deren vegetative Begleitsymptome erkannt und evtl. die Ursachen herausgefunden werden. Bei der Schmerzentstehung und beim Schmerzerleben wirken physische und psychische Faktoren zusammen. Das sollte stets mitbedacht werden, wenn Schmerzen gelindert werden müssen.

Literatur:

- Jecklin, Erica: Arbeitsbuch Krankenbeobachtung, G. Fischer-Verlag, Stuttgart 1988
- Juchli, Liliane: Krankenpflege, 6. Aufl., Thieme-Verlag, Stuttgart 1991
- Köther, Ilka/Gnamm, Else: Altenpflege in Ausbildung und Praxis, Thieme-Verlag, Stuttgart 1990
- Sieber, Hannes/Weh, B.: Lehrbuch der Altenpflege, Vincentz-Verlag, Hannover 1987

13 Hygiene

Ziele:

Der Leser soll
- einige Mikroorganismen als Krankheitserreger kennenlernen, sowie ihre jeweiligen Besonderheiten und möglichen Infektionswege
- Grundsätzliches über körpereigene Abwehr erfahren
- Maßnahmen zur Vermeidung der Weiterverbreitung von Infektionen verstehen und im Alltag anwenden können
- Grundregeln für den Umgang mit Arzneimitteln kennenlernen

Hygiene zum Schutz vor Infektionskrankheiten

Besonders bei sehr hilfsbedürftigen und geschwächten oder alten Menschen ist es nötig, dafür zu sorgen, daß ihre Lebensabläufe nicht durch krankmachende Einflüsse aus der Umwelt gestört werden.

Hygiene (abgeleitet von dem Namen der griechischen Göttin der Gesundheit, Hygieia) bezieht sich auf den gesamten Menschen und umfaßt:

- *Persönliche Hygiene,* insbesondere Körperpflege, Bekleidung und Ernährung
- *Psychohygiene,* d. h. die Sorge um die Erhaltung des inneren Gleichgewichts und seelischen Wohlbefindens
- *Sozialhygiene,* d. h. Sorge für tragfähige soziale Beziehungen
- *Umwelthygiene,* d. h. Maßnahmen im Umgang mit der belebten und unbelebten Umwelt, z. B. Hygiene der Luft, des Wassers, der Abfallbeseitigung, Hygiene bei Infektionskrankheiten.

13.1 Mikroorganismen

Entsprechende Hygienemaßnahmen in Heimen sollen dazu dienen, die Ausbreitung von Infektionen zu vermeiden.

Ein Heim ist zwar in erster Linie eine Wohnung und kein Krankenhaus, es ist aber eine Gemeinschaftswohnung in der viele Menschen eng beieinanderleben. Daher ist die Gefährdung durch Ansteckung recht groß. Deshalb müssen die Grundregeln zur Vermeidung einer Keimverschleppung immer beachtet werden. Für Zeiten besonderer Gefährdung, z. B. beim Auftreten einer Infektionskrankheit, gibt es darüberhinaus noch spezielle Pflegerichtlinien.

Wir müssen uns bewußt sein, daß es überall in unserer Umgebung Mikroorganismen (= Kleinstlebewesen) gibt, die uns nicht krank machen (= apathogen) und solche, die uns krank machen (= pathogen).

Mikroorganismen sind Viren, Bakterien, Pilze und Protozoen (= Einzeller).

Nur wenn wir ihre Eigenschaften, Lebensbedingungen und Ausbreiungsmöglichkeiten kennen, können wir uns vor den Gefahren, die von den krankmachenden Mikroorganismen ausgehen, schützen.

Die Vermehrung der Mikroorganismen wird begünstigt durch:

- Nahrung
- Wärme (etwa 37 °C)
- Feuchtigkeit
- Sauerstoff (außer bei Anaerobiern)

13.1.1 Viren

Viren (virus = lat. Gift) sind gefährliche Erreger. Sie sind so klein, daß man sie nur mit einem Elektronenmikroskop sichtbar machen kann. Sie haben keinen eigenen Stoffwechsel, sondern sind Zellschmarotzer, d. h. sie dringen in eine lebende Zelle ein. Diese Wirtszelle ernährt sie, gleichzeitig wird das Erbgut der Viren in das der Wirtszelle eingebaut, so daß die Wirtszelle viele neue Viren produziert.

Folglich sind Viren durch Medikamente nicht angreifbar, weil sonst lebendes Gewebe mit zerstört würde.

Viren haben eine Neigung zur Haut und zum Nervensystem, d. h. an diesen beiden Organsystemen spielen sich die Krankheiten oder deren Komplikationen ab.

Viruserkrankungen sind z. B. Masern, Mumps, Röteln, Hepatitis, Virus-Grippe, Poliomyelitis (= Kinderlähmung), Aids.

13.1.2 Bakterien

Bakterien bilden die größte Gruppe der Mikroorganismen. Sie sind überall in der Natur verbreitet. Manche können als **Anaerobier** ohne Sauerstoff in Staub, Gartenerde, Rost jahrelang überleben, z. B. Tetanusbaziellen.

Bakterien sind für den Menschen zumeist harmlos. Viele sind sogar für den Menschen unentbehrlich, so z. B. die Koli-Bakterien im Darm, die beim Abbau der Zellulosen helfen und das lebenswichtige Vitamin K (für die Blutgerinnung) produzieren.

Die apathogenen (= nicht krankmachenden) Bakterien auf unserer Haut schützen uns vor dem Eindringen von pathogenen (= krankmachenden) Mikroorganismen. Nur wenige Bakterienarten sind gefährlich für den Menschen.

Bakterien werden nach ihrer Form in drei Gruppen eingeteilt:

- **Kokken** (= kugelförmige Bakterien)
  Staphylokokken (= Haufenkokken) und Streptokokken (= Kettenkokken) sind Eitererreger, außerdem verursachen sie z. B. Mittelohr- und Lungenentzündungen. Sie sind auch die Erreger von Scharlach, Mandelentzündungen, Hirnhaut-, Nieren-, Herzinnenhautentzündungen und akutem rheumatischen Fieber.

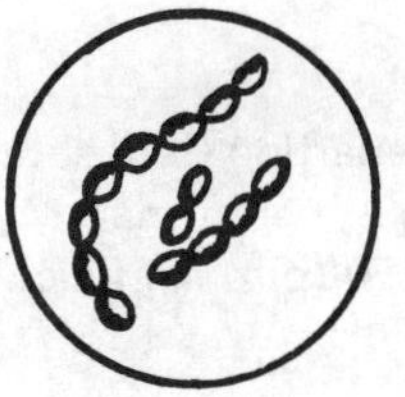

Streptokokken

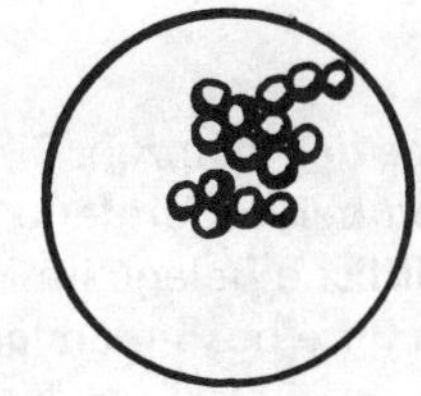

Staphylokokken

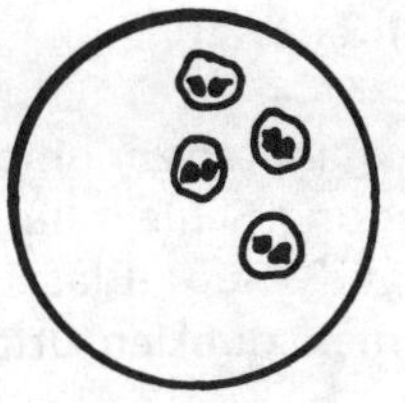

Pneumokokken

- **Bazillen** (= stäbchenförmige Bakterien)

  Koli-Bazillen, die im Dickdarm sehr nützlich sind, können außerhalb des Darms heftige Entzündungen und Eiterungen verursachen, z. B. an Harnblase, Nierenbecken, Gallenblase.

  Tuberkelbazillen sind besonders säurefest, d. h. sie können von unserer Magensäure und auch von vielen Desinfektionsmitteln nicht angegriffen werden (bei Desinfektionsmitteln beachten!).

  Einige Bazillen können **Sporen** bilden, also Dauerformen. Sie umgeben sich mit einer festen, wachsartigen Hülle, die sehr widerstandsfähig ist (auch gegen Hitze). So können sie Jahrzehnte überleben, z. B. Tetanusbazillen.

  Manche Bakterien sind durch Geißeln beweglich, z. B. Salmonellen. Salmonellen können zu heftigen Durchfällen führen.

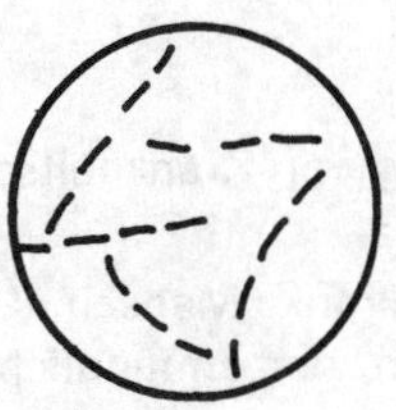

Tuberkelbazillen

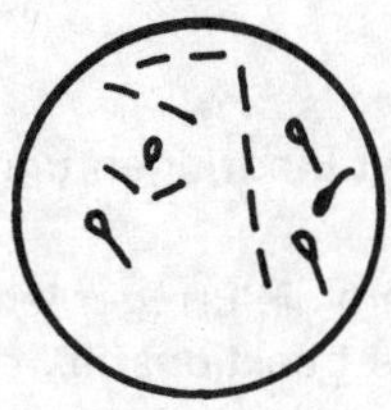

Tetanusbazillen mit Sporen

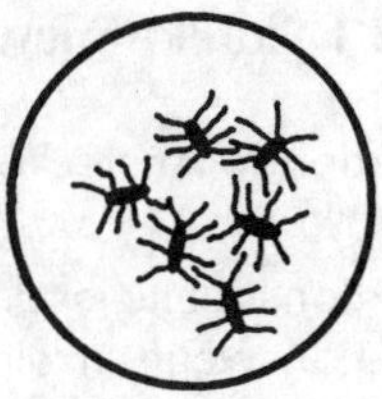

Salmonellen

- Spirillen (= schraubenförmige Bakterien)

  In diese Gruppe gehören z. B. die Erreger der Geschlechtskrankheit Syphilis.

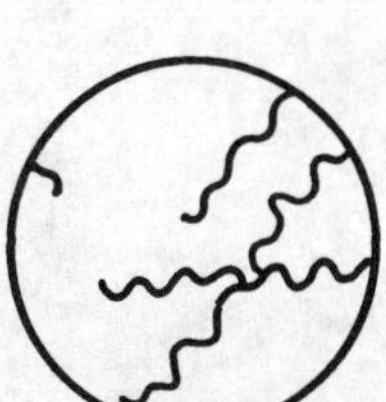

Spirillen

13.1.3 Pilze

Pilze gehören zur untersten Gruppe der Pflanzen. Sie bilden fadenartige Geflechte auf Haut und Schleimhaut. Von Pilzen hervorgerufene Erkrankungen nennt man **Mykosen**, z. B. Soor (Bläschen und weißliche Beläge im Mund) oder Fußpilz. An feuchten, warmen, dunklen Orten gedeihen Pilze besonders gut.

13.1.4 Protozoen

Protozoen (= Einzeller) sind kleinste tierische Lebewesen. Zu ihnen gehören z. B. die Trichomonaden, die Scheiden- und Harnröhrenentzündungen verursachen.

Auch die Toxoplasmen gehören hierher. Sie verursachen eine Krankheit, Toxoplasmose, die meist unbemerkt verläuft, aber gefährlich wird, wenn eine Frau sich in der zweiten Schwangerschaftshälfte ansteckt. Die Erreger können die Plazentaschranke durchdringen und beim Kind verschiedene Organe schädigen, besonders Augen und Gehirn. Hauptsächlich werden Toxoplasmen von Katzen übertragen.

13.2 Infektionsverlauf

13.2.1 Infektionswege

Infektion (= Ansteckung) bedeutet Eindringen und Vermehrung von Krankheitserregern.

Infektionsquelle ist der Ort, an dem die Erreger leben (z. B. der kranke Mensch). Über Infektionswege erreichen sie das Infektionsziel, den Menschen, der emfänglich für diese Erreger ist.

Mögliche Infektionswege:

- *direkt von Mensch zu Mensch,*
  durch Kontakt- oder Tröpfcheninfektion
- *indirekt von Mensch zu Mensch,*
  durch Schmierinfektion, z. B. durch verunreinigtes Wasser, infizierte Nahrungsmittel oder Gegenstände des täglichen Gebrauchs, Staub
- *vom Tier zum Menschen,*
  z. B. über infiziertes Geflügel (Salmonellen)
- *durch tierische Zwischenwirte*
  z. B. durch Fliegen, Mücken, Zecken, Läuse
- *durch Schmutz, Erde*
  z. B. Tetanussporen, die im Erdboden vorkommen
- *über die Plazenta* (= Mutterkuchen) beim Ungeborenen,
  z. B. Röteln, Aids

13.2.2 Körpereigene Abwehr

Infektionsquellen gibt es überall in unserer Umgebung. Ob es aber nach einer erfolgten Ansteckung zur Erkrankung kommt, hängt von folgenden Faktoren ab:

- von der Art und Anzahl der Erreger
- von der Giftigkeit (= Virulenz) der Erreger
- von der Abwehrlage (Disposition) des Menschen.

Gesunde Menschen haben starke Abwehrkräfte und sind sehr widerstandsfähig (= resistent).
Um sich vor Fremdstoffen und Erregern, die in den Körper eindringen wollen, zu schützen, besitzt der Organismus ein planvolles System verschiedener körpereigener Abwehrmechanismen:

Unspezifische Abwehr

Unter der unspezifischen Abwehr versteht man die allgemeinen Schutzvorrichtungen des Körpers.
Dazu gehören:

- *Ausstoßung von schädlichen Stoffen,*
  z. B. durch Erbrechen, Durchfall, Husten.
- *Schonung erkrankter Organe,*
  z. B. durch Appetitverlust.
- *Erhöhung der Körpertemperatur,* um damit
  - eingedrungene Erreger in ihren Lebensbedingungen zu schädigen, so daß sie schneller zugrunde gehen,
  - das Gewebe vermehrt zu durchbluten und mit Abwehrstoffen zu versorgen,
  - Bakteriengift und andere Giftstoffe unwirksam zu machen,
  - Stoffwechselschlacken und Giftstoffe schneller auszuscheiden.
- *„außerer" und „innerer" Schutzwall*
  Der „äußere Schutzwall" wird gebildet von Haut und Schleimhäuten.
  Die Haut besitzt einen *Säuremantel* mit einer apathogenen (= nicht krankmachenden) Bakterienflora, die vor dem Eindringen pathogener (= krankmachenden) Erreger schützt.
  Die Schleimhäute schützen durch Absonderung von Schleim und Sekreten (z. B. Magensäure), außerdem teilweise ebenfalls durch eine Bakterienflora, (z. B. im Dickdarm).
  Der „innere Schutzwall" wird gebildet durch die Leukozyten. Eine Gruppe der weißen Blutkörperchen vermehrt sich, wenn Krankheitserreger in den Körper eingedrungen sind, und versucht als *Freßzellen* diese in sich aufzunehmen (= „fressen") und zu vernichten. Derartige Vorgänge spielen sich als Entzündung ab.

Diese unspezifische, allgemeine Abwehr wird durch die spezifische ergänzt, die gezielt gegen bestimmte Erreger gerichtet ist.

Spezifische Abwehr

Die spezifische Abwehr ist gegen bestimmte Erreger gerichtet.

Sie geschieht durch die *Lymphozyten,* die spezifische Abwehrstoffe (= Antikörper) gegen die eingedrungenen Erreger (= Antigene) bilden. Infolge dieser **Antigen-Antikörper-Reaktion** werden die Krankheitserreger vernichtet. Außerdem wird das „Muster" der Antigene (Erreger) in Memory-Zellen gespeichert. Diese sorgen dafür, daß bei einem erneuten Kontakt mit denselben Erregern sofort entsprechende Antikörper gebildet und die Erreger vernichtet werden. Die so entstandene Widerstandsfähigkeit des Körpers bezeichnet man als **Immunität.**

Die Entwicklung des Immunsystems beim Menschen dauert etwa 10–12 Jahre, so daß es ungefähr zur Zeit der Vorpubertät auf seinem Höhepunkt ist.

Etwa vom 30. Lebensjahr an bildet es sich langsam wieder zurück. Im höheren Alter sind die Bedingungen ähnlich wie im frühen Kindesalter, d. h. die Abwehrfähigkeit ist sehr gering.

13.2.3 Infektionserkrankungen

Nicht jede Ansteckung führt zu einer Erkrankung. Zuerst schützt die unspezifische Abwehr. Erst wenn diese nicht ausreicht, setzt die spezifische Abwehr ein. Oft läuft jedoch auch die Antigen-Antikörper-Reaktion ohne erkennbare Symptome ab, so daß wir eine Immunität über „stille Feiung" erwerben, d. h. der Körper setzt sich mit den eingedrungenen Erregern auseinander, ohne dabei zu erkranken.

Nach Art der Ausbreitung der Infektion, der Erkrankung und der Immunitätsbildung unterscheiden wir

- **Lokalinfektionen,** die sich nur als örtliche Reaktionen abspielen und keine Immunität hinterlassen, z. B. Harnblasenentzündung,
- **Allgemeininfektionen,** die den ganzen Organismus in Mitleidenschaft ziehen, als zyklische Krankheiten ablaufen und zur Immunität führen, z. B. Masern.

Ablauf der akuten zyklischen Infektionskrankheiten

Obwohl jede Erregerart besondere Eigenschaften hat, die den spezifischen Verlauf der Krankheit prägen, verlaufen Infektionskrankheiten allgemein zyklisch, d. h. in einer bestimmten Abfolge, bei der sich verschiedene Stadien unterscheiden lassen:

- **Inkubationszeit** (= Brütezeit)

  Es ist die Zeit vom Eindringen der Erreger bis zum Auftreten der ersten Krankheitszeichen.

  In dieser Zeit vermehren sich die Erreger im Körper sehr stark. Obwohl der infizierte Mensch zu diesem Zeitpunkt noch keine Krankheitssymptome zeigt, ist er bereits ansteckend.

- **Prodromalzeit** (= Vorbotenzeit)

  In dieser Zeit treten die ersten allgemeinen Krankheitszeichen auf, wie Kopf- und Gliederschmerzen, allgemeine Mattigkeit, Appetitlosigkeit, evtl. Übelkeit und Brechreiz, Verstopfung, Fieber.

- **Generalisationsstadium** (= Blütezeit)

  Es treten die für diese Krankheit typischen Symptome auf, z. B. der Hautausschlag bei Masern, außerdem meist hohes Fieber und schweres Krankheitsgefühl.
- **Organstadium**

  Ein bestimmtes Organ, zu dem der Erreger eine besondere Hingezogenheit besitzt, z. B. bei Salmonellen der Darm, wird befallen.
- **Komplikationen** sind, wenn sie auftreten, typisch für die vorangegangene Krankheit, z. B. infolge von Scharlach: Mittelohrentzündung, Nierenentzündung, Herzmuskel- und Herzinnenhautentzündung, akutes rheumatisches Fieber.

Das Überstehen einer akuten zyklischen Infektionskrankheit führt zu einer langen, bei Viruskrankheiten lebenslangen, **Immunität**.

13.3 Ausbreitung von Infektionen

Die Ausbreitung von **Schmierinfektionen** wird begünstigt durch:

- *unhygienische Lebensbedingungen,* z. B. mangelhafte Körperpflege, unsaubere Wäsche und Kleidung, unsaubere sanitäre Einrichtungen
- *unhygienisches Verhalten,* z. B. ungenügendes Händewaschen nach Toilettenbenutzung oder nach dem Umgang mit Ausscheidungen
- *Unkenntnis, Gleichgültigkeit, Verantwortungslosigkeit*

Die Ausbreitung von **Tröpfcheninfektionen** wird begünstigt durch:

- *Menschenansammlungen,* z. B. in Heimen, Schulen, bei Massenveranstaltungen, in öffentlichen Verkehrsmitteln, Kaufhäusern
- *Anhusten, Anniesen, Anspucken*

Resistenzverminderung (= Verminderung der Widerstandskraft) entsteht durch:

- *Unterkühlung,* z. B. der Atem- und Harnwege
- *Fehlernährung,* z. B. zu wenig Eiweiß und Vitamine
- *physische und psychische Überforderung*
- *hohes Alter*
- *Schwangerschaft*
- *andere Erkrankungen,* z. B. Diabetes mellitus, Blutkrankheiten, Nieren- und Darmkrankheiten, Unfälle, Operationen, Verbrennungen
- *Einnahme von bestimmten Medikamenten,* z. B. setzt eine Antibiotica-Behandlung die Widerstandsfähigkeit gegen eine Pilzinfektion herab

13.4 Verhinderung von Infektionen

Maßnahmen, die der weiteren Verbreitung von Erregern und Infektionen entgegenwirken, sind besonders wichtig

- **bei Viruskrankheiten,** da keine ursächliche Behandlung möglich ist;
- **bei einigen bakteriellen Krankheiten,** weil schon Schäden eingetreten sind, ehe die Behandlung einsetzen kann, z. B. bei Salmonellen-Infektionen;
- **bei Pilzerkrankungen,** weil ihre Sporen sehr widerstandsfähig sind.

Die Ausbreitung der Erreger wird verhindert durch

- *Isolierung* (= Absonderung erkrankter Menschen)
- *Quarantäne* (= Absonderung vermutlich Infizierter)
- *Desinfektion* (= Keimarmmachung der Umgebung)
- *Sterilisation* (= Keimfreimachung bestimmter Gegenstände, z. B. Instrumente)

Das **Bundesseuchengesetz** (von 1961, ergänzt 1963) regelt die **Meldepflicht** beim Auftreten bestimmter Infektionskrankheiten. Dadurch soll zur Vehütung und Bekämpfung ansteckender und übertragbarer Krankheiten beigetragen werden.

Die Infektionsgefahr wird herabgesetzt durch **starke Abwehrkräfte** des Menschen. Diese sind mit bedingt durch

- *gute Umweltbedingungen,* z. B. Ernährung, Kleidung, Wohnung, Luftqualität
- *hypienisches Verhalten,* z. B. gute Körperpflege, häufiges Händewaschen, sachgemäßer Umgang mit Ausscheidungen
- *gesunde Lebensweise,* z. B. ausreichend Schlaf, Bewegung in frischer Luft, Verzicht auf Nikotin und Alkohol
- *Schutzimpfungen*

13.4.1 Persönliche Hygiene

Mit der persönlichen Hygiene eines jeden (Pflegenden wie Gepflegten) beginnen alle hygienischen Maßnahmen.
Dazu gehören:

- gründliche Körperpflege
- Haarschnitt, der leichte Haarpflege möglich macht. Haare so frisieren, daß sie nicht immer wieder aus dem Gesicht gestrichen werden müssen und bei pflegerischen Arbeiten nicht mit Menschen oder Gegenständen in Berührung kommen.
- auf saubere, leicht waschbare Dienstkleidung achten

Händehygiene

Mit den Händen werden die meisten Krankheitserreger übertragen.

Deshalb gilt:

- Bei pflegerischen Arbeiten, im Umgang mit Ausscheidungen und bei Schmutzarbeiten **Handschuhe tragen.**
- Hände und Unterarme nach Beendigung jeder pflegerischen Tätigkeit gründlich mit Wasser und Seife waschen, mit einer leicht sauren Creme pflegen.

- Fingernägel kurz halten, nicht lackieren.
- Keinen Schmuck (Ringe, Armbänder) an den Händen tragen.
- Händedesinfektion – wenn nötig – mit alkoholischem Schnelldesinfektionsmittel (ca. 3 ml), das $1/2$ Minute in die trockene Haut eingerieben wird.

Merke:
Gründliches Händewaschen ist meist wirkungsvoller als eine Hände-Schnelldesinfektion!

Infektiöser Hospitalismus

Der infektiöse Hospitalismus wird durch Erreger ausgelöst, die bereits gegen Desinfektionsmittel und Antibiotica resistent geworden sind.
Es sind vor allem Erreger von
- Harnwegs- und Darminfektionen
- Fußpilz
- Erkrankungen der Atmungsorgane
- Eiterungen.

In den Naßräumen finden die Erreger alle Bedingungen, die ihr Wachstum und ihre Ausbreitung begüstigen:
- Feuchtigkeit
- Wärme
- Nahrung (durch Unsauberkeit)

Merke:
Alle Sanitärräume müssen hygienisch einwandfrei gehalten werden: sauber, trocken, gut belüftet. Sanitarräume sollten nicht routinemäßig mit Desinfektionslösungen gewischt werden, um das Resistentwerden der Erreger und die Hospitalismusgefahr nicht zu fördern.

13.4.2 Desinfektion

Eine Gefährdung durch Verbreitung von Erregern muß in Heimen vermieden werden. Deshalb ist jeder Mitarbeiter für hygienisches Verhalten und Arbeiten verantwortlich. Jeder Mitarbeiter hat auch das hygienische Verhalten der Heimbewohner zu beobachten und sollte versuchen, es positiv zu beeinflussen.
Geeignete Desinfektionsmittel müssen in Heimen zur Verfügung stehen. Sie sollten jedoch nur eingesetzt werden, wenn es unbedingt erforderlich ist, dann aber gezielt und mit entsprechender Sachkenntnis.
Das Deutsche Arzneimittelbuch sagt:
„Desinfizieren heißt, einen Gegenstand in den Zustand versetzen, daß er nicht mehr infizieren kann." Mit chemischen Mitteln werden die Lebensbedingungen der Krankheitserreger so verändert, daß sie sich nicht mehr vermehren können und dadurch zugrunde gehen.

Es dürfen nur Desinfektionsmittel verwandt werden, die nach den Richtlinien der Deutschen Gesellschaft für Hygiene und Mikrobiologie (DGHM) geprüft worden sind.
Bei der Anwendung von Desinfektionsmitteln ist zu beachten:

- *Anwendungsbereich*
  Hände, Gegenstände, Flächen, Instrumente
- *Wirksamkeit*
  bakterizid: gegen Bakterien
  viruzid: gegen Viren
  fungizid: gegen Pilze
  tuberkulozid: gegen Tuberkulose-Erreger
- *Dosierung*
- *Temperatur des Wassers*
- *Einwirkungszeit*

Merke:
Unsachgemäße Desinfektion ist gefährlicher als gar keine, weil die Krankheitserreger dadurch nicht unschädlich gemacht, sondern noch widerstandsfähiger werden!

13.4.3 Sterilisation

Die Sterilisation (= Keimfreimachung) erfolgt durch

- *Heißluft-Sterilisator* (Instrumente)
- *gespannten Wasserdampf* im Autoklaven (Wäsche, Instrumente)
- *Gas* (empfindliche Geräte)
- *Gamma-Strahlen* (Einweg-Artikel)

Sterile Materialien für den täglichen Bedarf in Heimen und in der ambulanten Pflege sind heute teilweise als Einweg-Materialien (z. B. Spritzen) erhältlich. Es kann auch in geeigneten Geräten, z. B. kleinen Autoklaven (= Dampfsterilisatoren), sterilisiert werden. Jedoch muß beim Einsatz von sterilem Material auf den sachgemäßen Umgang geachtet weren, um eine Wiederverkeimung zu vermeiden.

13.4.4 Impfungen

Die Fähigkeit des Organismus, nach dem Erstkontakt mit Krankheitserregern (= Antigenen), entsprechende Antikörper zu bilden und dieses „Muster" in den Memory-Zellen zu speichern, macht man sich bei den Impfungen zunutze.

Aktive Impfung
Es werden abgetötete oder abgeschwächte Erreger oder deren Toxine (= Giftstoffe) eingespritzt, damit der Körper aktiv Antikörper bildet und dieses „Muster" für den Fall einer späteren Infektion speichert.
Vorteil: langanhaltender Schutz infolge des „immunologischen Gedächtnisses",
Nachteil: Wirkung erst nach ca. 14 Tagen.

Passive Schutzimpfung

Antikörperhaltiges Serum wird eingespritzt. Der Körper braucht selbst keine Antikörper zu bilden, ist also passiv.

Vorteil: Sofortige Wirkung,

Nachteil: Wirkung läßt nach etwa 14 Tagen nach.

Simultanimpfung

Die Simultanimpfung ist die Kombination aus aktiver und passiver Impfung. Angewendet wird sie z. B. bei der Tetanus-Impfung. Mit der Serumgabe (= Tetagam) wird ein sofortiger Schutz erzielt und gleichzeitig wird ein langfristiger Impfschutz durch die aktive Immunisierung (= Tetanol) erreicht.

Viele der besonders schweren Infektionskrankheiten sind durch die regelmäßig durchgeführten Schutzimpfungen gänzlich oder weitgehend ausgerottet worden. An den weiterhin empfohlenen Impfungen sollte jeder, im eigenen Interesse, teilnehmen.

13.5 Behandlung von Infektionskrankheiten

Bei der Behandlung von Patienten mit einer Infektionskrankheit wird versucht, die Erreger abzutöten, oder den Kranken in seiner Widerstandskraft so zu stärken, daß er sie mit eigenen Abwehrkräften überwinden kann. Meist wirken beide Möglichkeiten zusammen, d. h. die Krankheitserreger werden durch Medikamente angegriffen und erliegen dann den natürlichen Abwehrkräften des Erkrankten.

Alle Behandlungen, die zur Anregung und Steigerung der körpereigenen Abwehr dienen, bezeichnet man als **unspezifische Reiztherapie.**

Zu den Mitteln, die die Krankheitserreger direkt bekämpfen, gehören die beiden großen Arzneimittelgruppen Antibiotica und Chemotherapeutica.

13.5.1 Antibiotica

Antibiotica sind Stoffwechselprodukte bestimmter Mikroorganismen, durch die andere Mikroorganismen in ihrem Wachstum gehemmt werden.

Antibiotica sind vor allem bei bakteriellen Erkrankungen wirksam, da sie in der Lage sind, Bakterien abzutöten oder in ihrem Wachstum und ihrer Vermehrung zu hemmen.

Das älteste und bekannteste Antibioticum ist das *Penicillin* (1928 entdeckt), ein Stoffwechselprodukt des Schimmelpilzes. Säurefeste Penicilline werden nicht durch die Magensäure zerstört. Sie können deshalb als Dragees oder Saft eingenommen werden und müssen nicht mehr eingespritzt werden. Neben den einfachen Penicillinen gibt es auch *Depot-Penicilline* mit verlängerter Wirkung.

Breitspektrumantibiotica schädigen eine größere Anzahl von Bakterienarten. Leider vernichten sie nicht nur die pathogenen Keime, sondern auch die apathogene Bakterienflora der Haut und Schleimhäute.

Wesentlich für die **Wirkung der Antibiotica** sind:

- Eine ausreichend hohe Dosierung und Verabreichung in zeitlich genau einzuhaltenden Abständen, um einen gleichbleibend hohen Wirkspiegel im Blut zu erreichen.
- Eine ausreichend lange Anwendungszeit (mindestens 5 Tage), um die Erreger zu vernichten und keine Resistenz zu erzeugen. (Resistenz entsteht, wenn Keime die medikamentöse Behandlung überleben und widerstandsfähig gegen das Medikament werden.)

Merke:
Vom Arzt verordnete Antibiotica müssen genau nach Vorschrift über die angegebene Zeit gegeben werden. Sie dürfen nicht abgesetzt oder in der Dosierung geändert werden, wenn das subjektive Befinden sich gebessert hat!

Immer mehr Erreger werden resistent und vererben das Merkmal der Resistenz weiter. Folglich können sie nicht mehr mit den herkömmlichen Mitteln bekämpft werden. Daher sollten Antibiotica nicht bei jedem banalen Infekt, sondern nur bei wirklich ernsten Erkrankungen eingesetzt werden.
Antibiotica können auch Nebenwirkungen auslösen, z. B. Überempfindlichkeitsreaktionen wie Nesselfieber, Juckreiz, Atemnot, sowie Magen-Darm-Störungen und Blutbildungsschäden.

Merke:
Treten allergische Nebenwirkungen nach Antibioticagabe auf, so ist sofort der Arzt zu benachrichtigen!

13.5.2 Chemotherapeutica

Chemotherapeutica sind chemisch hergestellte Mittel zur Bekämpfung von Infektionskrankheiten.
Besondere Bedeutung haben die *Sulfonamide* (1935 entdeckt), die in das Stoffwechselgeschehen der Erreger eingreifen und sie schädigen.
Bei der Gabe von Sulfonamiden ist zu beachten:

- Anfangs wird eine höhere Dosis (= Sättigungsdosis) gegeben, damit der Wirkspiegel im Blut schnell erreicht wird und die Erreger nicht resistent werden können.
- Um die Abbauprodukte der Sulfonamide aus den Nieren herauszuspülen, muß viel getrunken werden (3 Liter tägl.).

Merke:
Auch Sulfonamide können zu Überempfindlichkeitsreaktionen führen.
Bei ersten Anzeichen sofort den Arzt rufen!

Zusammenfassung:

Jeder Mensch lebt in vielfältigem Bezug zu der ihn umgebenden Welt. Dabei können gesundheitsgefährdende Situationen entstehen.

Für Menschen, die selbst nicht dafür sorgen können, ihre Gesundheit zu erhalten, muß für eine möglichst sichere Umgebung gesorgt werden.

Mikroorganismen können zu infektiösen Erkrankungen führen. In der Regel kann die körpereigene Abwehr mit einer kleineren Anzahl von Erregern fertig werden. Deshalb ist es wichtig, eine massive Keimverbreitung zu verhindern und die eigenen Widerstandskräfte eines Menschen zu fördern.

Um die Weiterverbreitung von Krankheitserregern zu unterbinden, sind hygienische Maßnahmen von entscheidender Bedeutung. Desinfektion führt dazu, daß keine Infektionsübertragung mehr möglich ist. Zur Bekämpfung von Infektionskrankheiten stehen Antibiotica und Chemotherapeutica zur Verfügung; Impfungen dienen zur Vorbeugung.

Literatur:

- zur Linden, V./zur Linden, H.: Immunsystem natürlich stärken, Gräfe und Unzer-Verlag, München 1989
- Studt, Hans-Henning: Allgemeine Infektionslehre, 10. Aufl., Kohlhammer-Verlag, Stuttgart 1984
- Steuer, W.: Krankenhaushygiene, 3. Aufl., G. Fischer-Verlag, Stuttgart 1988

14 Umgang mit Arzneimitteln

Ziele:

Der Leser soll
- Richtlinien für die Aufbewahrung und die Ausgabe von Arzneimitteln kennen
- die verschiedenen Darreichungsformen und Möglichkeiten der Verabreichung von Medikamenten kennen
- über Wirkung und Nebenwirkungen Bescheid wissen.

Unter Arzneimitteln versteht man Stoffe oder Stoffgemische, die den Zustand oder die Funktionen des menschlichen Körpers beeinflussen. Sie dienen

- zur Heilung oder zur Vorbeugung von Krankheiten
- zur Verbesserung oder Veränderung organischer Funktionen
- zur Linderung von Leiden
- zur Diagnostik.

Allopathie versucht, durch Medikamente entgegengesetzte Erscheinungen, wie die der zu behandelnden Krankheit, hervorzurufen.

Beispiel:

Bei einer Übersäuerung des Magens gibt man Medikamente zur Neutralisierung des Magensaftes (= Antazida), z. B. Magnesium-Kalzium-Verbindungen.

Homöopathie versucht Ähnliches durch Ähnliches zu heilen (Ähnlichkeitsregel nach Samuel Hahnemann). Dem Kranken werden in höchster Verdünnung solche Mittel gegeben, die beim Gesunden ähnliche Erscheinungen hervorrufen würden.

Beispiele:

Jod ruft Schnupfen hervor,
Jod D4 wirkt gegen Schnupfen.

Brennessel macht Nesselfieber,
Bienengift macht Schwellungen und Hautrötungen.
Beide Stoffe werden in homöopathischer Verdünnung bei Allergien gegeben.

Homöopathische Mittel unterdrücken nicht die Symptome, sondern aktivieren die Selbsthilfe des Körpers.

14.1 Aufbewahrung

Arzneimittel müssen in einem stets abgeschlossenen, separaten Schrank („Medizinschrank") aufbewahrt werden.

Normalerweise können Medikamente bei einer üblichen Raumtemperatur von etwa 16–22 °C gelagert werden, sollten aber vor Feuchtigkeit und zu viel Licht geschützt werden.

Einige Medikamente müssen im Kühlschrank aufbewahrt werden, z. B. Insulin oder Antibiotica-Säfte.

Kurzfristig haltbare Arzneimittel tragen ein Verfallsdatum (leider oft nur auf der äußeren Verpackung), das unbedingt zu beachten ist. Die Wirksamkeit kann bei Überschreitung dieses Datums verändert sein.

Grundsätzlich sollten im Medizinschrank innerlich anzuwendende Mittel (= alles, was geschluckt wird) und äußerlich anzuwendende voneinander getrennt aufbewahrt werden.

Der Bestand an Medikamenten ist laufend zu kontrollieren. Es müssen rechtzeitig Nachbestellungen vorgenommen werden, besonders vor Feiertagen. Nicht mehr benötigte Medikamente sollten umgehend an die Apothekenausgabestelle zurückgegeben werden, weil sie einen materiellen Wert darstellen und noch anderswo verwendet werden können.

Grundsätzlich ist auch auf Veränderungen der Medikamente zu achten, z. B. können Flüssigkeiten sich eintrüben oder ausflocken, Tabletten können fleckig werden oder Farbveränderungen zeigen, Dragees können Sprünge aufweisen, Pulver klumpig werden.

Derartig veränderte Arzneimittel dürfen nicht mehr verwendet werden.

14.2 Richtlinien für die Ausgabe

Jeder Mitarbeiter, der Medikamente ausgibt, sollte bestimmte Grundkenntnisse über den Umgang mit Arzneimitteln haben.

- Medikamente dürfen nur auf ärztliche Verordnung verabreicht werden. Die Verordnungen sind in einen „Medizinplan" oder in ein „Medizinbuch" einzutragen.
- Die angegebene Darreichungsform, die Dosierung und die Zeitabstände sind unbedingt einzuhalten.
- Die Einnahme ist zu überwachen. Bei Verweigerung ist der Arzt zu benachrichtigen.
- Die Beipackzettel sollten aufmerksam gelesen werden. Sie enthalten Informationen über Zusammensetzung und Anwendungsgebiete, Dosierung, Eigenschaften, Nebenwirkungen und Risiken der Arzneimittel.

14.3 Verabreichung und Darreichungsform

Arzneimittel können auf verschiedenen Wegen in den Körper gebracht werden:
enteral (= über den Magen-Darm-Kanal), d. h. entweder

- oral (= durch den Mund), z. B. Tabletten, Tropfen oder
- rektal (= durch den Enddarm) als Zäpfchen, Einlauf.

parenteral (= unter Umgehung des Magen-Darm-Kanals), z. B. als Inhalation (= Einatmung), Injektion (= Einspritzung), Infusion (= Eingießung).
lokal (= örtlich), z. B. an der Haut, den Augen, der Nase, den Ohren.
Ob ein Medikament z. B. als Tablette oder als Inhalation verabreicht wird, richtet sich nach den Eigenschaften des Arzneistoffes, dem gewünschten Wirkungseintritt und dem Zustand des Kranken.

14.3.1 Orale Verabreichung

Die gebräuchlichste Form der Verabreichung ist die über den Magen-Darm-Kanal. Die Darreichungsformen für Medikamente, die oral gegeben werden, sind vielfältig:

Flüssigkeiten

Darreichungsform	Beschreibung und Tips zur Verabreichung
Lösung	Lösung von Arzneistoffen in einer Flüssigkeit (meist Wasser oder Alkohol). Verabreichung in Form von Tropfen (genau abzählen), mit Wasser verdünnt eingeben, nicht mit anderen Flüssigkeiten.
Mixtur	Mischung von festen und flüssigen Arzneistoffen. Vor Gebrauch schütteln, Verabreichung mit Meßlöffeln.
Emulsion	Öl-Wasser-Gemisch. Verabreichung mit Meßlöffeln.
Sirup	Lösung mit einem hohen Anteil an Zucker. Verabreichung mit Meßlöffeln.

Feste Arzneimittel

Darreichungsform	Beschreibung und Tips zur Verabreichung
Tabletten	Feste, geformte Arzneimittel, unter Zusatz von Füll- und Bindemitteln. Verabreichungsmöglichkeiten: – ganz schlucken, Wasser hinterher trinken – aufgelöst in Wasser einnehmen (Bodensatz mit einnehmen!) – fein zerdrückt in einem Teelöffel mit Zucker oder Honig gemischt einnehmen. Ausnahmen: Brause-, Kau- und Lutsch-Tabletten.
Dragees	Tabletten-ähnliche Arzneimittel, jedoch mit einer Zuckerglasur umgeben, die magensaftresistent ist, d. h. sich erst im Dünndarm auflöst. Immer **ganz** schlucken, da der Arzneistoff sonst im Magen unwirksam gemacht wird.
Kapseln	Mit einer Gelatinehülle überzogener Arzneistoff, (z. B. Pulver oder Körnchen). Immer **ganz** schlucken, da die Kapseln sich erst im Dünndarm auflösen soll.
Granula = Körnchen Pulver	In Beutelchen oder Pulverbriefchen abgepackte Arzneimittel. In Wasser gelöst einnehmen.

Merke:
Bei allen festen Arzneimitteln, die geschluckt werden müssen, ist ausreichend Flüssigkeit zu geben.

Der Kopf sollte beim Einnehmen etwas nach vorn geneigt sein, nicht nach hinten (!), da das Schlucken sonst erschwert wird.

14.3.2 Rektale Verabreichung

Zäpfchen (= Suppositorien) bestehen aus einer Fettmasse, die bei Körpertemperatur schmilzt und das Arzneimittel freisetzt.
Zäpfchen werden in den Enddarm bis hinter den Schließmuskel eingeschoben. Vaginal-Zäpfchen in die Scheide einführen.

Merke:
Zäpfchen haben gegenüber den oral verabreichten Arzneimitteln Vorteile:

- Sie schonen den Magen (bei Übelkeit, Erbrechen, „empfindlichem" Magen).
- Sie müssen nicht geschluckt werden (bei Schluckschwierigkeiten oder Bewußtlosigkeit).

Die Zusatzbezeichnungen **retard, depot, long** besagen, daß die Wirkung dieser Medikamente durch Verzögerung der Freisetzung ihrer Wirkstoffe verlängert wurde.

Der Zusatz **forte** bedeutet stark-, der Zusatz **mite** schwach wirksam.

Auf diese Zusätze ist, neben dem Namen des Medikaments, genau zu achten.

14.3.3 Zeiten der Verabreichung

Medikamente werden, wie angeordnet, morgens, mittags oder abends (bei Bedarf auch für die Nacht) ausgeteilt.

Die Einnahme sollte normalerweise **nach** dem Essen erfolgen, weil die meisten Medikamente dann besser vertragen werden.

Aber es gibt auch Ausnahmen:

Vor dem Essen sollten eingenommen werden:

- appetitanregende Medikamente, etwa 20 bis 30 Minuten vor der Mahlzeit
- Vitaminpräparate
- Eisenpräparate. Sie wirken nur, wenn genug Magensäure vorhanden ist.

Während des Essens:

- verdauungsunterstützende Mittel.

14.4 Wirkung und Nebenwirkung

Zu den Aufgaben der Pflege und Betreuung gehört auch die Beobachtung der Wirkung der verordneten Medikamente. Über alle Beobachtungen muß der Arzt informiert werden, da er nur so die Wirksamkeit einer Behandlung beurteilen kann.

Die Arzneistoffe werden zunächst vom Körper aufgenommen (= resorbiert) und auf dem Blutweg zu ihrem Wirkungsort transportiert. Da alle gut durchbluteten Organe den Arzneistoff rasch bekommen, kann das zu unerwünschten Nebenwirkungen führen.

Beispiel:

Das Gehirn ist sehr gut durchblutet. Bei Einnahme eines Schmerzmittels bekommt es den Wirkstoff schnell und reichlich zugeführt. Folge: Müdigkeit.

14.4.1 Dosis

Damit die erwünschte Wirkung erreicht wird, muß der Arzneistoff in einer bestimmten Konzentration im Blut vorhanden sein, es muß ein Wirkspiegel erreicht werden.

Zu geringe Mengen sind unwirksam. Die Menge an Wirkstoff, die zu einer erwünschten Wirkung führt, bezeichnet man als **Sättigungsdosis.** Wenn sie schnell erreicht werden soll, wird das Arzneimittel anfangs höher dosiert.

Nach einigen Tagen wird nur noch soviel gegeben, wie zur Erhaltung des Wirkspiegels nötig ist, also die **Erhaltungsdosis.**

Wird zu lange eine zu hohe Dosis gegeben, so kommt es zur Anhäufung von Arzneisubstanz im Blut (= **Kumulation**), die gefährlich oder gar tödlich sein kann.

Beispiel:

Ein Herzkranker wird mit einem Digitalis-Präparat (Herzmittel aus Fingerhutarten) behandelt.

Die Zeichen der Wirksamkeit sind:

- Normalisierung der Herz- und Pulsschlagfolge
- Ausschwemmung von Ödemen
- Verringerung der Atemnot.

Eine Kumulation wird angezeigt durch:

- Absinken der Pulsfrequenz unter 50 Schläge/min.
- Übelkeit, Erbrechen
- Gelbsehen.

Treten unerwünschte und gefährliche Symptome auf, so muß sofort der Arzt verständigt werden, da die Dosierung der Medikamente zu hoch ist.

14.4.2 Wirkung

Die Wirkung der Arzneimittel kann sich beziehen auf die **Krankheitsursache,** d. h. die Krankheit selbst wird geheilt. Beispiel Penicillin, durch das Streptokokken abgetötet werden.

Oder sie bezieht sich auf die **Krankheitssymptome,** z. B. beseitigen stopfende Medikamente den Durchfall, jedoch nicht die Ursache.

Einige Arzneimittel unterstützen die **Selbstheilungskräfte** des Körpers, so daß er in die Lage versetzt wird, mit der Krankheit besser fertig zu werden. Zum Beispiel steigern Echinacea- (= Sonnenhut) Präparate die allgemeine, unspezifische Abwehrleistung des Organismus gegen Infekte.

Bei der Einnahme verschiedener Medikamente kann es zu **Wechselwirkungen** kommen, d. h. das eine Mittel kann das andere unwirksam machen oder in seiner Wirkung verstärken. Deshalb sollte ein neu hinzugezogener Arzt immer darüber informiert werden, welche Arzneimittel schon gegeben werden.

Alkohol beeinflußt die Wirkung von Medikamenten immer, deshalb muß darauf verzichtet werden.

14.4.3 Nebenwirkungen

Es gibt kein wirksames Medikament ohne Nebenwirkungen!

Ziel kann deshalb immer nur sein, die Nebenwirkungen so gering wie möglich zu halten.

Toxische (= giftige) Nebenwirkungen sind arzneistoffspezifisch und dosisabhängig. Deshalb muß vor jeder neuen Verordnung die Indikation (= Heilanzeige) vom Arzt sorgfältig überprüft werden und die Dosis genau festgelegt werden.

Allergische Nebenwirkungen sind nicht dosisabhängig. Der Körper wird sensibilisiert, d. h. überempfindlich, und „antwortet" mit einer allergischen Reaktion, die sich z. B. durch Hautausschlag und Juckreiz, Kopfschmerzen und Schwindelgefühl bemerkbar macht.

Werden unerwünschte Nebenwirkungen nach der Einnahme von Medikamenten beobachtet, so ist dies unverzüglich dem Arzt mitzuteilen.

Da die Leber als „chemische Fabrik" des Körpers alle Medikamente entgiften muß, ist sie bei jeder Arzneimittelgabe belastet. Ebenso sind die Ausscheidungsorgane, besonders die Nieren, beteiligt.

Zusammenfassung:

Arzneimittel beeinflussen den Zustand oder die Funktionen unseres Körpers. Sie enthalten hochwirksame Substanzen und müssen daher immer unter Verschluß im Medizinschrank aufbewahrt werden. Jeder Mitarbeiter, der Medikamente ausgibt, muß Grundkenntnisse über den Umgang mit Arzneimitteln besitzen. Dazu gehört, daß er die verschiedenen Darreichungsformen und Möglichkeiten der Verabreichung kennt. Auch sollte er über die Wirkung der Arzneimittel und mögliche Nebenwirkungen Bescheid wissen.

Literatur:

- Erdmann, W. D.: Arzneimittellehre, 11. Aufl., Kohlhammer-Verlag, Stuttgart 1987
- Melzer, H.: Wichtige Arzneimittel, 5. Aufl., Verlag Urben und Schwarzenberg, München 1984
- Schmidt/Bannert: Arzneimittellehre für Krankenpflegeberufe, Stuttgart 1986

15 Unfälle im Alltag

Ziele:

Der Leser soll

- über Ursachen der Wundentstehung und die Grundlagen der Wundbehandlung informiert werden
- Sofortmaßnahmen bei Vergiftungen und Verbrennungen kennen und anwenden können.

Besonders für hilfsbedürftige Menschen ist es wichtig, daß sie in einer Umgebung leben, in der auf Gefahrenquellen geachtet wird, um Unfälle zu vermeiden. Ständige Aufmerksamkeit jedes einzelnen Mitarbeiters ist hier gefordert. Jedoch lassen sich Unfälle nie gänzlich vermeiden, sie können überall und jederzeit geschehen.

15.1 Verletzungen

Verletzungen entstehen aufgrund von äußeren Einwirkungen:

- *mechanisch,* d. h. durch stumpfe oder spitze Gewalteinwirkung,
- *thermisch,* d. h. durch Hitze- oder Kälteeinwirkung,
- *chemisch,* d. h. durch Säure- oder Laugenverätzung.

Stumpfe Verletzungen entstehen durch Druck, Quetschung, Erschütterung und führen zu inneren Blutungen oder zu Schädigungen innerer Organe.

Spitze Verletzungen entstehen durch scharfe Gegenstände, die die Haut durchdringen und zu blutenden Wunden führen.

15.1.1 Wundentstehung und Wundarten

Nach Art der Entstehung der Wunde werden unterschieden:

Wundart	Entstehung	Besonderheiten
Schürf-wunden	durch Reibung an scharfkantigen Flächen	Verletzung der obersten Hautschichten und feinster Blutgefäße, infolge von Schädigung feinster Nervenendigungen sehr schmerzhaft
Schnitt-wunden	durch scharfe Gegenstände, z. B Messer, Glas	glatte Wundränder, starke Blutung, infolgedessen geringe Infektionsgefährdung
Stich-wunden	durch spitze Gegenstände, Nägel, Drähte, Messer	kleine Einstichöffnung, Wundtiefe oft nicht abschätzbar, gefährlich in der Nähe von Gelenken oder Körperhöhlen
Platz-, Quetsch- und Rißwunden	durch Sturz, Schlag, Zerr- oder Abscherwirkung	unregelmäßige, gequetschte Wundränder mit Taschenbildung, geringe Blutung, große Infektionsgefährdung
Kratz- und Bißwunden	durch Krallen und Zähne	unregelmäßige, gequetschte Wundränder, starke Besiedlung mit Erregern, daher starke Infektionsgefährdung

Je nach Art und Ausmaß der Wunde, kann sie den ganzen Menschen beeinträchtigen durch

- Verlust von Blut und Gewebeflüssigkeit
- Infektion
- Gefährdung von Organfunktionen
- Schmerzen

15.1.2 Wundbehandlung

Kleinere Wunden können mit Wundschnellverbänden (Hansaplast®) versorgt werden. Zur Desinfektion übergießt oder betupft man sie mit 3%iger Wasserstoffsuperoxidlösung.

Merke:
Salben dürfen nicht verwendet werden, sie stellen einen Nährboden für Erreger dar.

Größere Wunden werden nach Möglichkeit keimfrei (= steril) oder zumindest sauber abgedeckt und müssen baldmöglichst vom Arzt versorgt werden.
Wenn nötig, muß eine **Blutstillung** vorgenommen werden:

Druckverband: Die Wundauflage wird durch eine weitere dickere Auflage verstärkt und unter leichtem Zug mit einer möglichst elastischen Binde befestigt. Außerdem wird die Gliedmaße hochgelagert.

Abbindung: Hat der erste Druckverband keine Wirkung, so wird darüber ein zweiter angelegt. Steht die Blutung dann immer noch nicht, so muß abgebunden werden. Die Gliedmaße wird zunächst hochgehalten, um sie möglichst blutleer zu bekommen. Danach wird oberhalb der Wunde am Oberarm oder am Oberschenkel so abgebunden, daß keine Blutstauung entsteht (also keine Blaufärbung), die Blutung jedoch zum Stehen kommt.

Merke:

Die Dauer der Abbindung darf höchstens $1^1/_2$ Stunden betragen; jede halbe Stunde muß gelockert werden. Sofortiger Transport zum Arzt oder ins Krankenhaus muß veranlaßt werden.

Ärztliche Wundversorgung

Jede größere Wunde muß innerhalb von 6 Stunden vom Arzt versorgt werden. Die ärztliche Versorgung besteht in:

- chirurgischer Wundausschneidung und Naht
- sterilem Wundverband
- Ruhigstellung
- Tetanus-Impfung.

Weiterbehandlung

Die Weiterbehandlung **nichtinfizierter Wunden** geschieht durch sterile, trockene Mull- oder Zellstoff-Mull-Kompressen. Der Verband wird mit Pflasterstreifen, Mullbinden oder Schlauchverband befestigt.

Die Weiterbehandlung **infizierter Wunden** richtet sich nach den entsprechenden ärztlichen Anordnungen.

Die Wundreinigung wird unterstützt durch

- Spülen der Wunde (mittels steriler Einwegspritze) mit 0,9%iger Kochsalzlösung
- Auflösung abgestorbener (= nekrotischer) Gewebeteile durch enzymatisch wirksame Medikamente
- Befeuchten der Wunde durch Auflegen von Kompressen, die mit 0,9%iger Kochsalzlösung getränkt wurden
- Abdecken der gereinigten Wundränder mit Salbe (z. B. Zinksalbe).

Merke:

Bei der Reinigung infizierter Wundränder mittels Tupfern und einer entsprechenden Lösung (z. B. Wasserstoffsuperoxid 3%ig oder Betaisodona®) ist stets von außen nach innen zu wischen, um eine Keimverschleppung in die Wundumgebung zu vermeiden.

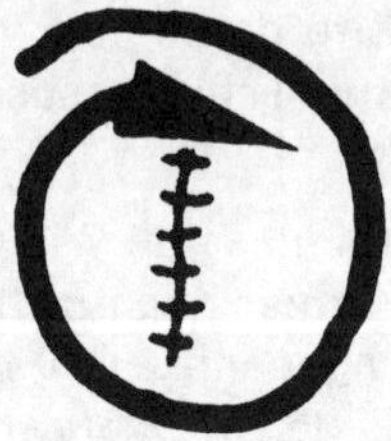

Wundumgebung von außen nach innen reinigen!

Bei jeder Versorgung infizierter Wunden sind Einweg-Handschuhe zu tragen. Diese sind, nachdem der Verband entfernt und die Wunde gereinigt wurde, auszuziehen (so über die Hand streifen, daß die infizierte Außenseite beim Ausziehen nach innen kommt) und dann in den Abwurfbehälter zu legen. Mit frischen Handschuhen neu verbinden.

Wundheilung

Die Wundheilung wird unterstützt durch

- schonenden Verbandswechsel
- Wundauflagen, die nicht mit der Wunde verkleben
- Verbesserung des Ernährungszustandes (viel Vitamine und viel Eiweiß)
- Verbesserung der Durchblutung.

Die Wundheilung erfolgt in drei Phasen:

1. Gewebereaktion mit Gefäßverschluß und Wundreinigung
2. Bildung von Granulationsgewebe
3. Wiederherstellung (= Regeneration) des Gewebes, wobei Narbengewebe als Ersatzgewebe einwächst (außer bei Knochengewebe).

15.2 Verbrennungen

Verbrennungen sind Wärmeschäden. Schon Temperaturen von etwas mehr als 45 °C (z. B. durch eine Wärmflasche) können u. U. (z. B. bei Sensibilitätsstörungen) dazu führen.

Beim Ausmaß der **Verbrennungstiefe** werden drei Schweregrade unterschieden:

- *Verbrennung 1. Grades:* Hautrötung, z. B. Sonnenbrand
- *Verbrennung 2. Grades:* Blasenbildung (Abhebung der Oberhaut)
- *Verbrennung 3. Grades:* totale Zerstörung der Haut und ihrer Anhangsgebilde (Haare, Drüsen, Nervenendigungen).

Merke:

Jede Verbrennung 2. und 3. Grades muß von einem Arzt behandelt werden.

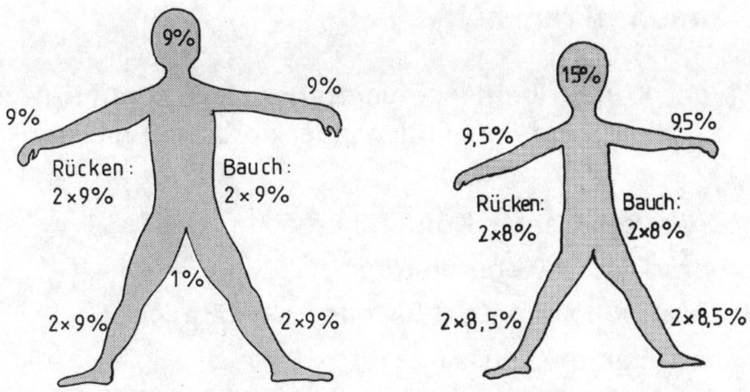

Schätzung der Körperoberfläche

Erwachsener (Neunerregel) — *Kind von etwa 5 Jahren*

15.2.1 Ausmaß der Verbrennung

Das Ausmaß der verbrannten **Körperoberfläche** wird bei Erwachsenen nach der **Neunerregel** abgeschätzt, bei Kindern sind die Werte vom Alter abhängig.

Merke:
Die Handfläche des Menschen entspricht etwa 1% seiner Körperoberfläche.

15.2.2 Erstmaßnahmen

Kleinere Verbrennungen 1. und 2. Grades (unter 1%) brauchen nicht ärztlich versorgt zu werden.
Sie werden solange unter fließend kaltes Wasser gehalten, bis der Schmerz aufhört (ca. 15–20 Minuten).
Die Heilung kann mit Johanniskrautöl unterstützt werden.

Bei **größeren Verbrennungen**
- müssen die verbrannten Körperteile mit keimfreien (= sterilen) oder zumindest sauberen Tüchern (frische Bettwäsche) bedeckt werden,
- sollte der Verletzte warm zugedeckt werden (Schock),
- sollte dem Verletzten, wenn das Bewußtsein erhalten ist, reichlich Mineralwasser oder Salzwasser (1 Teel. Salz in 1 Liter Wasser gelöst) eingegeben werden,
- ist sofort der Transport ins Krankenhaus zu veranlassen.

15.2.3 Verbrennungskrankheit

Wenn über 7% der Körperoberfläche verbrannt sind, kommt es zu einer schweren Beeinträchtigung des Allgemeinbefindens, der Verbrennungskrankheit.

Sie ist **abhängig**

- vom *Ausmaß* der verbrannten Körperoberfläche
- vom *Schweregrad* der Gewebezerstörung
- vom *Ort der Einwirkung* (am Kopf besonders gefährlich)
- von der *Ursache* (Flamme, Flüssigkeit)
- vom *Alter* (Kinder sind besonders gefährdet)
- vom *Allgemeinzustand*

Symptome der Verbrennungskrankheit sind

- Schockzustand mit Sauerstoffmangel
- Nierenversagen (Schockniere)
- Vergiftung des Körpers durch Eiweißzerfallsprodukte der verbrannten Körperzellen
- Wundinfektion

15.3 Vergiftungen

Zu Vergiftungen kommt es durch Aufnahme von Stoffen, die durch Menge und/oder Zusammensetzung zu einer Schädigung des Organismus führen. Vor allem betroffen sind Kleinkinder und Menschen mit geistiger Behinderung, besonders wenn sie die Angewohnheit haben, alles in den Mund zu stecken. Auch bei alten Menschen kommt es infolge von Verwechselungen häufiger zu Vergiftungen.

Alle Stoffe, die gefährlich werden könnten, gehören deshalb in verschlossene Schränke!

Vergiftungen werden häufig verursacht durch

- *Medikamente,* infolge von Überdosierung, Verwechselung oder unbefugter Einnahme
- *Chemikalien,* z. B. Putzmittel
- *Alkohol*
- *verdorbene Speisen*
- *giftige Pflanzen*
- *ungenießbare Substanzen,* z. B. Zigaretten.

Bei einer Vergiftung sind Früherkennung und Einleitung von Sofortmaßnahmen wichtig. Dabei muß vor allem Ruhe bewahrt werden.

Sofortmaßnahmen

- **Giftberatungszentrale anrufen,** den genauen Hergang schildern und um Anweisungen bitten.
- **Reichlich trinken lassen,** und zwar Tee oder Wasser, **keine Milch!**

- **Erbrechen auslösen,** nicht bei Säuren, Laugen oder Schaumbildnern (z. B. Geschirrspülmitteln).
  - *Durch Kitzeln am Zäpfchen des Gaumens;* entweder mit dem Finger (vor Bißverletzung schützen) oder mit einem Gummischlauch. Den Vergifteten so über die Knie legen, daß Kopf und Gesicht nach unten hängen.
  - *Durch Brechmittel,* z. B. ein Glas zur Hälfte mit Fruchtsaft-Konzentrat, zur anderen Hälfte mit warmem Wasser füllen und schnell trinken lassen, oder 3 Eßlöffel Senf in einem Glas warmen Wassers verrührt geben.
- **Giftbindung** (nach Rücksprache mit dem Arzt)

30 g Kohlekompretten oder -granulat in einem Glas Wasser aufgelöst trinken lassen. Danach (zur Entfernung aus dem Körper) 1–2 Eßlöffel Glaubersalz in einem Glas Wasser gelöst zu trinken geben.

- **Magenspülung** (wird vom Arzt vorgenommen).
- **Bewußtlose sofort in stabile Seitenlage bringen!**

Merke:

Stets nach Anweisung der Giftberatungszentrale handeln! Die entsprechende Telefonnummer muß neben dem Telefon deutlich sichtbar angebracht sein,

Giftrest und Erbrochenes (evtl. Magenspülflüssigkeit) ins Krankenhaus mitnehmen.

Zusammenfassung:

Unfälle im Alltag sind oft die Folge kleiner Nachlässigkeiten. Es bedarf ständiger und sorgfältiger Aufmerksamkeit, sie zu verhüten. Mechanische Verletzungen können zu blutenden Wunden führen, die entsprechend versorgt werden müssen. Thermische Verletzungen führen zu Verbrennungen, chemische Einwirkungen zu Verätzungen und Vergiftungen.

Entsprechende Sofortmaßnahmen müssen allen Betreuern hilfsbedürftiger Menschen bekannt sein.

16 Hilfen am Ende des Lebens

Ziele:

Der Leser soll

- die Phasen des Sterbeprozesses kennen und daraus Möglichkeiten der helfenden Begleitung entwickeln können
- über sinnvolle pflegerische Maßnahmen bei Sterbenden Bescheid wissen
- Anzeichen des herannahenden Todes erkennen
- über Maßnahmen bei der Versorgung des Verstorbenen orientiert sein

16.1 Sterben und Tod

Der Mensch ist sterblich und er weiß um seine Sterblichkeit. Der Philosoph Martin Heidegger nennt das menschliche Leben „Sein zum Tode“, d. h. wir leben auf den Tod hin. Der Tod ist ein Ereignis im Leben eines jeden Menschen, dem er nicht ausweichen kann. Wir wissen alle, daß wir sterben müssen, aber nicht wann, wo und wie wir sterben werden.

Trotzdem versuchen wir, den Tod aus unserem Leben auszugrenzen. Das Sterben findet heutzutage weitgehend in Krankenhäusern oder Heimen statt. So gehört es auch nicht mehr zu den selbstverständlichen Lebenserfahrungen eines jeden Menschen, die er im Verlaufe seines Lebens mit Menschen seiner Umgebung oder mit Menschen, die ihm nahestehen, macht. Sterben ist zum unerwünschten Störfaktor geworden.

Mit Sterben und Tod werden wir zwar täglich im Fernsehen konfrontiert, ob und welche Betroffenheit dadurch bewirkt wird, läßt sich kaum abschätzen. Bei der Pflege eines Menschen, dessen letzte Lebensphase begonnen hat, ist ein völlig anderer, ein persönlicher Bezug möglich.

Wer Sterbende begleiten will, muß erst einmal die Endlichkeit seines eigenen Lebens akzeptiert haben.

Der Psychiater und Philosoph Viktor E. Frankl schreibt: „Der Tod macht das Leben nicht nur nicht sinnlos, er macht es sogar erst sinnvoll. Denn die Lebensantwort eines Menschen ist nur zu verstehen im Hinblick auf Zeitlichkeit und Einmaligkeit."[1] An einer anderen Stelle vergleicht Frankl das menschliche Leben mit einem Film, in dem die Vergangenheit der bereits belichtete Teil ist, die Zukunft, die vor uns liegt, der unbelichtete. Wir, als „Regisseure" dieses Films, sind Szene für Szene dafür verantwortlich, daß der Film gut wird.

Philosophisch gesehen beginnt das Sterben mit der Geburt, weil der Tod dem Leben ein Ende setzt.

16.2 Sterbephasen

Medizinisch gesehen beginnt der Sterbeprozeß, wenn der Mensch sich in einem Zustand befindet, der in absehbarer Zeit zum Tode führen wird. „Sterbehilfe ist Lebenshilfe in der letzten Lebensphase."[2] Dieser Ausspruch weist auf die Haltung hin, die wir Sterbenden gegenüber einnehmen sollten: Das Sterben ist Teil des Lebens, in dem Lebenshilfe nötig ist.

Hilfe für eine Begleitung im Sterbeprozeß sind Kenntnisse über die Verarbeitung des Erlebens in dieser letzten Lebensphase.

Die Ärztin und Psychiaterin Elisabeth Kübler-Ross hat im Sterbeprozeß fünf Stadien unterschieden:

1. **Verneinung,**

   Leugnung, Nicht-wahr-haben-wollen.
   Der Begleiter muß abwarten, darf nicht drängen, denn die Wahrheit kann noch nicht angenommen werden.

2. **Auflehnung,**

   Zorn, Aggression.
   Der Begleiter darf nicht mit Verteidigung oder Gegenaggression antworten. Er sollte daran denken, daß wir alle uns gegen den Gedanken auflehnen, daß unser Leben ein Ende hat. Zuhören, die negativen Gefühle aushalten, dasein ist wichtig.

3. **Verhandeln,**
verhandeln mit dem Schicksal, weil Verdrängen nicht mehr möglich ist.
Der Begleiter sollte dem Sterbenden keine falschen Hoffnungen machen, ihm aber seinen Rest an Hoffnung lassen, da diese Phase als Überbrückung zur Annahme des Todes wichtig ist.

4. **Depression,**
denn die Unausweichlichkeit des Todes ist nun gewiß.
Der Begleiter sollte dasein und den Schmerz verstehen. Der Sterbende sollte die Möglichkeit haben, über Fragen, die ihn bedrängen, zu sprechen und zu ordnen, was zu ordnen ist. Dazu ist seelsorgerlicher Beistand anzubieten.

5. **Annahme,**
Zustimmung, Akzeptieren des Todes.
Der Begleiter sollte nun dasein und mitgehen bis zum Ende des Lebens. Vor allem sollte er auf das Bedürfnis nach menschlicher Nähe und Wärme eingehen.

Nicht immer sind diese Phasen eindeutig zu erkennen, nicht immer ist diese Abfolge gegeben. Die Einteilung hilft aber, die Wahrnehmung zu schärfen und die eigene Handlungsweise zu überdenken.
Bei der Sterbebegleitung geht es nicht um eine bestimmte Fachkompetenz, sondern um menschliche Kompetenz und um eine vertrauensvolle Beziehung. Der, dem der Sterbende sich anvertraut, ist auch geeignet und befugt, mit ihm über sein Sterben und über seinen Tod zu sprechen.
Wer Sterbende begleitet, wird sich seiner eigenen Sterblichkeit bewußter. Christen glauben, daß der Tod überwunden wird im Blick auf die Auferstehung Christi. Die Zusage, daß der Tod nicht das Ende ist, sondern das Tor zu einem neuen Leben, kann dem Sterbenden in seiner Todesangst helfen, wenn die christliche Botschaft für ihn bedeutungsvoll ist.

16.3 Die Pflege Sterbender

Die Pflege von Sterbenden muß sich an ihrer Befindlichkeit und an ihren Bedürfnissen orientieren. Alle pflegerischen Maßnahmen sollten so ausgeführt werden, daß sie den Sterbenden möglichst nicht belasten, ihm nicht unangenehm sind und er sich dabei umsorgt und geborgen fühlt.

Zur Pflege von Sterbenden gehören:

- sorgfältige, behutsame Körperpflege
- Abwischen des Schweißes, erfrischende Teilwaschungen
- schonender Wäschewechsel
- für eine ruhige Umgebung sorgen
- grelles Licht abschirmen

- immer wieder Flüssigkeit anbieten und den Mund auswischen
- für atmungserleichternde Lagerung sorgen, nach Bedarf umlagern
- für Schmerzfreiheit sorgen (nach Absprache mit dem Arzt ausreichend schmerzstillende Mittel geben, jedoch so dosiert, daß der Sterbende wach bleibt).
- Angehörige, soweit möglich, mit einbeziehen.

16.4 Eintritt des Todes

16.4.1 Medizinische Zeichen

Im Tod erlöschen alle Lebensfunktionen. Zunächst kommt es zum Kreislaufstillstand, danach zum Hirntod (= Nullinie im EEG).

Zeichen des herannahenden Todes sind:

- selten werdender Lidschlag

  Lider vorsichtig schließen, damit die Hornhaut nicht austrocknet.
- kühle, blasse, bläulich-marmorierte Haut
- wächsern-blasses Nase-Mund-Dreieck, spitze Nase
- weicher, unregelmäßiger Puls
- unregelmäßige, stoßweise Atmung (evtl. Schnappatmung)
- Bewußtseinstrübung oder auch Unruhe, Angst.

Zeichen des Todes sind:

- Fehlen des Puls- und Herzschlages
- Fehlen der Atmung
- weite, reaktionslose Pupillen.

In dem Augenblick, in dem das irdische Dasein zuende ist, sollten wir innehalten, um uns innerlich zu verabschieden. Wer es vermag, sollte den Verstorbenen mit einem stillen Gebet begleiten.

16.4.2 Versorgung des Toten

Folgende pflegerische Verrichtungen sind bei dem Verstorbenen vorzunehmen:

- Der Verstorbene wird, soweit nötig, gewaschen, mit einem frischen Hemd bekleidet und gekämmt.
- Die Augenlider werden geschlossen und feuchte Tupfer oder Wattebäusche aufgelegt.
- Um den Mund geschlossen zu halten, wird der Unterkiefer mit einem Dreiecktuch oder einer angefeuchteten Binde hochgebunden und mit einer festen Rolle (z. B. Handtuch) unterstützt (evtl. Zahnprothesen vorher einsetzen).
- Die Hände werden über der Brust gefaltet oder zusammengelegt (evtl. Blumen in die Hände legen).

- Kissen und Decken werden entfernt und der Tote mit einem frischen Laken ganz zugedeckt.
- Am Fuß wird ein Zettel mit Namen, Todestag und -zeit angebracht.

Nachdem der Tod eingetreten ist, muß der Arzt benachrichtigt werden, der den Leichenschauschein ausstellt.

Ebenso ist die Hausleitung und die Verwaltung von dem Todesfall in Kenntnis zu setzen. Von da aus werden die administrativen Angelegenheiten geregelt und die Vorbereitung für die Beerdigung getroffen.

Normalerweise bleibt der Tote im Zimmer, bis die Angehörigen dagewesen sind. Frühestens nach zwei Stunden kann ein Leichnam in die Leichenhalle gebracht werden.

Im Zimmer muß für eine kühle Temperatur gesorgt werden. Während der Heizperiode ist also die Heizung abzustellen und das Fenster zu öffnen. Für den Besuch der Angehörigen ist das Zimmer entsprechend herzurichten. Die Sachen des Verstorbenen müssen zusammengepackt und den Angehörigen später gegen Unterschrift ausgehändigt werden.

16.5 Begleitung der Angehörigen

Wenn möglich, werden die Angehörigen so zeitig benachrichtigt, daß sie das Sterben mit durchleben können. Das bedeutet, daß die Angehörigen – soweit es möglich ist – an der Pflege und Begleitung des Sterbenden beteiligt werden. Gleichzeitig brauchen die Angehörigen selbst auch Betreuung und Begleitung in ihrer Trauer.

In Heimen ist es manchmal auch sinnvoll, Mitbewohner mit einzubeziehen, wenn langjährige, enge Beziehungen zu dem Sterbenden bestanden haben.

Die Trauer über den Tod eines Menschen dient dazu, den Verlust zu bewältigen. Gleichzeitig verhilft sie zu neuer Orientierung. Trauer sollte daher nie unterdrückt oder als ungenügende Selbstbeherrschung abgewertet werden.

Zusammenfassung:

Der Tod steht am Ende eines jeden Lebens.
Der körperliche Prozeß des Sterbens ist ein langsames Erlöschen aller Organfunktionen. Nicht nur die physischen, sondern auch die psychischen Vorgänge des Sterbens sind belastend. Die Kenntnis dieser Vorgänge hilft dem Betreuer, die Bedürfnisse, Probleme und möglichen Wünsche des Sterbenden besser zu erkennen, um ihn in seiner letzten Lebenszeit begleiten und unterstützen zu können.
Auch Angehörige bedürfen der Unterstützung.

Literatur:
- [1]Frankl, Viktor. E.: Ärztliche Seelsorge, 10. Aufl., Verlag Franz Deuticke, Wien 1982, S. 83
- [2]Sporken, Paul: Die Sorge um den kranken Menschen, Patmos-Verlag, Düsseldorf 1976, Kap. 21, S. 240-249
- Abermeth, Hilde-Dore: Ethische Grundfragen in der Krankenpflege, Vandenhoek und Ruprecht-Verlag, Göttingen 1989
- Engelke, Ernst (Hrsg.): Sterbebeistand bei Kindern und Erwachsenen, Enke-Verlag, Stuttgart 1979
- Frankl, Viktor E.: Der leidende Mensch, Piper-Verlag 1990
- Fromm, Erich: Haben oder Sein, Deutscher Taschenbuch-Verlag, München 1992
- Köther, Ilka/Gnamm, Else (Hrsg.): Altenpflege in Ausbildung und Praxis, Thieme-Verlag 1990
- Kübler-Ross, Elisabeth: Reif werden zum Tode, Mohn-Verlag, Gütersloh 1975
- Kübler-Ross, Elisabeth: Was können wir noch tun? Kreuz-Verlag, Stuttgart 1975
- Kübler-Ross, Elisabeth: Interviews mit Sterbenden, Kreuz-Verlag, Stuttgart 1973
- Lukas, Elisabeth: Die magische Frage wozu? Herder-Verlag, Freiburg 1991
- Lukas, Elisabeth: Rat in ratloser Zeit, Herder-Verlag, Freiburg 1988
- Tauscher, Anne-Marie: Gespräche gegen die Angst, Rowohlt-Verlag, Hamburg 1981
- Tournier, Paul: Die Chance des Alters, Herder-Verlag, Freiburg 1978
- Wagner-Kolb, Dorothea: Wie gehen wir mit dem Sterben um? Deutsche Krankenpflegezeitschrift, 3/1990

Teil II Heilpflanzen und Hausmittel

1 Inhaltsstoffe

Ziel:

Der Leser soll die wichtigsten natürlichen Heilmittel und ihr Einsatzgebiet kennenlernen.

Während früher die Kenntnisse über Heilpflanzen und Hausmittel von Generation zu Generation weitergegeben wurden, geraten sie durch den Fortschritt der modernen Medizin immer mehr in Vergessenheit. Heilpflanzen können jedoch bei vielen Krankheiten eine sinnvolle Unterstützung des Heilungsprozesses leisten und manche leichteren Beschwerden des täglichen Lebens beseitigen.

Die nachstehenden Hinweise sollen dazu anregen, die Selbstheilungskräfte des Körpers durch die richtige Anwendung von Heilpflanzentees und den Einsatz einfacher physikalischer Maßnahmen zu aktivieren. Es darf jedoch keinesfalls versäumt werden, bei stärkeren Beschwerden oder ernsteren Erkrankungen den Arzt hinzuzuziehen.

Die Wirksamkeit der Heilpflanzen liegt in der Kombination ihrer Inhaltsstoffe. Die moderne Pharmazie kann heute zwar die wesentlichen Wirkstoffe aus den Heilpflanzen isolieren oder gar künstlich herstellen, doch weiß man inzwischen, daß nicht eine einzelne Substanz, sondern ein *Wirkstoffkomplex* die eigentliche Heilwirkung ausmacht.

1.1 Mineralstoffe

Mineralstoffe regeln die Körperfunktionen (vgl. S. 54). Dabei kommt den Spurenelementen eine besondere Bedeutung zu.

Kalziumsalze

Wirkung:
- Aufbau von Knochen und Zähnen
- Funktion des Nervensystems
- Erhöhung der Widerstandskraft gegen Infektionen

Merke: Kalzium kommt nur in geringer Menge in den Pflanzen vor und geht beim Kochen n i c h t in den Tee über. Nur durch frischgepreßte Säfte oder rohe Salate läßt sich der Kalziumgehalt der Pflanzen ausnutzen.

Vorkommen: in Rettich, Zwiebeln, Sellerie, gelben Rüben.

Kaliumsalze

Wirkung:
- Zellaufbau
- harntreibend

Kaliumsalze sind gut löslich und deshalb auch im Tee wirksam.

Vorkommen: Fenchel, Kamille, Schafgarbe, Spitzwegerich, Brennessel.

Kieselsäure

Wirkung:
- festigt Bindegewebe
  - bei Hauterkrankungen, Haarausfall (auch äußerlich)
  - bei rheumatischen Erkrankungen
- harntreibend
  - bei Gicht, bei Nierensteinen
- fäulniswidrig
- bei Blähungen

Vorkommen: in Ackerschachtelhalm, Schafgarbe, Kümmel.

1.2 Bitterstoffe

Bitterstoffe haben einen bitteren Geschmack und regen reflektorisch die Absonderung der Verdauungssäfte an.

Wirkung:
- appetitanregend
- regulierend bei Blähungen, Völlegefühl, saurem Aufstoßen, Magen- und Gallenbeschwerden.

Vorkommen: in Tausendgüldenkraut, Wermut, Ringelblumen, Löwenzahn, Wegwarte, Augentrost.

1.3 Gerbstoffe

Gerbstoffe können Eiweiße ausfällen und wirken dadurch gewebeabdichtend.

Wirkung: ● zusammenziehend, adstringierend
(dadurch wird die erkrankte Stelle abgeschirmt)
– bei Durchfällen
– äußerlich: zum Gurgeln, bei Hauterkrankungen, evtl. bei Verbrennungen

Vorkommen: in Eichen- und Lärchenrinde, Salbei, Heidelbeeren, Gänsefingerkraut, Himbeer- und Brombeerblättern.

1.4 Glykoside

Glykoside bestehen aus einem Zuckeranteil und aus einem nichtzuckerartigen Anteil. Der erste ist für die Wasserlöslichkeit, der zweite für die Wirkung verantwortlich. Neben den als Medikament bekannten Herzglykosiden (aus Fingerhut und Stechapfel) gibt es noch solche, die harntreibend oder abführend wirken.

Vorkommen: in Birken- und Sennesblättern.

1.5 Ätherische Öle

Ätherische Öle sind Pflanzensekrete, die leicht flüchtig sind.

Wirkung: ● anregend oder beruhigend aufs Nervensystem

Vorkommen: in Lavendel, Rosmarin, Johanniskraut, Melisse, Pfefferminze.

1.6 Schleimstoffe

Es handelt sich um nicht resorbierbare Schleim- und Quellstoffe, die sich schützend und einhüllend auf Haut und Schleimhäute legen.

Wirkung: ● Schutzfunktion für Schleimhäute
● abführend

Vorkommen: in Leinsamen, Eibischwurzeln, Malvenblüten, Huflattich, Königskerze.

1.7 Saponine

Saponine besitzen in Wasser eine schäumende, seifenartige Wirkung. Die meisten Saponine werden nicht vom Magen-Darm-Kanal resorbiert. (Die, die aufgenommen werden, führen zur Vergiftung!) Die nicht resorbierbaren Saponine reizen die

Schleimhäute der Bronchien und des Magen-Darm-Kanals und führen zu vermehrter Schleimabsonderung.

Wirkung:
- auswurffördernd
- abführend

Vorkommen: in Süßholzwurzeln, Seifenkraut, Primeln.

2 Heilpflanzentee

Ziel:

Der Leser soll die Wirksamkeit von Heilpflanzen als abhängig von der Zubereitung verstehen.

2.1 Teezubereitung

Jeder Heilpflanzentee ist nur dann optimal wirksam, wenn er richtig zubereitet und angewendet wird. Die Zubereitungsart hängt von der Art und Beschaffenheit der Teebestandteile Blüten, Blätter, Samen, Wurzeln, ab. Meist wird nur der Teil der Pflanze genutzt, der den größten Wirkstoffgehalt besitzt.

Da viele Heilpflanzen ätherische Öle enthalten, die sich beim Kochen verflüchtigen, ist die häufigste Zubereitungsart das Überbrühen. Danach soll der Tee 10 Minuten ziehen, ehe er abgeseiht wird.

Wurzeln und andere sehr feste Pflanzenteile setzt man mit kaltem Wasser auf und bringt sie zum Kochen, läßt den Tee 2–3 Minuten ziehen und seiht ihn dann ab.

Um keine unerwünschten Bestandteile aus der Pflanze herauszulösen, wird manchmal ein kalter Auszug bereitet. Dafür übergießt man die Pflanzenteile mit kaltem Wasser, läßt sie zugedeckt 12 Stunden ziehen und seiht ab. Dann erst wird der Tee auf Trinktemperatur erwärmt.

Hinweise des Apothekers betreffs der Teezubereitung sind deshalb unbedingt zu beachten, da sonst die Wirkung ausbleibt oder aber unerwünschte Nebenwirkungen eintreten können.

Ob der Tee gesüßt werden darf oder nicht, richtet sich nach der Art der Beschwerden. Vor allem bei Erkältungskrankheiten unterstützt das Süßen mit Honig die Wirkung des Tees. Honig enthält u. a. Stoffe, die das Bakterienwachstum hemmen.

Bei Magen-Darm-Verstimmung ist das Süßen nicht erlaubt.

2.2 Äußerliche Anwendung

Neben der innerlichen Anwendung (= Teetrinken) können Tees auch äußerlich angewandt werden: zu Spülungen, Waschungen, Bädern, Dampfbädern oder Inhalationen, Umschlägen und Einläufen.

Für ein *Vollbad* braucht man etwa 300 g Pflanzenbestandteile, die man mit 2–3 Litern Wasser in üblicher Weise zubereitet und dann dem Badewasser zusetzt. Die Badetemperatur sollte bei 35 °C liegen (= indifferente Temperatur, belastet Herz und Kreislauf kaum), bei Erkältungsbädern bei 40 °C (auf keinen Fall höher). Sind Badetemperaturen vom Arzt vorgegeben, so dürfen sie nicht eigenmächtig geändert werden. Ein zu warmes Bad kann zu anstrengend sein und zu Komplikationen führen (z. B. Kreislaufkollaps).

Um die Wirkung des Bades zu intensivieren, wird hinterher nicht abgetrocknet, sondern man streift die Wassertropfen nur mit den Händen ab, wickelt ein großes Badetuch um und ruht nach dem Bad eine Stunde. Diese Ruhezeit wirkt gleichzeitig entlastend auf den Organismus.

Solche Bäder lassen sich auch gut aus käuflichen Kräuterbadeölen oder Badextrakten herstellen.

Waschungen mit Kräutertees sind geeignet, um Krusten aus Sekreten, Blut und Eiter zu entfernen (z. B. bei Erkrankungen der Haut oder der Augen).

Dampfbäder und Inhalationen bringen ätherische Öle in feinster Verteilung an die erkrankten Stellen (z. B. in die Atemwege).

3 Physikalische Maßnahmen

Ziel:

Der Leser soll physikalische Maßnahmen und ihre Wirkung auf den Organismus kennenlernen.

Angriffsfläche aller physikalischen Maßnahmen ist die Haut mit ihren zahlreichen Nervenendigungen. Durch abgestufte Reize werden bei Wärme- und Kälteanwendungen nicht nur lokal, d. h. an der Anwendungsstelle selbst, Reaktionen ausgelöst, sondern reflektorisch auch an den inneren Organen:

- Kälte übt einen Reiz auf den Sympathikus aus,
- Wärme auf den Parasympathikus.

Dadurch kommt es über das vegetative Nervensystem zu einer veränderten Blutverteilung im Organismus. Da der Organismus stets bestrebt ist, seine Temperatur konstant zu halten, reagiert er auf jeden Kälte- oder Wärmereiz von außen.

3.1 Kälteanwendungen

Wirkung

- gefäßverengend → dadurch blutdrucksteigernd
- Verringerung der Durchblutung → dadurch blutstillend

Bei **kurzfristiger** Kälteanwendung erfolgt eine Gegenregulation:

- Verstärkung der Durchblutung und Beschleunigung des Blutumlaufs
- Steigerung des Stoffwechsels → dadurch besserer Abtransport von Schlackenstoffen
- Steigerung der Abwehrkraft
- Entzündungshemmung
- Steigerung der Wärmeabgabe → dadurch Fiebersenkung

3.2 Wärmeanwendungen

Wirkung

- gefäßerweiternd
- Verstärkung der Durchblutung
- durchwärmend → dadurch entspannend und krampflösend
- stoffwechselsteigernd → dadurch verbesserte Ausscheidung von Stoffwechselschlacken, schnelle Einschmelzung entzündlicher Prozesse.

Durch Wärme- und Kälteanwendungen soll der Körper in der Aktivierung seiner Abwehrkräfte unterstützt werden. Diese heilsamen Reize sollen im Organismus entsprechende Abwehrreaktionen auslösen, damit eine sich anbahnende Erkrankung verhindert oder eine bestehende besser bewältigt werden kann.

4 Anwendungen

Ziele:

Der Leser soll
- über verschiedene Maßnahmen des Vorgehens bei Fieber informiert werden
- die Wirkung der Fußbäder verstehen
- Hausmittel zur Linderung der häufigsten Beschwerden einsetzen können

4.1 Fieberhafte Erkrankungen

Fieber ist eine Abwehrreaktion gegen die in den Körper eingedrungenen Erreger und ihre Stoffwechselprodukte. Es dient dazu, die Krankheitserreger durch die erhöhte Temperatur unschädlich zu machen und die schädlichen Stoffe durch den gesteigerten Stoffwechsel schneller auszuscheiden.

Aus diesem Grunde sollte Fieber nicht sofort bekämpft werden. Nur wenn die Temperatur zu hoch ansteigt (über 39 °C), sollte so schonend wie möglich versucht werden, sie zu senken, weil sonst der Kreislauf zu stark belastet wird. Bei chronisch Kranken bzw. Schwerkranken und Menschen mit Epilepsie wird man schon früher eingreifen.

Die zugleich wirksamste und unschädlichste Methode der Fiebersenkung sind *Wadenwickel.* Auch ein *Einlauf* mit zimmerwarmem Wasser wirkt fiebersenkend um etwa 1 °C. Er kann, ebenso wie die Wadenwickel, bei Bedarf bis zu viermal am Tag wiederholt werden.

Bei allen fieberhaften Erkältungskrankheiten ist *Schwitzen* angezeigt. Wird eine Schwitzkur gleich zu Beginn der Erkrankung eingesetzt, so gelingt es oft, sie im Keim zu ersticken.

Wadenwickel

Durch feuchtkalte Wadenwickel wird eine schonende Fiebersenkung erreicht. Dieses geschieht durch Erhöhung der Wärmeabgabe, d. h. es wird Verdunstungskälte erzeugt.

Wadenwickel sollten eingesetzt werden, wenn die Temperatur über 39 °C ansteigt.

Man benötigt

- 2 Leinen- oder Baumwolltücher, die so breit sind, daß sie vom Knie bis zum Knöchel reichen,
- 2 Flanell- oder Frotteetücher, etwas größer als die Leinentücher.

Durchführung

Die Leinentücher in kaltes Wasser (Zimmertemperatur) tauchen, gut auswringen und glatt um die Waden legen (die Gelenke nicht mit einwickeln), die Frotteetücher drüberwickeln und feststecken.

Wadenwickel bleiben etwa 20 Minuten liegen und können bis zu dreimal hintereinander wiederholt werden.

Eine halbe Stunde nach Abnahme der Wickel wird die Temperatur gemessen. Ist sie nicht wesentlich gesunken, so fängt man – nach einer Pause von einer Stunde zwischen Wickelabnahme und neuem Anlegen – wieder mit Wadenwickeln an.

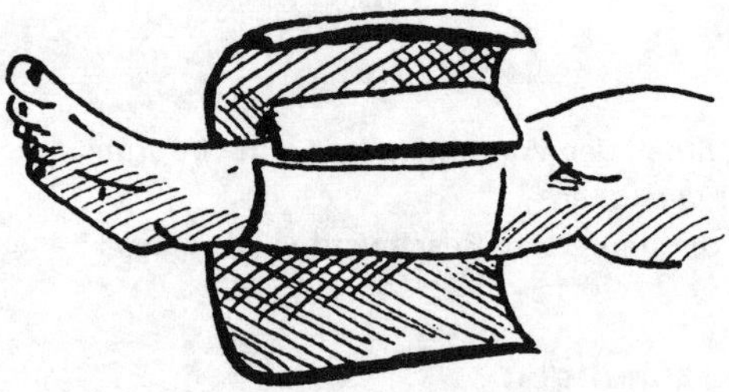

Wadenwickel

Merke:

Die Temperatur sollte innerhalb von vier Stunden um 1 °C abgesunken sein.

Eine zu rasche Fiebersenkung ist eine große Belastung für den Kreislauf.

Beachte:

Gummiunterlagen, Plastikfolien o. ä. dürfen keinesfalls – etwa zum Schutz der Bettwäsche vor Feuchtigkeit – verwendet werden! Es wird dadurch ein Wärmestau bewirkt, der zum Temperaturanstieg führt. Wickeltücher wegen der Verletzungsgefahr nicht mit Sicherheitsnadeln feststecken, sondern, wenn nötig, mit Pflasterstreifen befestigen.

4.2 Erkältungskrankheiten

Bei allen Erkältungskrankheiten, vor allem bei den sogenannten grippalen Infekten, hilft das Schwitzen: Die körpereigene Abwehr soll mobilisiert und die Infektion so überwunden werden.

Schweißtreibende Tees:

- Lindenblütentee
- Holunderblütentee

Zubereitung: 1 Teel. Tee mit 1/4 Liter kochendem Wasser übergießen, nach 10 Min. abseihen; warm trinken.

Honig steigert die Wirkung, denn er hemmt das Bakterienwachstum. Honig darf immer erst zugesetzt werden, wenn der Tee auf Trinktemperatur abgekühlt ist, weil sonst die wertvollen Inhaltsstoffe durch die Hitze zerstört werden.

4.2.1 Schwitzkur

- Eine große Tasse heißen Lindenblüten- oder Holunderblütentee trinken.
- Danach ein ansteigendes Bad:

  Badetemperatur, mit 37 °C beginnend, innerhalb von 10 Minuten um 5 °C erhöhen, indem ständig heißes Wasser zugegeben wird. Die Maßnahme setzt einen stabilen Kreislauf voraus.
- Nicht abtrocknen, sondern Wasser nur mit den Händen vom Körper abstreifen, ein großes vorgewärmtes Badetuch umwickeln.
- Im vorgewärmten Bett etwa 1/2 Stunde schwitzen. Schultern und Arme müssen gut zugedeckt sein; eine zusätzliche Decke, die quer über das Bett gelegt wird, verhindert, daß beim Hochstellen der Knie Wärme entweicht.
- Zur Unterstützung des Schwitzens können zusätzlich noch zwei Wärmflaschen ins Bett gelegt werden, außerdem kann nach dem Bad nochmal eine Tasse Tee getrunken werden.
- Nach der Schwitzkur lauwarm abwaschen oder abduschen und im frisch bezogenen Bett noch mindestens eine Stunde ruhen.

Merke:

Eine solche Schwitzkur ist eine Belastung für den Kreislauf! Bei Herz- und Kreislauflabilen sollte daher vorher stets der Arzt gefragt werden.

Während des Schwitzens ist eine gute Beobachtung erforderlich, damit eine etwaige Verschlechterung der Kreislaufverhältnisse sofort bemerkt und die Schwitzkur dann abgebrochen werden kann.

4.2.2 Fußbäder

Ein heißes, ein ansteigendes oder ein Wechselfußbad sind gute, vorbeugende Maßnahmen gegen Erkältungen.

Ein **heißes Fußbad** dient der Erwärmung; ein **ansteigendes-** und ein **Wechselfußbad** verstärken reflektorisch die Durchblutung im Nasen-Rachen-Raum.

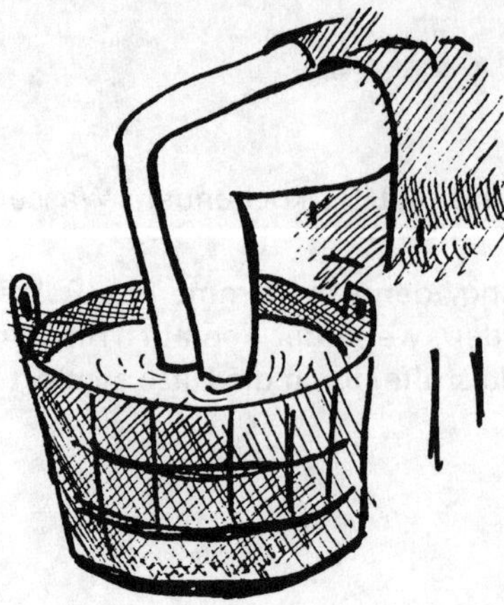

Fußbad

Ansteigendes Fußbad

Man beginnt mit körperwarmem Wasser (35 °C) und steigert innerhalb von 10 Minuten durch Zugabe von heißem Wasser die Temperatur um 5 °C, d. h. auf 40 °C.

Eine kalte Abwaschung oder ein kalter Guß zum Abschluß bringen die Hautporen und Hautgefäße wieder zur Engstellung.

Wechselfußbad

Es wird ein Eimer (oder eine Fußbadewanne) mit heißem (40 °C), einer mit kaltem (15 °C) Wasser gefüllt.

Nun werden beide Füße zunächst 3–5 Minuten in das heiße, danach 10 Sekunden in das kalte Wasser getaucht. Dieses wird dreimal wiederholt und dann mit dem Eintauchen ins kalte Wasser beendet.

Nach diesen Fußbädern wird die Haut trockenfrottiert. Damit die Füße nicht wieder kalt werden, zieht man Wollstrümpfe über (oder geht anschließend zu Bett).

4.3 Schnupfen

Schnupfen ist eine katarrhalische Entzündung der Nasenschleimhaut, die durch eine „Erkältung", eine Infektion verursacht wird. Häufig beginnt mit dem Schnupfen eine Erkältungskrankheit, z. B. ein grippaler Infekt.

Maßnahmen:

- ansteigendes Fußbad (siehe oben)
- ständige Selbstinfektion vermeiden, deshalb Papiertaschentücher benutzen, Nase nicht hochziehen
- Dampfinhalation mit Kamille, Thymian oder Eukalyptusöl (siehe S. 213)
- Spülen der Nase mit Kamillentee oder Salzwasser, soweit möglich
- **Kamillentee** auf die Nasenschleimhaut bringen.

Kamillentee kann direkt auf die Nasenschleimhaut gebracht werden, indem man etwas davon in die hohle Hand gießt und aufschnupft. Da das hilfsbedürftige Menschen zumeist nicht können, gibt es noch eine andere Methode.

Man bereitet einen starken Kamillentee zu (1 Eßlöffel auf eine Tasse), rührt soviel Zucker hinein, bis man eine klebrige Lösung erhält und gibt diese mit Hilfe einer Pipette tropfenweise in die Nase. Diese Prozedur kann beliebig oft wiederholt werden.

4.4 Nebenhöhlenentzündung

Die Entzündung der Nasenschleimhaut (Schnupfen) kann auf die Nasennebenhöhlen (meist auf die Kieferhöhlen) übergreifen.

Bei der Behandlung ist es wichtig, die Schleimhaut in den Nebenhöhlen zum Abschwellen zu bringen und die verstopften Verbindungsgänge zur Nase wieder freizumachen.

Neben allen Maßnahmen, die beim Schnupfen angewandt werden, sind vor allem Dampfinhalationen angezeigt. – Auf jeden Fall den Arzt fragen.

Kamillendampf-Inhalationen

Inhalationen bringen mit dem Wasserdampf die Wirkstoffe (ätherische Öle) in feinster Verteilung an die erkrankten Stellen. Kamille wirkt entzündungswidrig und heilend.

Besteht gleichzeitig Husten, so mischt man *Kamille mit Thymian* und atmet die Dämpfe abwechselnd durch Mund und Nase ein.

Durchführung:

2 Eßlöffel Kamillenblüten mit 1 Liter kochendem Wasser übergießen. Den Topf auf den Tisch (oder Bettisch) stellen und den Kranken so hinsetzen, daß er den Kopf darüberbeugen kann. Ein Badelaken über Kopf und Gefäß hängen, so daß das Entweichen des Dampfes verhindert wird. Die Anwendung sollte etwa 5 Minuten dauern und 2–3mal täglich durchgeführt werden.

Nach dem Dampfbad das Gesicht kalt abwaschen, damit sich Hautporen und -gefäße wieder engstellen.

Eukalyptusöl-Dampfinhalation

3–5 Tropfen Öl auf 1 Liter Wasser. Eukalyptusöl-Inhalationen wirken besonders gut auf die Nebenhöhlen und die Bronchien.

Zu beachten:

- Bei allen Dampfinhalationen muß an die Verbrühungsgefahr gedacht werden; entsprechende Vorkehrungen sind zu treffen.
- Bei Inhalationen mit ätherischen Ölen sollten die Augen geschlossen werden, da es sonst zu Reizungen der Bindehaut kommt.

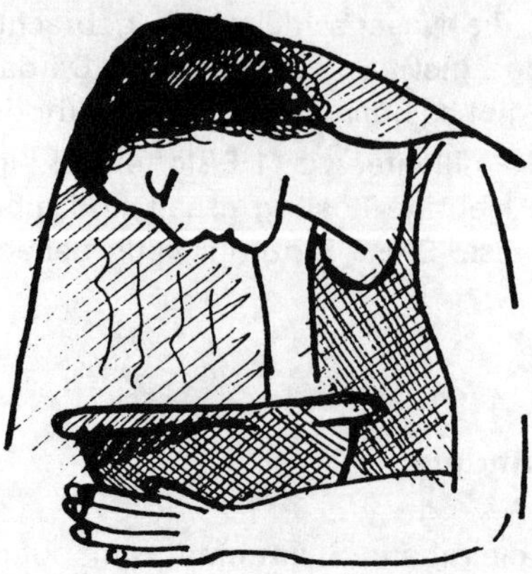

Inhalation

4.5 Halsschmerzen, Halsentzündung

Halzschmerzen treten besonders in der kalten Jahreszeit und in der Übergangszeit auf. Durch Abkühlung, besonders auch der Füße, wird die Abwehrfähigkeit herabgesetzt und Erreger, die sich auch sonst im Rachenraum befinden, können aktiv werden. Aber auch durch Ansteckung in Form von Tröpfcheninfektion können Erreger übertragen werden, die zu Halsschmerzen, verbunden mit einer entzündlichen Rötung und Schwellung im Rachen, besonders im Bereich der Mandeln, und zu Schluckbeschwerden führen.
Solch eine leichte Mandelentzündung (Tonsillitis) kann mit den nachfolgend aufgeführten Maßnahmen bekämpft werden. Bei einer eitrigen Mandelentzündung ist in jedem Fall der Arzt hinzuzuziehen.

4.5.1 Halswickel

Ein Halswickel wirkt entzündungshemmend und schmerzlindernd.

Man benötigt:

- Einen Leinenstreifen in Halsbreite (evtl. ein zusammengelegtes großes Herrentaschentuch)
- Einen etwas breiteren Flanellstreifen oder Wollschal.

Durchführung:

- Beide Streifen wie Binden aufwickeln.
- Den Leinenstreifen in kaltes Wasser tauchen, gut auswringen und um den Hals wickeln.
- Darüber den Flanellstreifen oder Wollschal wickeln und die Enden darunterstecken.
- Der Wickel kann etwa 1 1/2 Stunden liegen; wird er abends angelegt, so beläßt man ihn bis zum Morgen. Er kann 3–4mal am Tag wiederholt werden.

4.5.2 Gurgeln

Zur örtlichen Behandlung der Entzündung hilft Gurgeln. Wer nicht gurgeln kann, sollte den mit Honig gesüßten Tee langsam und schluckweise trinken, damit beim Hinunterschlucken die entzündeten Stellen mit dem Tee in Berührung kommen.

Salbeitee enthält ein ätherisches Öl, das bakterientötende Eigenschaften hat; die Gerbstoffe unterstützen die Wirkung auf die Schleimhäute. Besonders wirksam ist eine Mischung aus *Kamille und Salbei* zu gleichen Teilen.

Thymiantee wirkt durch ein darin enthaltenes ätherisches Öl antiseptisch.

4.6 Heiserkeit

Wichtig ist es, bei Heiserkeit die Stimme zu schonen, also nur zu flüstern.

- *Salbeitee* mit Honig und frischem Zitronensaft, 3–4mal am Tag schluckweise getrunken, hat eine sehr gute Wirkung.
- *Brombeersaft,* schluckweise warm getrunken, hilft ebenfalls.
- *Heiße Ölwickel* führen zu einem Wärmestau und helfen oft über Nacht.
  - Speiseöl (etwa 5–6 Eßl.) in der Bratpfanne erwärmen (nicht zu heiß werden lassen).
  - Zwei dicke Wattestreifen vorbereiten, die gerade um den Hals reichen.
  - Einen Wattestreifen mit dem erwärmten Öl tränken und (nach Temperaturprüfung) um den Hals legen.

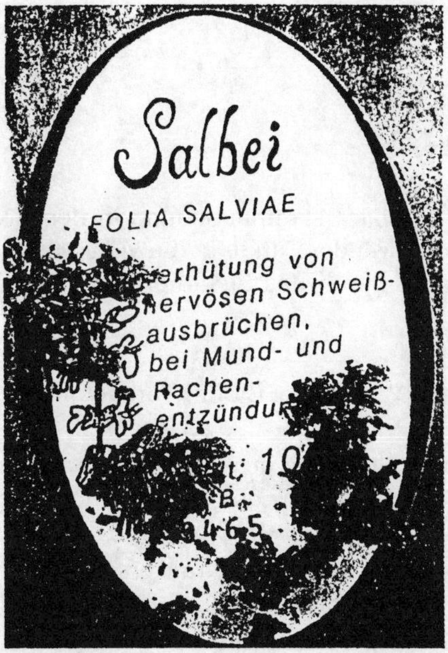

Tees und Kräuter sind zunehmend wieder auf Märkten, in Reformhäusern und in speziellen Naturkostläden zu finden.

- Den zweiten Wattestreifen darüberwickeln, damit die Wärme gehalten und ein Durchfetten vermieden wird.
- Zum Schluß noch einen Flanellstreifen oder Wollschal darüberwickeln.
- Der Wickel wird abends angelegt und bleibt über Nacht liegen.

4.7 Bronchitis

Wenn die katarrhalische Entzündung über die Nase und den Rachen zu den Bronchien absteigt, kommt es zu einer Bronchitis. Sie beginnt mit trockenem Husten und dem Gefühl des „Wundseins" hinter dem Brustbein. Später wird der Husten feucht, es wird schleimig-glasiger oder gar eitriger Auswurf abgehustet. Dabei kann auch Fieber auftreten.

Maßnahmen:

- viel frische Luft, bei Fieber Bettruhe
- zu Beginn der Erkrankung ansteigendes Bad und Schwitzen
- schleimlösende, auswurffördernde Tees (siehe unter Husten)
- Brustwickel (siehe S. 217)
- Terpentinwickel
- Einreiben mit ätherischen Ölen, z. B. Eukalyptus-, Latschenkiefer-, Thymianöl.
- Inhalation (siehe S. 213)

4.7.1 Terpentinwickel

Ein Terpentinwickel hemmt die Sekretneubildung in den Bronchien. Das geschieht einmal durch seine hautreizende Wirkung (bewirkt verstärkte Durchblutung der Brustorgane), zum anderen durch das Einatmen der Dämpfe aus den ätherischen Ölen.

Durchführung:

- Einem Liter kochenden Wassers 2 Eßlöffel Terpentinöl (aus der Apotheke) zugeben.
- Ein Leinen- oder Baumwolltuch, so groß, daß es gerade um den Brustkorb reicht, hineintauchen und gleich auswringen (Handschuhe anziehen und auf Verbrühungsgefahr achten).
- Das Tuch auseinanderfalten und dem Kranken um den Brustkorb legen (rasch arbeiten, das Tuch kühlt sehr schnell ab).
- Ein Frotteetuch darüberwickeln, den Kranken gut zudecken (besonders Arme und Schultern).
- Den Wickel nach dem Abkühlen abnehmen.

4.7.2 Brustwickel

Bei allen Erkältungskrankheiten, besonders jedoch bei Bronchitis und Lungenentzündung, stellt der Brustwickel eine gute Maßnahme zur Unterstützung der körpereigenen Abwehrkräfte dar.

Durchführung:

- Darauf achten, daß Blase und Darm entleert worden sind
- Wickeltücher bereitlegen: Leinen- oder Baumwolltuch (etwa 40 cm breit, 1 m lang), in kaltes Wasser getaucht
- Flanell- oder Frotteetuch, etwa 50 x 100 cm.
- Dem Kranken das Hemd ausziehen und ihn aufsetzen
- Zuerst das Flanelltuch, darauf das feuchtkalte Leinentuch hinter seinem Rücken ausbreiten
- Den Kranken zurücklegen und das nasse Tuch glatt um den Brustkorb legen, so daß die vorderen Kanten aneinanderliegen (nicht übereinander)
- Danach das Flanelltuch über das nasse Tuch wickeln und feststecken (keine Sicherheitsnadeln wegen der Verletzungsgefahr). Der Wickel soll 1–2 Stunden liegenbleiben
- Zur Unterstützung des Schwitzens wird eine Wärmflasche an die Füße gelegt und der Kranke im Bett warm eingepackt (zusätzliche Wolldecke), außerdem kann man ihm eine Tasse Lindenblütentee geben
- Nach Entfernung des Wickels wird die Haut nur kurz abfrottiert, Bettdecke und Kissen werden umgedreht, der Kranke soll noch etwa 1/2 Stunde nachschwitzen
- Danach wird der Kranke lauwarm abgewaschen, bekommt ein vorgewärmtes Hemd und ein frisch bezogenes Bett und soll ruhen.

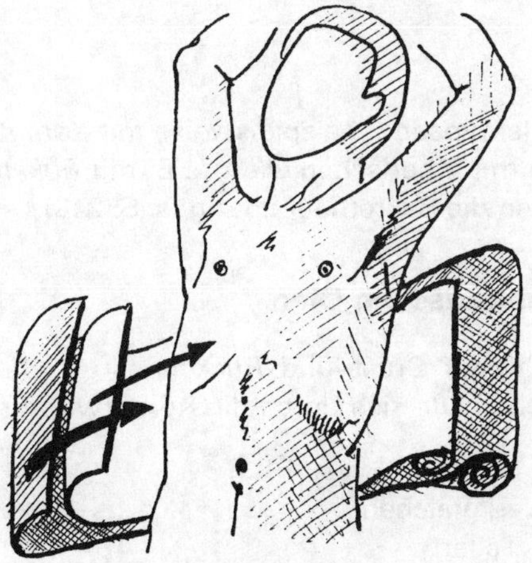

Brustwickel

4.8 Husten

Husten ist immer nur ein Symptom. Bei Entzündungen im Rachenraum oder in den Bronchien tritt er zunächst als trockener Reizhusten auf. Hat sich Sekret in den Bronchien gebildet, so versucht der Körper, dieses mit Hilfe von Hustenstößen zu entfernen.

Aus diesem Grunde sollte Husten, der mit Verschleimung und Auswurf einhergeht, nicht unterdrückt werden. Codeinhaltige Hustenmittel, die dies bewirken, sind daher nur für die Nacht angezeigt, damit der Kranke zur Ruhe kommt; am Tag muß abgehustet werden!

Bei Reizhusten helfen Heilpflanzentees, die ätherische Öle enthalten, da diese desinfizierend und reizmildernd auf die Atemwege wirken, z. B. *Thymian* und *Fenchel.*

Auch die Schleimstoffe in den Tees haben eine reizmildernde Wirkung, da sie schleimhautschützend sind, z. B. *Huflattich, Spitzwegerich, Isländisches Moos und Eibisch.*

Zur Erleichterung des Abhustens dienen ätherische Öle, wie sie in *Thymian, Fenchel* und *Anis* vorkommen, außerdem die schleimlösenden *Saponine,* wie wir sie in der *Schlüsselblume* und der *Königskerze* finden; auch die schleimhautschützende und reizlindernde Wirkung ist angezeigt: *Huflattich, Spitzwegerich, Isländisches Moos.*

4.8.1 Teemischungen

Es lassen sich gute Teemischungen zusammenstellen.

Huflattich *Spitzwegerich*	zu gleichen Teilen. wirkt reizlindernd, schleimhautschützend, auswurffördernd

Thymian	3 Teile	wirkt reizlindernd, auswurffördernd, entkrampfend
Huflattich	2 Teile	
Fenchel	1 Teil	
Königskerze	1 Teil	

4.8.2 Inhalationen

Inhalationen wirken schleimlösend, beispielsweise mit *Kamille* und *Thymian* zu gleiche Teilen. Inhalationen mit ätherischen Ölen, z. B. mit *Eukalyptus, Latschenkiefern-* oder *Terpentinöl* hemmen die Sekretneubildung (s. S. 213).

4.8.3 Balsame aus ätherischen Ölen

Diese werden zur Nacht auf Brust und Rücken eingerieben. Sie erleichtern die Atmung, da die ätherischen Öle sich durch die Körperwärme verflüchtigen und daraufhin inhaliert werden.

Terpentinöl *Latschenkiefernöl* *Pfefferminzöl* *Rizinusöl*	zu gleichen Teilen gemischt

4.8.4 Hustensäfte – selbst zubereiten

Hustensaft aus rohen Zwiebeln

Eine große Zwiebel wird in kleine Würfel zerschnitten, diese mit 3–4 Eßlöffeln Honig vermischt und zugedeckt 12 Stunden stehengelassen.

Danach gießt man den Saft ab und gibt davon dem Kranken jede Stunde einen Teelöffel voll.

Hustensaft aus gekochten Zwiebeln

Ein Pfund kleingeschnittener Zwiebeln wird mit einem Pfund Zucker vermischt und mit einem Liter Wasser übergossen. Das Gemisch läßt man leise köcheln, bis die Zwiebelstückchen fast zergangen sind.

Der Hustensaft wird durchs Sieb geschüttet und heiß auf Flaschen gezogen, die zugleich verschlossen werden müssen, damit er sich hält. Bei Bedarf gibt man davon 4–5 Teelöffel, über den Tag verteilt.

Hustensaft aus Spitzwegerichblättern

Spitzwegerichblätter zerschneiden und knapp mit Wasser bedeckt zum Kochen bringen. Den Topf von der Kochplatte nehmen und 4–5 Stunden zugedeckt ziehen lassen. Durchs Sieb gießen und den gewonnenen Saft mit der gleichen Menge Zucker zum Kochen bringen, heiß auf Flaschen ziehen und fest verschließen. Bei Bedarf 4–5 Teelöffel davon am Tag geben.

Fenchelmilch mit Honig

Dazu kocht man 1/4 Liter Milch mit 2 Teelöffeln zerstoßener Fenchelfrüchte auf, läßt die Milch auf Trinktemperatur abkühlen, gießt sie durchs Sieb und rührt 3–4 Eßlöffel Honig hinein. Die Fenchelmilch wird schluckweise getrunken.

4.9 Bindehautentzündung

Bindehautentzündung entsteht durch äußere Reize (Staub, Rauch, UV-Licht) oder bakterielle Infektionen.

Augentrosttee ist ein ausgezeichnetes Mittel zum Auswaschen der Augen. Er hilft auch bei Gerstenkörnern und Lidrandentzündungen.

Durchführung:

- 2 Teelöffel *Augentrost* mit 1/4 Liter kochendem Wasser übergießen, 10 Minuten ziehen lassen, abseihen und abkühlen lassen.
- Dreimal täglich die Augen damit auswaschen, indem man für jedes Auge einen Tupfer in den Tee taucht und damit vom äußeren zum inneren Augenwinkel wischt. (Wenn nötig, mit einem frischen Tupfer wiederholen.)

Anmerkung:

- Der früher bei Augenentzündungen häufig angewandte Kamillentee führt leicht zu Augenreizungen und sollte daher nicht genommen werden.
- Ebenfalls ungeeignet ist Borwasser, da es toxische Nebenwirkungen hat.
- Hat man keinen Augentrosttee vorrätig, so kann man die Augen auch mit Fencheltee auswaschen.

4.10 Kopfschmerzen

Kopfschmerzen können harmlos sein, dahinter kann sich aber auch eine organische Erkrankung verbergen.

Merke:

Bei Kopfschmerzen, die länger als drei Tage anhalten oder sich häufig wiederholen, muß der Arzt aufgesucht werden.

Häufig treten Kopfschmerzen als Begleitsymptome auf, z. B. bei

- Erkältungen und Infektionskrankheiten
- Stuhlverstopfung, Magen-Darm-Krankheiten
- Nierenkrankheiten
- Stoffwechselkrankheiten
- Kreislaufkrankheiten, Arteriosklerose
- Hirnerkrankungen
- Nebenhöhlenentzündungen, Zahnerkrankungen
- Veränderungen im Bereich der Halswirbelsäule
- übermäßigem Genuß von Alkohol, Nikotin, Kaffee
- nervöser Erschöpfung.

Selbstbehandlung von Kopfschmerzen ist nur als Soforthilfe gedacht.

Wichtig sind:

- Bewegung an frischer Luft
- reichliche Trinkmenge
- Verzicht auf Nikotin und Alkohol

Folgende Teemischungen können helfen

morgens:		abends:	
Rosmarin *Schafgarbe* *Johanniskraut*	} zu gleichen Teilen	*Melisse* *Baldrian* *Johanniskraut*	} zu gleichen Teilen

Ruhe in einem abgedunkelten Raum und das Anlegen kalter Wadenwickel bringen Kopfschmerzen oft schnell zum Abklingen.

4.11 Einschlafstörungen

Gerade bei älteren Menschen treten Einschlafstörungen häufiger auf. Schlaf- und Beruhigungsmittel sollten hierbei möglichst nicht eingesetzt werden, außerdem versagen sie oft völlig.

Warme Bäder mit Kräuterzusätzen am Abend führen zur Entspannung, senken den Blutdruck etwas, machen daher müde und fördern das Einschlafen. Geeignete Badezusätze enthalten: *Baldrian, Hopfen, Melisse, Lavendel.*

Kalte Wadenwickel vor dem Einschlafen angelegt, wirken beruhigend und schlaffördernd.

Bei Menschen, die einen niedrigen Blutdruck haben (oder bei denen durch Nebenwirkungen von Medikamenten – z. B. Psychopharmaka – eine Blutdrucksenkung entsteht), wirkt oft eine Tasse *Bohnenkaffee* vor dem Schlafengehen gut: Ein zu niedriger Blutdruck führt zur Unruhe und stört so das Einschlafen.

Warme Milch mit Honig ist vor allem bei alten Menschen ein schlafförderndes Mittel. Häufig kommt es am Abend zum Blutzuckerabfall, der dann zur Unruhe führt und am Einschlafen hindert. Dies kann durch das Geben von Honig aufgefangen werden.

Kräuterteemischungen, die *Melisse, Hopfen, Baldrian, Lavendel, Fenchel* enthalten, wirken beruhigend und schlaffördernd. Der Apotheker stellt auf Wunsch solche Mischungen her.

4.12 Harnwegsinfektion

Harnwegsinfektionen machen sich bemerkbar durch häufigen Harndrang und brennende Schmerzen bei Wasserlassen. Bei alten und besonders bei inkontinenten Menschen treten sie häufiger auf.

4.12.1 Tee

Mit Tees, die die Harnwege gut durchspülen und „desinfizieren", lassen sich die Infektionen meist gut beheben, sofern sie nicht schon chronisch geworden sind.

- *Bärentraubenblättertee* hat eine ausgezeichnete bakterienhemmende Wirkung. Allerdings enthält er Gerbstoffe, die bei der früher empfohlenen Zubereitungsart, dem Abkochen, oft Übelkeit verursachen. Da nachgewiesen ist, daß die erwünschten Wirkstoffe beim kalten Auszug fast vollständig herausgelöst werden, sollte der Tee folgendermaßen zubereitet werden:

– 2 Teelöffel Bärentraubenblätter mit 1/4 Liter kaltem Wasser übergießen, 12 Stunden ziehen lassen, abseihen und auf Trinktemperatur erwärmen.

– Zur Geschmacksverbesserung und zur Stärkung der Abwehrkräfte kann der Tee mit Honig gesüßt werden.

- *Goldrutentee:* 2 Teelöffel Tee mit 1/4 Liter kaltem Wasser übergießen, zum Kochen bringen, 3 Minuten ziehen lassen, abseihen, etwas abkühlen lassen, warm trinken.

● Teemischung:

Bärentraubenblätter
Ackerschachtelhalm
Pfefferminze
} zu gleichen Teilen (Zubereitung wie bei Bärentraubenblättertee)

Weitere Teemischungen stellt der Apotheker her, z. B. aus *Liebstöckel, Hauhechelwurzel, Süßholz* und *Wacholderbeeren* (nach DAB = Deutsches Arzneimittelbuch). Auch der *„Indische Nierentee"*, der eine gute harntreibende Wirkung hat, ist zu empfehlen.

4.12.2 Vorbeugende Maßnahmen bei Blaseninfektionen

Vorbeugend wirken:

- Unterleib und Füße warmhalten
- Durchnässung und starke Abkühlung vermeiden
- ausreichend trinken
- auf gute Körperpflege achten
- bei Inkontinenz Keimverschleppung vermeiden (häufig Vorlagen wechseln und waschen), außerdem für möglichst luftdurchlässige Versorgungssysteme (z. B. Netzhosen) wenigstens für einige Stunden am Tage sorgen, da feuchte Wärme das Bakterienwachstum in erheblichem Maße begünstigt!

4.12.3 Schaukeldiät

Diese Diät heißt so, weil durch eine entsprechende Kost der pH-Wert des Urins zwischen sauer und alkalisch wechselt. (Je niedriger der pH-Wert, desto saurer die Lösung.)

Da sich die Bakterien bei pH-Werten, die für sie günstige Wachstumsbedingungen bieten, sehr schnell vermehren, kann durch willkürliches Erzeugen von saurem und alkalischem Urin für je drei Tage im Wechsel das Wachstum der Bakterien gehemmt werden.

Diese Diät ist deshalb eine gut wirksame Maßnahme bei Harnwegsinfektionen.

Harnsäuernd wirken:

- vor allem eiweißhaltige Nahrungsmittel: Fleisch, Fisch, Wurst (außer Blutwurst), Eier
- kohlenhydrathaltige Nahrungsmittel: Brot (außer Pumpernickel), Nudeln, Reis

Es darf *kein Obst* gegessen werden, da dieses alkalisierend wirkt, auch *kein Gemüse,* außer Spargel, Rosenkohl und Hülsenfrüchten. Die tägliche Trinkmenge sollte 1,5 Liter betragen; geeignet sind vor allem saure Mineralwässer (z. B. Pyrmonter Säuerling).

Alkalisierend wirken:

- vor allem Obst
- Gemüse (außer Spargel, Rosenkohl und Hülsenfrüchten)

- Kartoffeln
- gesäuerte Milchprodukte

Die Kost muß also *streng vegetarisch* sein; es darf kein Brot gegessen werden (außer Pumpernickel), ebenso keine Teigwaren, kein Reis. Die *Trinkmenge* sollte 2,5–3 Liter täglich betragen, wobei vor allem alkalische Wässer (z. B. Wildunger Wasser) und Bärentraubenblättertee (wirkt besonders gut im alkalischen Milieu) zu bevorzugen sind. Auch Obst- und Gemüsesäfte können gegeben werden.

4.13 Appetitlosigkeit

Bei Appetitlosigkeit werden häufig zu wenig Verdauungssäfte produziert („trockener Magen"). Hier schaffen Bitterstoffe Abhilfe, weil sie die Magensaftproduktion anregen.

Tausendgüldenkraut } zu gleichen
Fenchel } Teilen

Von dieser Mischung wird 1 gehäufter Teelöffel mit $^1/_4$ Liter kochendem Wasser übergossen. 3 Minuten ziehen lassen, abseihen, dann abkühlen lassen auf Trinktemperatur. Der Tee schmeckt ziemlich bitter, darf aber nicht gesüßt werden.

Tinctura amara ist ein altbewährtes Bittermittel aus vorwiegend pflanzlichen Stoffen, das es in der Apotheke gibt. Man gibt 15–25 Tropfen davon in einem Glas mit warmem Wasser vor den Mahlzeiten.

Bei allen appetitlosen Menschen ist die Zusammensetzung der Mahlzeiten zu überprüfen:

- Sind die Speisen appetitanregend zubereitet?
- Werden nur kleine Portionen angeboten?
- Wird vor jeder Mahlzeit etwas Rohkost gegeben?

Oft hilft ein Löffel *Traubenzucker,* etwa 15 Minuten vor der Mahlzeit gegeben. Durch die Insulinausschüttung entsteht ein Hungergefühl. Diese Maßnahme sollte aber mit dem Arzt abgesprochen werden.

4.14 Völlegefühl

Völlegefühl tritt nach dem Essen auf, wenn eine allgemeine Verdauungsstörung vorliegt. Hier wirken Teemischungen, die die Produktion der Verdauungssäfte anregen und gleichzeitig Gärungsprozesse vermindern:

Kamille
Thymian
Pfefferminze
Tausendgüldenkraut
} zu gleichen Teilen

oder

Kamille
Pfefferminze
Schafgarbe
} zu gleichen Teilen

Von diesen Teemischungen werden 1–2 Teelöffel mit 1/4 Liter kochendem Wasser überbrüht, nach 10 Minuten abgeseiht und nach dem Abkühlen auf Trinktemperatur schluckweise getrunken.

4.15 Gallenbeschwerden

Hier kommen ebenfalls Heilpflanzen in Frage, die Bitterstoffe und ätherische Öle enthalten und den Gallenfluß anregen, gleichzeitig aber auch etwas krampflösend wirken:

Kamille *Schafgarbe* *Pfefferminze*	zu gleichen Teilen

oder

Kamille *Schafgarbe* *Gänsefingerkraut*	zu gleichen Teilen

Diese Teemischungen wirken auch bei Übelkeit und Brechreiz.

Merke:
Alle Magen- und Gallentees dürfen nicht gesüßt werden!

4.16 Magensäureüberschuß

Anzeichen für Übersäuerung des Magens sind saures Aufstoßen, Druckschmerz in der Magengegend und Unverträglichkeit, besonders von süßen, fetten und gebratenen Speisen. Wichtig ist hierbei, daß zunächst Süßigkeiten und alle schlecht verträglichen Speisen weggelassen werden und daß langsam gegessen und gut gekaut wird.

Roher Kartoffelsaft, aus geriebenen (oder in der Küchenmaschine zerkleinerten) Kartoffeln abgepreßt, vor den Mahlzeiten schluckweise getrunken, normalisiert in kurzer Zeit die Säureproduktion.

Haferschleim oder *Hafersuppe am Morgen,* stets frisch zubereitet, wirkt wohltuend auf einen überreizten Magen.

An *Teemischungen* sind zu empfehlen:

Kamille *Schafgarbe* *Pfefferminze*	zu gleichen Teilen

oder

Gänsefingerkraut *Schafgarbe* *Melisse*	zu gleichen Teilen

Von diesen Teemischungen werden 2 Teelöffel mit 1/4 Liter kochendem Wasser übergossen: 10 Minuten ziehen lassen, abseihen, dann abkühlen lassen auf Trinktemperatur. Diese Tees dürfen nicht gesüßt werden.

4.17 Blähungen

Verdauungsstörungen gehen häufig mit Blähungen einher, denn die teilweise unverdauten Speisen bewirken verstärkte Fäulnisvorgänge im Dickdarm und daher auch vermehrte Gasbildung.

- *Kümmeltee* oder *Fenchel-Kümmel-Tee* ist hier ein gutes Mittel.
- *Kümmelöl* (für einen Erwachsenen: 6–10 Tropfen in einem Glas lauwarmen Wassers oder auf etwas Zucker gegeben) schafft ebenfalls Abhilfe.
- Auch nachstehende Teemischungen haben sich bewährt:

Kümmel *Kamille* *Melisse*	zu gleichen Teilen
Kümmel *Fenchel* *Anis* *Pfefferminze*	zu gleichen Teilen
Majoran *Salbei* *Pfefferminze* *Lavendel*	zu gleichen Teilen

Für die Teezubereitung nimmt man 2 Teelöffel pro Tasse, übergießt die Teebestandteile mit kochendem Wasser, läßt 10 Minuten ziehen und gießt den Tee durchs Sieb. Kümmel-, Fenchel- und Anissamen sollten vorher vom Apotheker angequetscht sein, damit die Wirkstoffe gut ausgezogen werden können.
Holt man den Tee frisch aus der Apotheke, so bittet man den Apotheker, die Samen anzuquetschen.

Bei Tee, den man vorrätig hat (ungequetscht), zerdrückt man die Samen mit einem Nudelholz oder einer Flasche auf einem Pergamentpapier.

Bei der *Ernährung* sollte darauf geachtet werden, daß alle stark blähenden Speisen weggelassen werden, wie Hülsenfrüchte, Kohl, Zwiebeln, frisches Brot.

4.18 Durchfall

Durchfall ist ein Symptom für eine entzündliche Reaktion der Darmschleimhaut. Dünndarm-Durchfälle gehen mit gelblich-flüssigen Stuhlentleerungen einher. Bei Dickdarm-Durchfällen finden wir reichlich Schleim, außerdem treten dabei kolikartige Leibschmerzen auf. Oft sind Durchfälle auch mit Übelkeit und Erbrechen verbunden.

Bei allen Durchfallerkrankungen kann sich der Allgemeinzustand sehr schnell verschlechtern, – dann sofort den Arzt benachrichtigen!

Ebenso muß der Arzt hinzugezogen werden, wenn sich der Durchfall wiederholt.

Kohle-Tabletten stoppen zwar den Durchfall, beseitigen aber nicht die Ursache. Sie sollten daher nicht ohne ärztliche Anordnung eingesetzt werden.

4.18.1 Fasten bei Durchfall und Erbrechen

Grundsätzlich sollte bei Durchfällen der Magen-Darm-Kanal völlig entlastet werden, d. h. nichts essen, aber reichlich Flüssigkeit und Salz 1 Teelöffel Salz auf 1 Liter geben. Es ist günstig, die Behandlung des Durchfalls mit der Entfernung aller schädlichen Stoffe aus dem Darm zu beginnen. Dazu macht man einen Einlauf mit warmem Kamillentee.

Dann folgen drei Diättage, danach kann eine Schonkost gegeben werden.

1. Tag Tee (Kamille, schwarzer Tee, Fenchel) mit Zitrone, aber ohne Zucker; dazu Salzstangen.
2. Tag Tee, Haferschleim mit Salz, Zwieback.
3. Tag Fettlose Brühsuppe, kräftig gesalzen (Brühsuppe von Suppenknochen, Fett abschöpfen) mit Reis oder Nudeln.
4. Tag Schonkost (fettarm, ohne Zucker).

4.18.2 Apfel-Diät

Zur Reinigung des Darmes und zur Normalisierung der Fäulnis- und Gärungsvorgänge gibt man folgende Diät:

1 kg Äpfel mit Schale und Kerngehäuse auf 6–7 Mahlzeiten über den Tag verteilt (nie mehr als 150 g auf einmal), jeweils frisch gerieben geben. (Äpfel vorher gründlich waschen). Außerdem Tee und Salzstangen, keinen Zucker!

4.18.3 Stopfdiäten

Sie sollen den Darm „beruhigen" und die Bakterienflora der Darmschleimhaut normalisieren.

- *Bananen-Diät:* 1 kg Bananen (ohne Schale gewogen) über den Tag verteilt, jeweils frisch zu Brei verschlagen geben.
- *Möhren-Suppe:* (nach Moro): 1 kg Möhren in Salzwasser kochen, (das Kochwasser weggießen, weil zuckerhaltig). Möhren durchs Sieb drücken, mit der gleichen Menge Wasser auffüllen, kräftig salzen. In 6 Mahlzeiten über den Tag verteilt geben.

Danach gibt man fettlose Brühsuppe, dann kann auf Schonkost übergegangen werden.

Kräutertee aus *Schafgarbe* und *Salbei* zu gleichen Teilen: 2 Teelöffel Tee mit 1/4 Liter kochendem Wasser überbrühen, 10 Minuten ziehen lassen, abseihen, abkühlen auf Trinktemperatur. Nicht süßen.

4.19 Verstopfung

Von einer Verstopfung spricht man, wenn der Abstand zwischen zwei Stuhlentleerungen mehr als drei Tage beträgt und nur in geringen Mengen harter, knolliger Kot abgesetzt wird.

Bei akuter Verstopfung, wenn es darum geht, den Darm schnell und gründlich zu entleeren, gibt man:

- *Glaubersalz oder Karlsbader Salz,* zwei Eßlöffel, in einem Glas Wasser verrührt. Die Wirkung setzt schnell ein.
- *Rizinusöl,* in heißer Milch verrührt, wirkt nach 2–4 Stunden.

  1–2 Eßlöffel Rizinusöl werden sehr gut in 1/4 Liter heißer Milch verrührt (es dürfen keine Fettropfen mehr zu sehen sein). Etwas abkühlen lassen, dann sofort trinken. Die Milch nimmt dem Rizinusöl den unangenehmen Geschmack, zurück bleibt lediglich ein leichter Bittermandel-Geschmack, so daß man das Getränk als „Mandelmilch" anbieten kann, um Abwehr durch Voreingenommenheit gegen Rizinus zu unterbinden.
- *Tee aus Sennesblättern und Faulbaumrinde* zu gleichen Teilen gemischt, 1–2 Teelöffel davon mit 1/4 Liter kaltem Wasser übergießen, 12 Stunden stehen lassen, abseihen und trinken (evtl. anwärmen). Der Tee sollte am Abend gegeben werden, damit die Wirkung am Morgen eintritt.
- *Honig-Milch-Einlauf:* Dazu werden 200 ml Milch mit der gleichen Menge Wasser vermischt und erwärmt, dann rührt man 200 ml Honig hinein, so daß er sich auflöst. Mit dieser Mischung (körperwarm) wird ein Einlauf gemacht, der möglichst einige Zeit gehalten werden sollte. Die Wirkung besteht in einer Erweichung des Kots und schonender Entleerung des Enddarms.

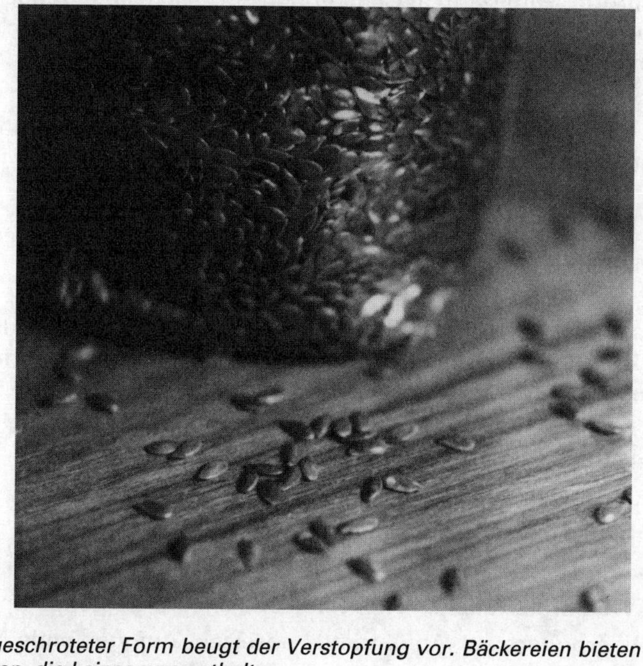

Leinsamen in geschroteter Form beugt der Verstopfung vor. Bäckereien bieten eine Reihe von Brotprodukten an, die Leinsamen enthalten.

Bei **chronischer Stuhlverstopfung** sollten weder Abführmittel noch Abführtee oder Rizinusöl gegeben werden, weil alle drastischen Abführmittel, auch die pflanzlichen, auf Dauer den Dickdarm schädigen. Es ist wichtig, die *Darmperistaltik* anzuregen. Dies sollte vor allem über eine gesunde Ernährung geschehen.

- *Vollkornbrot* und *-getreideprodukte* wirken durch die in ihnen enthaltenen unverdaulichen Zellulosen, rohes Obst und Gemüse durch die Pektine, Dörrobst durch Fruchtsäuren, Sauermilchprodukte, rohes Sauerkraut durch Milchsäure.
  Ein Glas Fruchtsaft oder Wasser (zimmerwarm), morgens nüchtern getrunken, „weckt" den Darm.

- *Leinsamenschrot,* 2–3 Eßlöffel in Sauermilch oder Fruchtsaft eingerührt oder mit Honig vermischt, regt die Peristaltik an. Der Leinsamen quillt im Darm, wodurch ein Dehnungsreiz entsteht; das in den Samen enthaltene Öl wirkt gleichzeitig als Gleitmittel. Die Wirkung ist allerdings langsam und schonend, so daß die Stuhlentleerung oft erst zwei Tage später erfolgt.

- *Weizenkleie,* 2–3 Eßlöffel in Sauermilch oder Fruchtsaft eingeweicht, fördert ebenfalls durch Quellwirkung die Darmperistaltik.
  Dabei ist zu beachten, daß Weizenkleie sehr viel Flüssigkeit bindet (bis zum Zehnfachen der Menge) und daher unbedingt vorher eingeweicht und zusammen mit viel Trinkflüssigkeit gegeben werden muß. Bei zu wenig Flüssigkeit verklumpt sie im Darm und führt zur Verschlimmerung der Verstopfung.

- *Joghurt, Kefir und Dickmilch* haben durch die in ihnen enthaltene Milchsäure, die die Gärungsprozesse im Darm in Gang bringt, eine leicht abführende Wirkung.
  Sie sind einer Normalisierung der Bakterienflora im Darm förderlich und sollten daher täglich gegeben werden.

- *Milchzucker* wirkt auf die gleiche Weise. Man rührt ihn, evtl. zusammen mit Leinsamenschrot, in Fruchtsaft ein.

- *Honigmilch* (zu gleichen Teilen gemischt), vor den Mahlzeiten schluckweise getrunken, regt ebenfalls die Verdauung an.

- *Bauchmassagen* lassen sich am besten morgens beim Duschen oder Baden mit dem Brausekopf durchführen, im Uhrzeigersinn (also dem Verlauf des Dickdarms folgend). Die Peristaltik wird hierdurch von außen her angeregt.

Bei **chronischer Verstopfung** ist außerdem zu beachten:

- Viel Flüssigkeit geben (mindestens 1,5 Liter Trinkmenge täglich)
- für mehr körperliche Bewegung sorgen
- auf regelmäßige Toilettenzeiten achten
- Verzicht auf Weißbrot, Nudeln, Schokolade und andere stopfende Speisen
- Medikation überprüfen: alle Abführmittel absetzen. Auf stopfende Nebenwirkungen von Medikamenten achten.

4.20 Hautirritationen

Bei Hauterkrankungen sollte grundsätzlich ein Arzt hinzugezogen werden. Bei kleineren Hautirritationen kann man es zunächst mit Waschungen und Bädern mit pflanzlichen Zusätzen versuchen.

Kamille	juckreizstillend, entzündungshemmend und heilend
Salbei *Eichenrinde*	entzündungswidrig, leicht gerbend (adstringierend) und schweißhemmend
Kleie	juckreizstillend, beruhigend
Rosmarin	Anregung der Hautdurchblutung
Ackerschachtelhalm	gewebefestigend
Ringelblumen *Augentrost*	bei Hautunreinheiten

Übermäßige Schweißabsonderungen kann durch Waschungen/Bäder mit *Salbeitee* oder *Eichenrinde*-Abkochung beeinflußt werden.

Salbeitee sollte zur Einschränkung der Schweißsekretion auch innerlich angewandt werden:

2 Teelöffel Salbeiblätter mit $^1/_4$ Liter kaltem Wasser aufsetzen, zum Kochen bringen, 3 Minuten ziehen lassen und abseihen. Dreimal täglich eine Tasse Tee trinken.

Zusammenfassung:

Die richtige Anwendung von Heilpflanzentees und einfachen physikalischen Maßnahmen kann wesentlich dazu beitragen, die Selbstheilungskräfte des Körpers zu unterstützen.

So kann manchen Krankheiten wirkungsvoll vorgebeugt werden; leichtere Beschwerden lassen sich hiermit beheben, bei vielen Krankheiten können solche Maßnahmen eine sinnvolle Unterstützung der ärztlichen Behandlung sein. Selbstverständlich muß das stets mit dem Arzt abgesprochen sein.

Natürliche Heilmittel wie Heilpflanzentees wirken nicht sofort, sondern bewirken eine langsame Umstimmung des Organismus, daher sind sie ausgesprochen gut verträglich. Trotzdem sollte der Betreuer in der Lage sein, Reaktionen des Kranken auf die Tees oder die physikalischen Anwendungen zu erkennen und richtig zu interpretieren.

Literatur:

- Winkelmann, Walter: Die Wirkstoffe unserer Heilpflanzen, Verlag Walter Volter AG, Olten 1951
- Pahlow, Mannfried: Meine Heilpflanzentees, Meine Hausmittel, Meine Heilpflanzen-Hausapotheke. Alle drei Bücher bei Gräfe und Unzer, München 1984
- Schmidt/Bannert: Arzneimittellehre für Krankenpflegeberufe, Stuttgart 1986
- Schneider, Ernst. Nutze die Heilkräftigen Pflanzen, Saatkorn-Verlag, Hamburg. o. J.

Sachwortverzeichnis